# 一体化PET/MR实操手册

**第2版**


主　审　赵国光

主　编　卢　洁

副主编　吴　航

编　者（按姓氏汉语拼音排序）

毕　晟　崔碧霄　董　硕　杜雪梅　冯萌萌

傅　璠　郭　坤　胡　硕　黄　靖　李笑然

林晓平　卢　洁　苏雪松　孙洪赞　吴　航

闫少珍　杨宏伟　姚晨阳　袁梦晖　张　春

张　苗　张　微　张　越　张海琴　周　莹

周妮娜　朱小华

校　审　李方元　曾宪春



人民卫生出版社

·北　京·

**图书在版编目（CIP）数据**

一体化 PET/MR 实操手册 / 卢洁主编. -- 2 版. 北京 ：人民卫生出版社，2025. 5. -- ISBN 978-7-117-37974-8

Ⅰ. R814. 42-62；R445. 2-62

中国国家版本馆 CIP 数据核字第 20259H5F08 号

| | | |
|---|---|---|
| **人卫智网** | **www.ipmph.com** | **医学教育、学术、考试、健康，购书智慧智能综合服务平台** |
| **人卫官网** | **www.pmph.com** | **人卫官方资讯发布平台** |

**一体化 PET/MR 实操手册**

Yitihua PET/MR Shicao Shouce

第 2 版

**主　　编：**卢　洁
**出版发行：**人民卫生出版社（中继线 010-59780011）
**地　　址：**北京市朝阳区潘家园南里 19 号
**邮　　编：**100021
**E - mail：**pmph @ pmph.com
**购书热线：**010-59787592　010-59787584　010-65264830
**印　　刷：**廊坊一二〇六印刷厂
**经　　销：**新华书店
**开　　本：**889 × 1194　1/32　　**印张：**11
**字　　数：**255 千字
**版　　次：**2019 年 9 月第 1 版　　2025 年 5 月第 2 版
**印　　次：**2025 年 7 月第 1 次印刷
**标准书号：**ISBN 978-7-117-37974-8
**定　　价：**195.00 元
**打击盗版举报电话：010-59787491　E-mail：WQ @ pmph.com**
**质量问题联系电话：010-59787234　E-mail：zhiliang @ pmph.com**
**数字融合服务电话：4001118166　E-mail：zengzhi @ pmph.com**

# 前　言

一体化 PET/MR 具有 PET 和 MR 同步扫描的独特优势，代表了目前融合影像设备与多模态影像技术的最高水平，为医学成像领域带来了革新。2015 年 7 月，首都医科大学宣武医院装机我国首台一体化 TOF PET/MR 设备，当时缺乏规范操作与应用指南，宣武医院医技护团队经过长期探索和临床实践，于 2019 年出版国内首部《一体化 PET/MR 实操手册》，为国内装机单位提供了重要参考。今年宣武医院 PET/MR 装机十周年，基于行业发展趋势和需求，我们对这本手册进行了更新和修订。

第 2 版手册由首都医科大学宣武医院医学放射与核医学科牵头，联合脑疾病 PET/MR 联盟的 11 家医院，经多位行业专家共同编审，最终编撰完成。本次修订主要更新了三方面内容：在原有进口品牌操作规范的基础上，增加了国产品牌的操作规范；每个章节增加了常见疾病的特殊 MR 推荐序列；进一步完善了全身各部位扫描流程，增加了 PET/MR 脊柱扫描的操作规范。书稿内容更加完整，既涵盖了目前市场上三种 PET/MR 设备，又满足了临床和科研双重需求。

近年来随着一体化 PET/MR 装机量及检查量逐年攀升，其临床价值日益突显，各医院对于相关专业人员的培养需求愈发迫切。据统计，有两家进口品牌的医疗一体化 PET/MR 在国内装机量均接近 50 台，有一家国产品牌在国内装机量约 40 台，形成了国产设备与进口设备在我国发展并驾齐驱的局面。希望本书能够为各位同行提供参考，期待与大家一起共同促进一体化 PET/MR 在我国的临床和科研应用。

感谢首都医科大学宣武医院医学放射与核医学科全体同仁的辛苦努力！感谢脑疾病 PET/MR 联盟各位专家的指导！

由于编者水平和经验有限，书中不足之处，恳请广大同行不吝指正。

**卢 洁**

2025 年 3 月 18 日

# 目　录

## 第一篇　一体化 Signa PET/MR

## 第二篇 一体化 Biograph PET/MR

### 第一章 一体化 Biograph PET/MR 简介



### 第二章 一体化 Biograph PET/MR 扫描规范



### 第三章 一体化 Biograph PET/MR 图像后处理



## 第三篇 一体化 uPMR790 PET/MR

### 第一章 一体化 uPMR790 PET/MR 简介

# 第一篇

# 一体化 Signa PET/MR

# 第一章

# 一体化 Signa PET/MR 简介

## 第一节　一体化 Signa PET/MR 设备

一体化 Signa PET/MR 扫描仪分为机架和检查床两部分，见图 1-1-1-1。

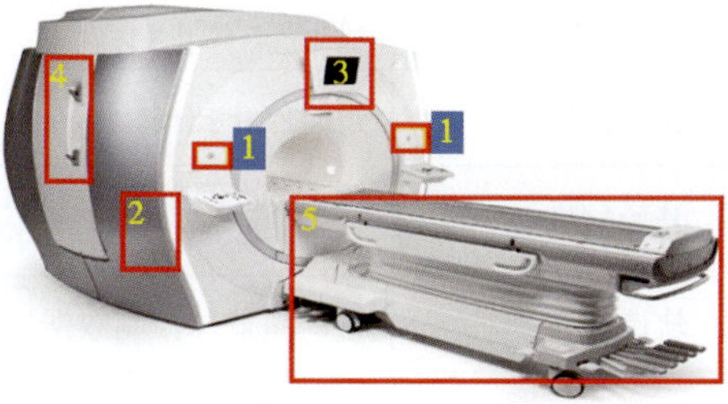


图 1-1-1-1　一体化 Signa PET/MR 扫描仪

1. 紧急停止按钮；2. 控制面板；3. 数据显示器；4. 端口连接；5. 可分离式检查床

### 一、一体化 Signa PET/MR 控制面板

机架两侧的控制面板按钮相同，功能一致，便于操作者在任意一侧操作（图 1-1-1-2）。控制面板按钮的具体功能介绍见表 1-1-1-1。

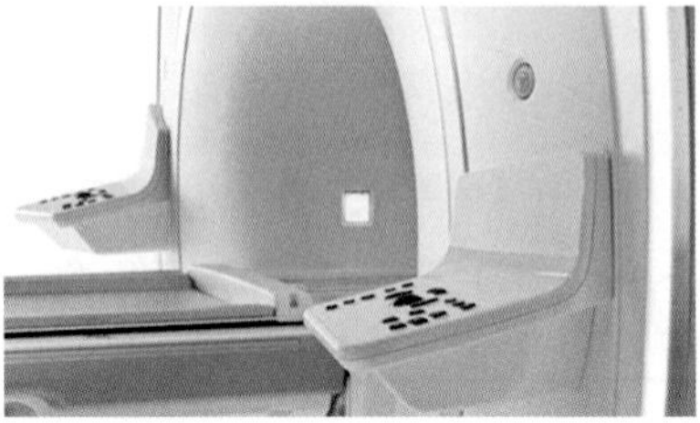

图 1-1-1-2 一体化 Signa PET/MR 控制面板

表 1-1-1-1 一体化 Signa PET/MR 控制面板按钮简介

| 按钮图标 | 名称 | 说明 |
|---|---|---|
|  | 灯光 | 控制磁体内灯光的强弱 |
|  | 风扇 | 控制磁体内风力的强弱 |
| 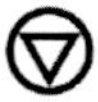 | 停止扫描 | 在预扫描、扫描期间或按下“暂停扫描”之后停止扫描 |
|  | 暂停扫描 | 暂时停止扫描 |
|  | 开始扫描 | 按下“暂停扫描”后，用于重新开始扫描 |
| 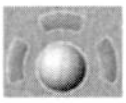 | 轨迹球 | 移动轨迹球控制数据显示器信息 |
|  | 定位灯 | 可控制定位灯的打开和关闭 |
|  | 定位中心 | 确定扫描位置定位中心 |
| 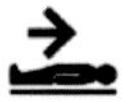 | 前进至扫描位置 | 一键进入至扫描位置 |
| 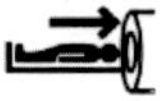 | 进床 | 将床板移动到磁体中，完全按下该按钮后，床板快速前进 |
| 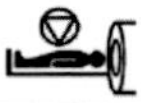 | 停止进床 | 床板停止移动 |
| 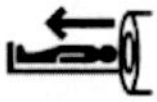 | 退床 | 将床板从磁体中退出，完全按下该按钮后，床板快速退出 |
| 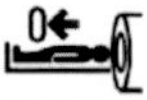 | 返回定位中心 | 使床板回到定位中心 |
| 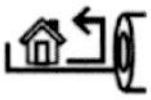 | 返回起始位置 | 将床板返回至起始位置 |

## 二、一体化 Signa PET/MR 数据显示器

数据显示器显示受检者基本信息（姓名、检查号、检查部位、体重、定位方向、定位线等）、扫描状态下的呼吸和心脏状态等生理指标信息（显示心电门控波形、显示呼吸门控波形、显示外周门控波形）以及当前连接线圈的信息（线圈名称和连接端口）（图 1-1-1-3）。

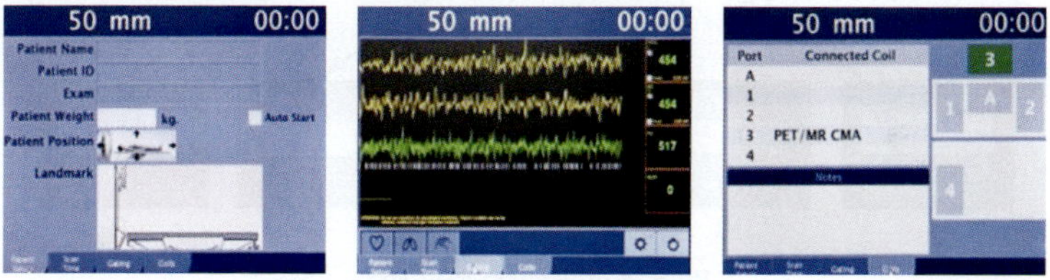


A　　　B　　　C

图 1-1-1-3　PET/MR 数据显示器

A. 受检者基本信息；B. 生理指标信息；C. 线圈信息

## 三、一体化 Signa PET/MR 检查床

检查床最大承重为 227kg，磁体线圈直径为 70cm，PET 探测器直径为 60cm，MR 最大扫描范围为 205cm，PET 最大扫描范围为 188cm，PET 探测器纵向范围为 25cm。检查床后上方有紧急脱扣开关手柄（红色方框），出现紧急情况时拉动此手柄，可将检查床板从磁体中拉出（图 1-1-1-4）；检查床后下方有 5 个踏板（图 1-1-1-5），进行检查床与底座

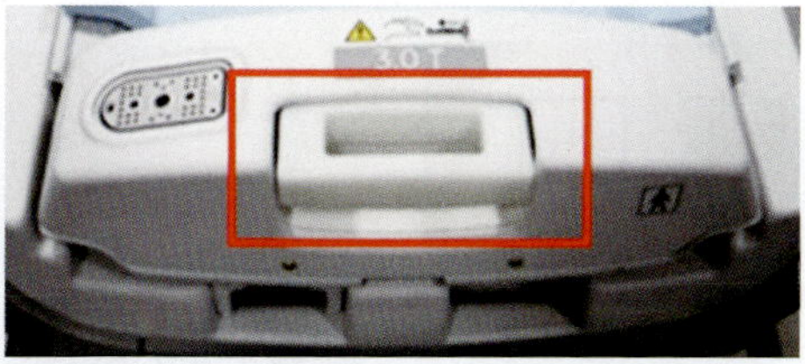


图 1-1-1-4　紧急脱扣开关手柄（红色方框）

（图 1-1-1-6）的连接、分离、电子对接及检查床的升降等操作。检查床前后端、机架后方的床板末端有不同扫描线圈的连接端口（图 1-1-1-7）。

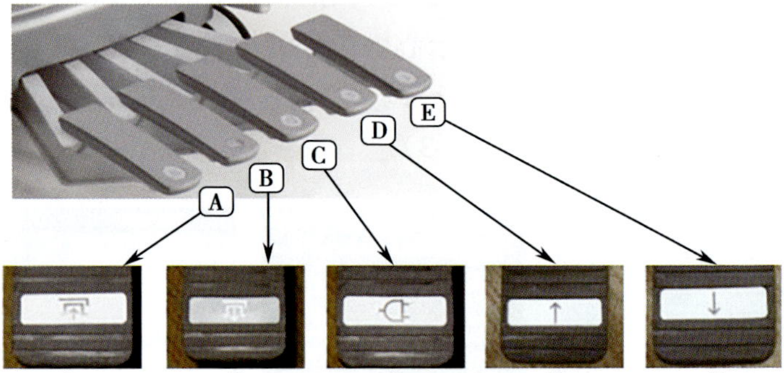


A　　B　　C　　D　　E

图 1-1-1-5　检查床踏板

A. 连接踏板；B. 分离踏板；C. 电子对接踏板；D. 上升踏板；E. 下降踏板

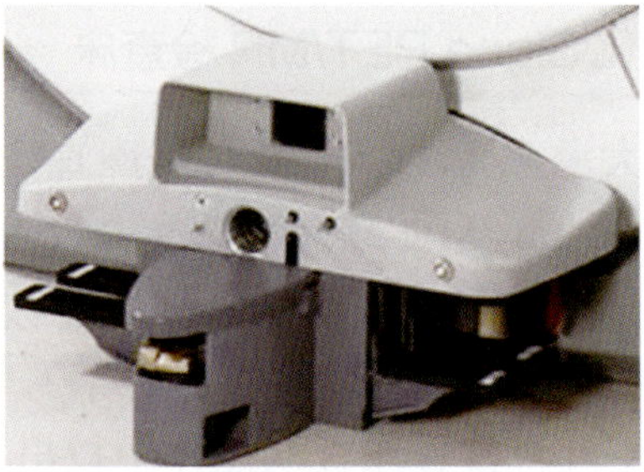

图 1-1-1-6　检查床底座

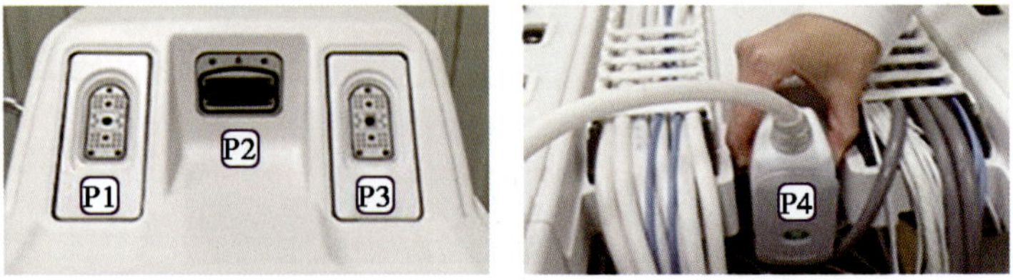


A　　B

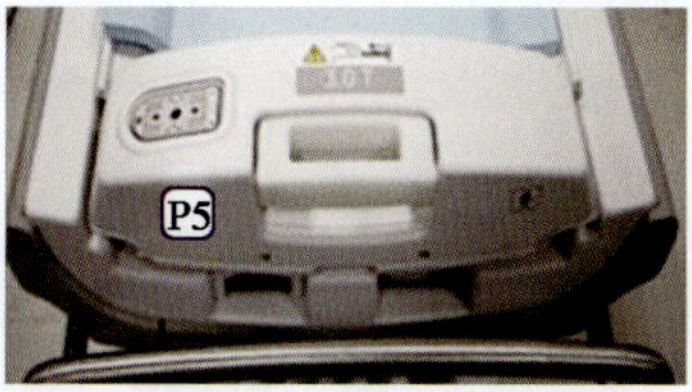


C

图 1-1-1-7　线圈连接端口

A. P1：16 通道上体部（upper anterior array，UAA）线圈连接端口；P2：8 通道头部线圈、乳腺线圈连接端口；P3：19 通道头颈联合（head neck unit，HNU）线圈连接端口；B. P4：14 通道中央分子成像阵列（central molecular imaging array，CMA）线圈连接端口；C. P5：16 通道下体部（lower anterior array，LAA）线圈连接端口

## 四、一体化 Signa PET/MR 线圈

根据检查部位选择相应线圈（图 1-1-1-8）进行图像采集，其中 19 通道头颈联合线圈、8 通道头部线圈、8 通道乳腺线圈、16 通道上体部线圈和 16 通道下体部线圈具有衰减校准的线圈模板，分离式头部线圈和柔线圈无衰减校准的线圈模板，

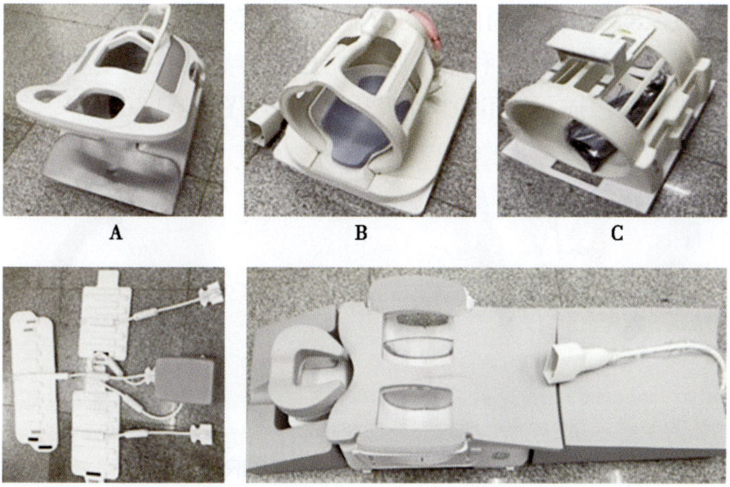

A　B　C

D　E

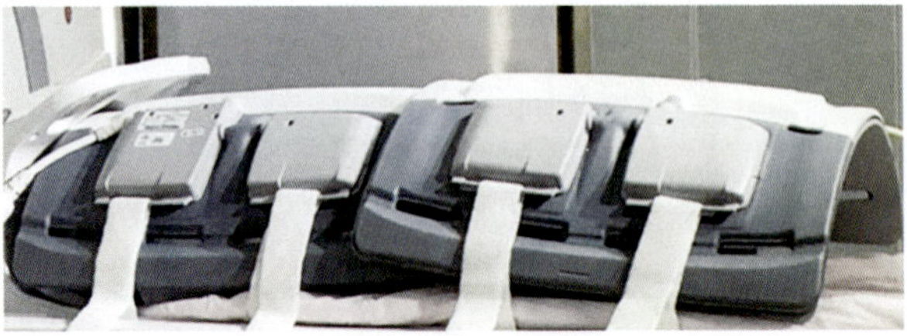

F

图 1-1-1-8 线圈种类

A. 19 通道头颈联合线圈；B. 8 通道头部线圈；C. 分离式头部线圈；D. 16 通道大、中、小柔线圈；E. 8 通道乳腺线圈；F. 16 通道上体部线圈和 16 通道下体部线圈

使用无衰减校准线圈模板的线圈采集图像时，PET 图像可能会出现伪影。

## 五、一体化 Signa PET/MR 生理门控

为了减少运动伪影，保证图像质量，检查时可使用生理门控技术采集图像。心电门控有 4 个电极导出，导联线走向应与主磁场方向一致。由于心电门控易受射频脉冲和梯度场变化干扰，可使用外周门控（peripheral gating，PG）弥补心电门控的不足，外周门控夹在手指末端监测脉搏随心动周期的变化。呼吸门控利用呼吸风箱压力传感器探测受检者呼吸波触发扫描，从而减少呼吸运动伪影（图 1-1-1-9）。

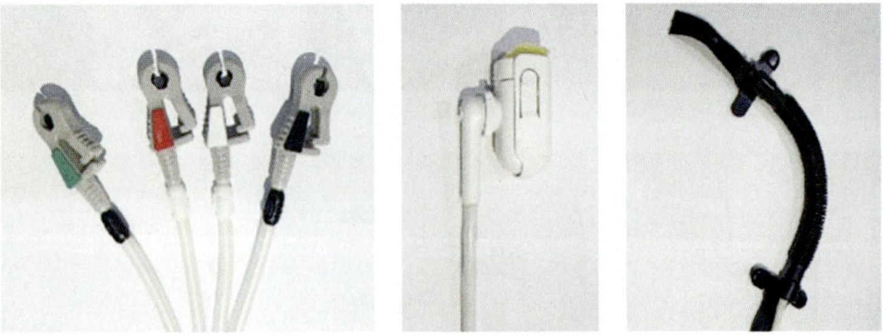

A B C

图 1-1-1-9 一体化 Signa PET/MR 生理门控

A. 心电门控；B. 外周门控；C. 呼吸门控

## 六、一体化 Signa PET/MR 扫描控制台

一体化 Signa PET/MR 扫描控制台由显示器和键盘组成（图 1-1-1-10），键盘包括显示器的启动扫描、移动检查床以及患者与操作员交流的控制按钮。控制按钮的具体功能介绍见表 1-1-1-2。

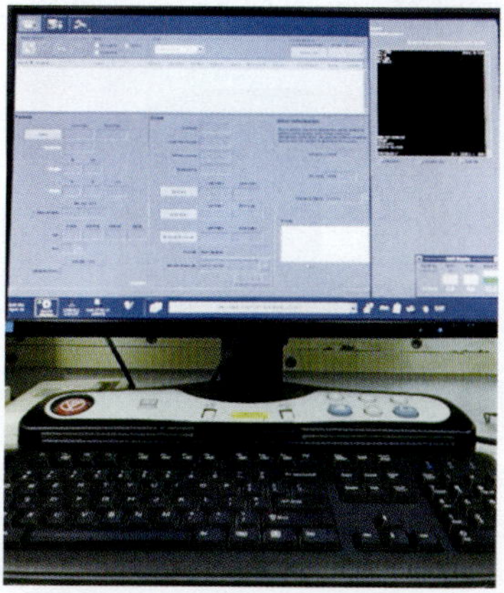

图 1-1-1-10　扫描控制台

表 1-1-1-2　扫描控制台键盘控制按钮功能介绍

| 按钮图标 | 名称 | 说明 |
|---|---|---|
| 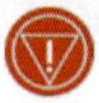 | 紧急停止按钮 | 关闭患者周围所有电源 |
|  | 开始扫描 | 按下“暂停扫描”后，用于重新开始检查 |
|  | 暂停扫描 | 暂时停止扫描 |
|  | 停止扫描 | 在预扫描、扫描期间或按下“暂停扫描”之后停止扫描 |
| 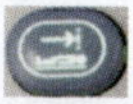 | 移动至扫描位置 | 移动到扫描位置 |
| 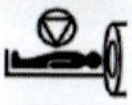 | 停止移动 | 扫描床停止移动 |
| 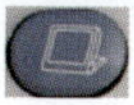 | 个人电脑 | 连接个人电脑 |

## 七、一体化 Signa PET/MR 放射源

为保证 PET 图像质量，需使用放射源 $^{68}$Ge 柱源完成 PET 日质控、周质控及均匀度校正。$^{68}$Ge 球源和容积质量控制源（volumetric quality control，VQC）用于 PET 与 MR 容积配准校正（图 1-1-1-11）。$^{68}$Ge 的半衰期为 270.8d，随着时间推移，放射性活度减低，建议每 27 个月更换一次放射源。

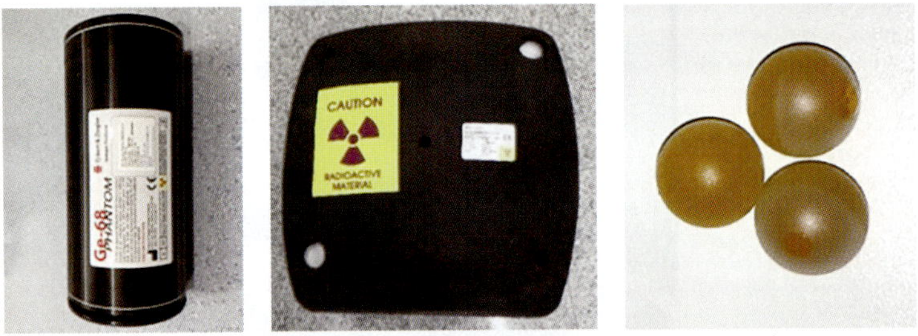


A　　B　　C

图 1-1-1-11　质控放射源

A. $^{68}$Ge 柱源；B. $^{68}$Ge 的 VQC 源；C. $^{68}$Ge 球源

## 八、一体化 Signa PET/MR 检测水模

为保证 MR 图像质量，需使用头部、体部球体模型测量图像信噪比，日常质量保证（daily quality assurance，DQA）模型校正扫描图像中心（图 1-1-1-12）。

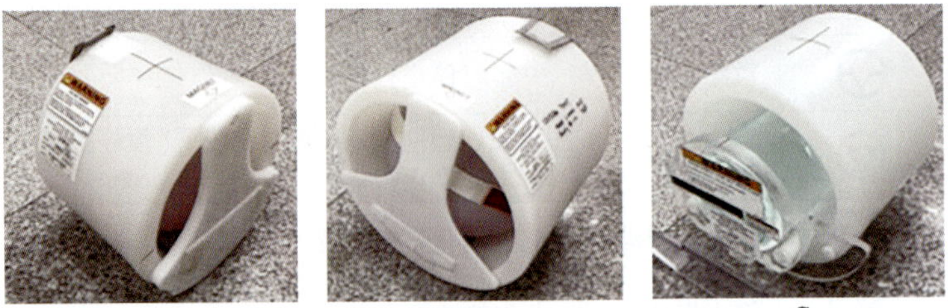

A　　B　　C

图 1-1-1-12　水模

A. 头部球体模型；B. 体部球体模型；C. DQA 模型

## 九、一体化 Signa PET/MR 设备机柜室

设备机柜室放置 MR 射频机柜（power gradient RF cabinet，PGR）、PET 机柜、传导板柜（penetration cabinet，PEN）、热交换柜（heat exchanger cabinet，HEC）、PET 水冷机、氦压机和磁体检测器等。PGR 提供系统射频梯度以及设备信号的发生和控制；PET 机柜包含电源装置和重建计算机；传导板柜内包含其他辅助电源；热交换柜用于系统的风冷和水冷制冷；PET 水冷机用于冷却 PET 探测器；氦压机通过氦气控制磁体压力；磁体监测器观察磁体压力和液氦液面（图 1-1-1-13）。

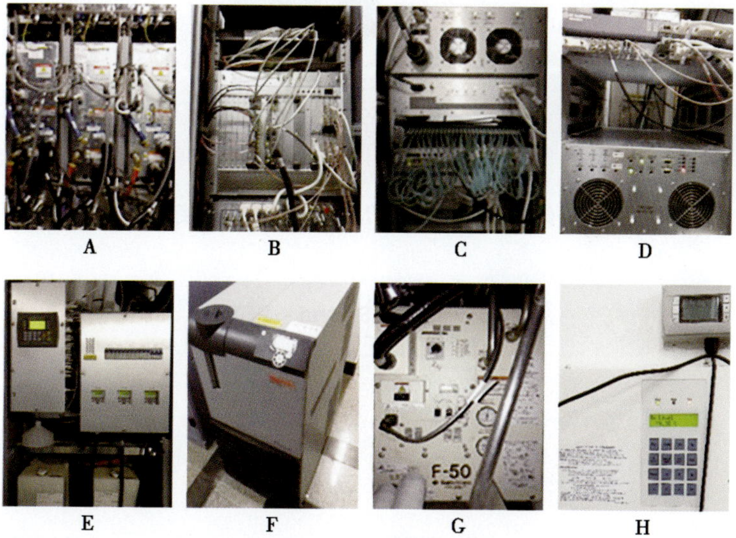


图 1-1-1-13　设备机柜室

A、B. MR PGR 柜；C. PET 机柜；D. PEN 柜；E. HEC 柜；F. PET 水冷机；G. 氦压机；H. 磁体监测器

（崔碧霄　卢　洁）

# 第二节 一体化 Signa PET/MR 系统操作

## 一、系统开机、重启和关机

1. 开机 “On/Off”按钮启动计算机(图 1-1-2-1)后进入开机界面(图 1-1-2-2)输入用户名、密码，进入操作系统。

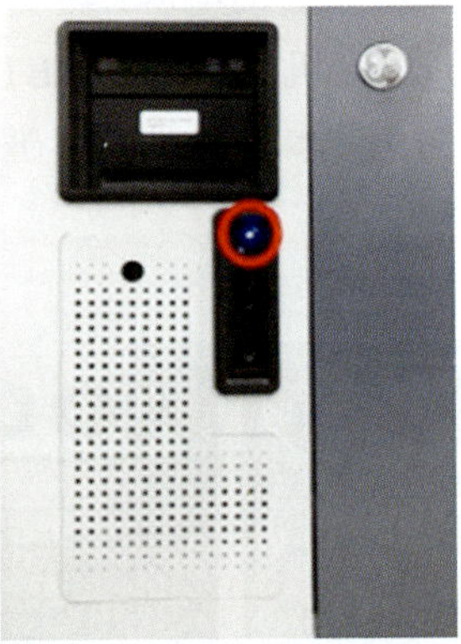

图 1-1-2-1 一体化 Signa PET/MR 计算机主机，红圈示开机按钮

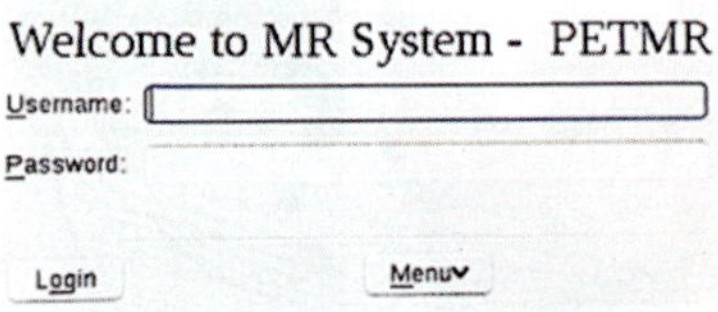


图 1-1-2-2 开机界面

2. 重启 在工具栏下选择“System Restart(系统重启)”(图 1-1-2-3)。

3. 关机 先确保受检者检查结束、图像重建及传输完成。在工具栏下选择“System Shutdown(系统关机)”(图 1-1-2-3)。

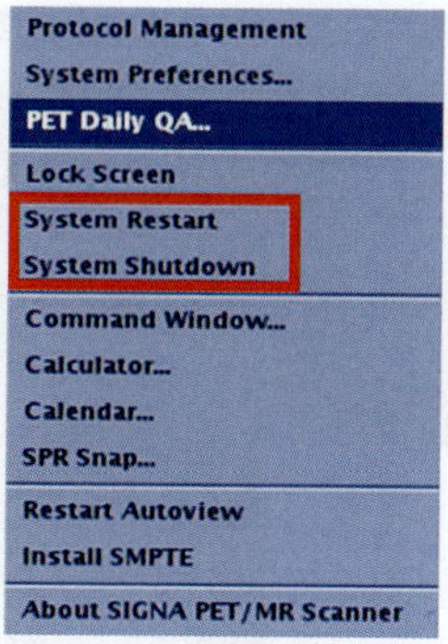


图 1-1-2-3　重启 / 关机界面，红框示重启和关机按钮

## 二、用户界面

1. 受检者登记界面　输入受检者姓名、ID 号码、体重、身高、年龄、性别、检查部位、扫描序列等开始检查（图 1-1-2-4）。

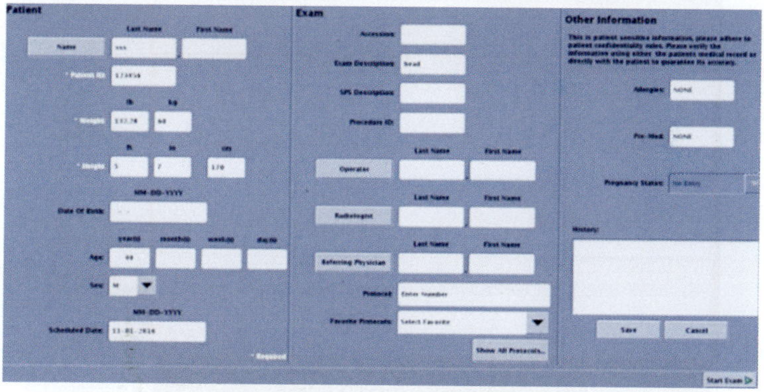


图 1-1-2-4　受检者登记界面

2. 检查界面　在受检者登记界面右下方点击 Start Exam，进入检查界面，检查界面分区见图 1-1-2-5。

3. 图像管理界面　图像管理界面可以对受检者数据进行查看、更改、存储和传输（图 1-1-2-6）。

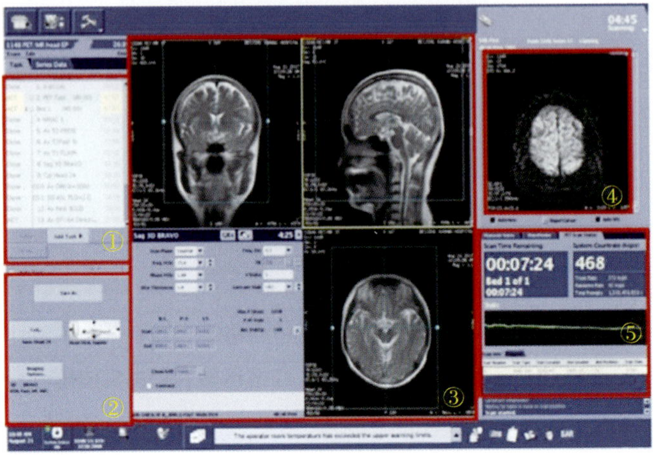


图 1-1-2-5　检查界面

①序列列表；②检查线圈，图像选项；③MR 图像定位、扫描参数；④图像自动浏览；⑤MR 呼吸门控，PET 检查时间、放射性药物计数等

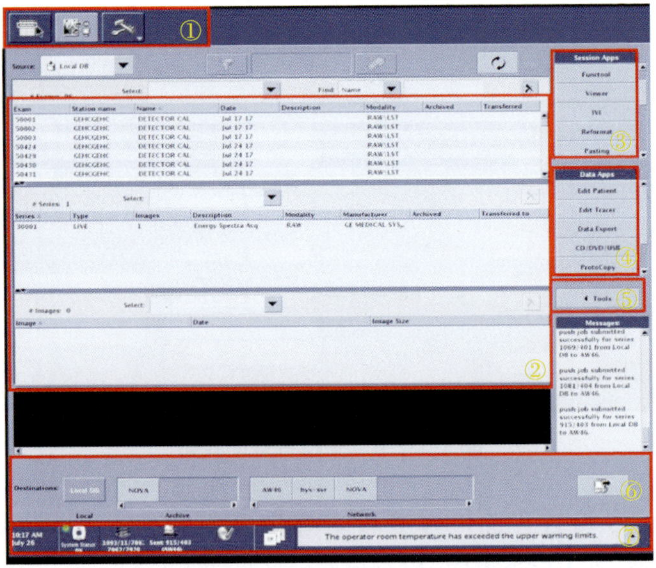


图 1-1-2-6　图像管理界面

①管理工作区；②受检者图像列表；③应用程序列表；④数据更改 / 传输列表；⑤工具；⑥图像传输；⑦工具图标

4. 图标注释 图像管理界面下方工具栏有多个系统工具，介绍如下（表 1-1-2-1）。

表 1-1-2-1 一体化 Signa PET/MR 工具图标注释

| | |
|---|---|
| 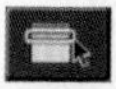 | 工作列表管理 |
| 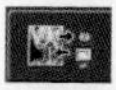 | 图像管理 |
| 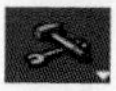 | 工具 |
| 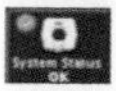 | 系统状态 |
|  | 重建状态 |
|  | 网络状态 |
|  | 存档 / 删除状态 |
|  | PET 重建状态 |
|  | 门控控制 |
|  | 电子报告 |
|  | 秒表 |
| 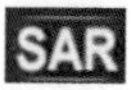 | SAR 值 |
|  | 手册 |

## 三、系统工具

系统工具栏内包含日常操作所需工具，其中服务桌面管理器（Service Desktop Manager）内含的服务浏览器（Service Browser）可以访问多个系统程序；系统异常时收发器处理及储存（Transceiver Processing and Storage，TPS）程序可以恢复系统正常运行；错误日志（Error Log）可提示扫描仪报错信息；门控、风扇、灯光（Gating、Fan、Light）选项卡用于设置门控参数、调节风扇和灯光强弱；远程连接程序（iLinq）

为在线工程师提供远程访问；序列管理可以编辑扫描序列（图 1-1-2-7）。

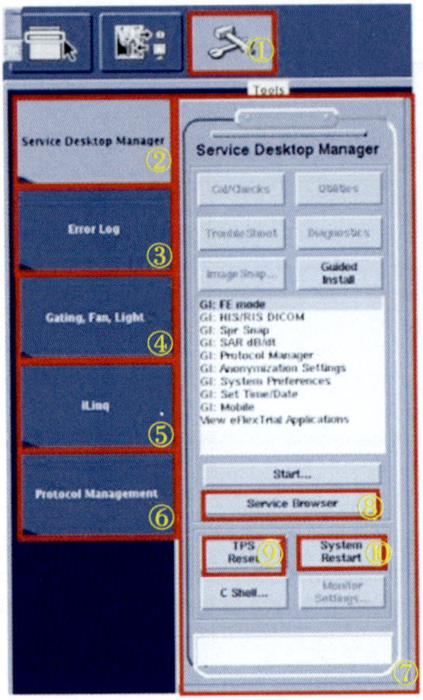


图 1-1-2-7 系统工具界面

①工具；②服务桌面管理器；③错误日志；④门控、风扇、灯光；⑤远程连接程序；⑥序列管理；⑦系统管理界面；⑧服务浏览器；⑨复位 TPS 程序；⑩系统重启

（崔碧霄 卢 洁）

## 第三节 一体化 Signa PET/MR 质量控制

为保证 PET/MR 的高精度和灵敏度，应严格进行日、周和季度的质量控制。

### 一、每周质量控制

1. 安装固体放射源 将检查床脱离床板，按住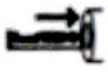 3s

以上，将线圈托架移动到磁体后方，PET 环模型固定器与线圈托架相连。从放射源库取出 $^{68}Ge$ 柱源，放置于 PET 环模型固定器上（图 1-1-3-1）。

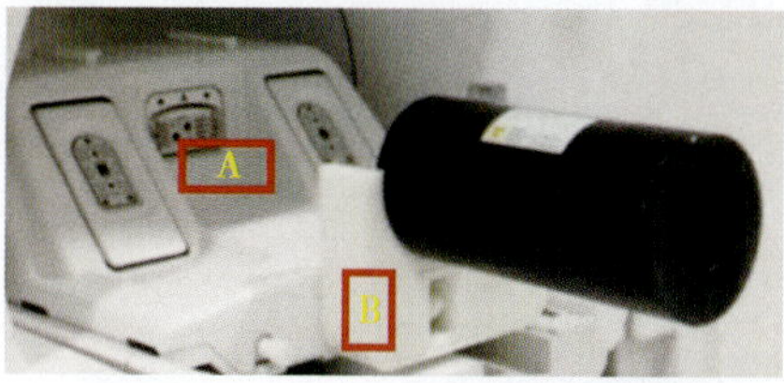


图 1-1-3-1　固定放射源 $^{68}Ge$

A. 线圈托架；B. PET 环模型固定器

2. PET 质控校准界面　单击工具栏，在“Service Desktop Manager（服务桌面管理器）”选项卡（图 1-1-3-2）单击“Service Browser（服务浏览器）”进入系统浏览器界面，选择“PET”，在 Calibration（校准）选项卡单击“Detector Calibration（探测器校准）”（图 1-1-3-3）。

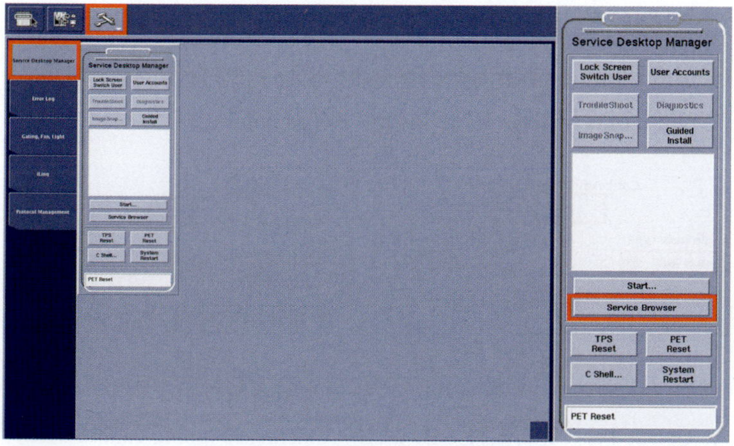


图 1-1-3-2　服务桌面管理器

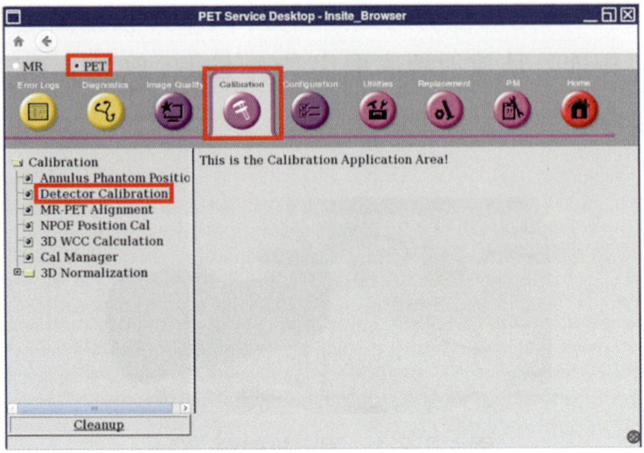


图 1-1-3-3 探测器校准界面

3. 周质控 PET 校准 在 PET 质控校准界面校准信息区（Calibration Information）（图 1-1-3-4），勾选“View Detail（查看详情）”，Calibration Type（校准类型）选择“Update bias（更新偏离）”；单击“Up（增加）”或“Down（减少）”设置采集时间，新放射源一般设置为 3min，6 个月至 1 年的放射源一般设置为 5min，1 年以上的放射源一般设置为 8min；单击“Start（开始）” Update bias（更新偏离），检查床自动移至校准位置，结束后在 Calibration Type（校准类型）选择“CTC（Coincidence timing calibration，符合计时校准）”，时间与“Update bias”相同，单击“Start”执行校准。

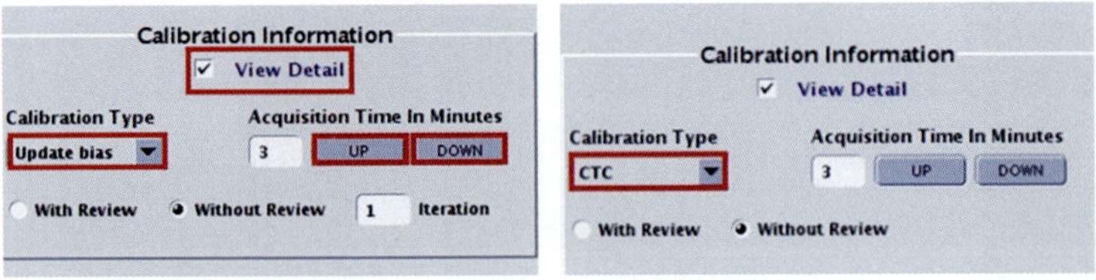


A B

图 1-1-3-4 校准信息窗口

A. Update bias（更新偏移）；B. CTC（Coincidence timing calibration，符合计时校准）

4. 审核校准数据　校准完成后在界面上方单击“CTC”选项卡，查看“Delta（计时差异）”值（图 1-1-3-5）。Delta 值应集中于 0，标准差为 10 以下，如不在该范围内，建议重新进行周质控。

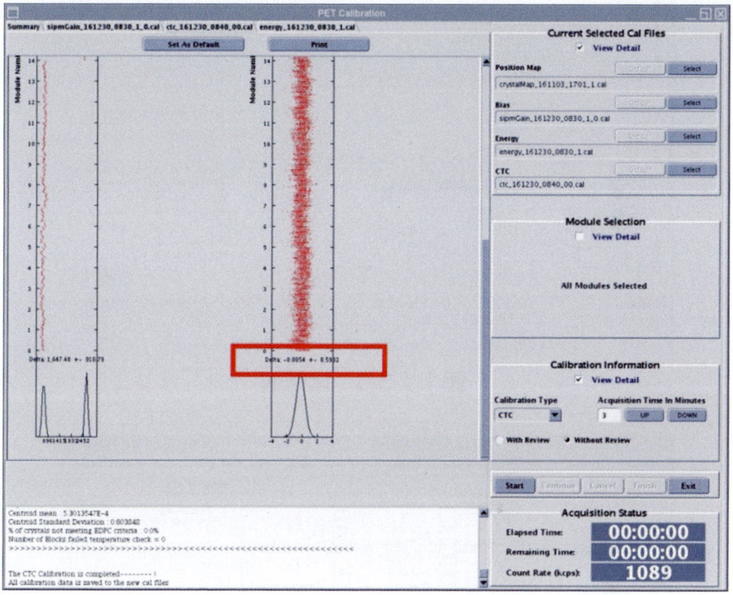


图 1-1-3-5　Delta 值范围显示

5. 查看增益值（图 1-1-3-6）　单击“Gain（增益）”选项卡，Anode（阳极）DAC 最大值和最小值在 120 左右，如果融合增益校准，模块级别的最小值和最大值 Delta Anode DAC 应在 ±5 范围内，否则需要增加迭代更新偏离校准。

6. 晶体能量值　单击“Energy（能量）”选项卡，融合 SiPM 增益校准后能量数据峰值为 180～240 之间（图 1-1-3-7）。

7. 建议每周至少做一次周质控，周质控通过后进行日质控。

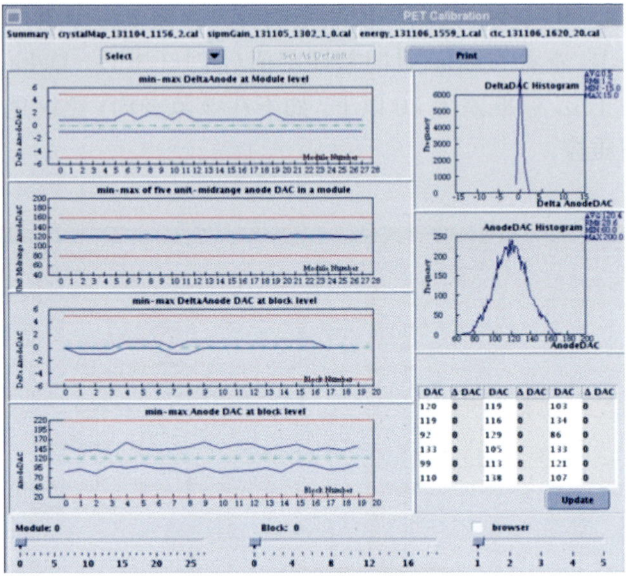


图 1-1-3-6 增益值

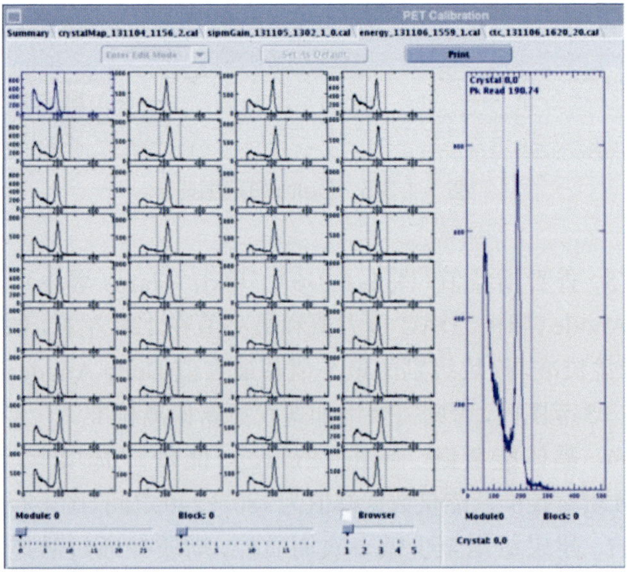


图 1-1-3-7 能量值

## 二、每日质量控制

1．日质控 PET 校准　单击工具栏，选择“PET Daily QA”，在 PET DQA 屏幕页眉处单击“Take Current Reading”，屏幕上弹出关于 PET 校准的信息，然后单击“Start PET Scan”开始执行日质控扫描（图 1-1-3-8）。

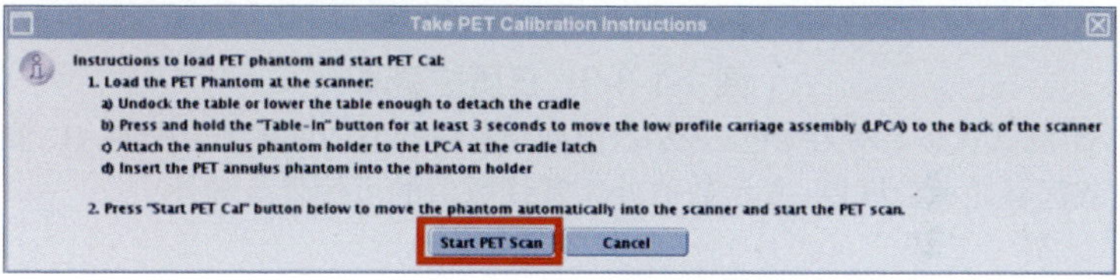


图 1-1-3-8　日质控 PET 校准

2．校准报告　DQA 扫描完成后自动生成报告（Report for Prior Reading）。若显示失败，在页眉处单击“查看数据（View Data）”，查看 DQA 测试摘要和相应测试图形，以及 DQA 各参数值是否在合理范围；测试状态显示为绿色（图 1-1-3-9A），数值处于基线数值的可接受范围；状态显示为黄色，测试图形无异常，可使用系统；状态显示为红色（图 1-1-3-9B），数值处于基线数值的可接受范围外，需要进行周质控后再运行日质控校准。

3．日质控正常通过后才能进行受检者检查，建议每天做一次日质控。

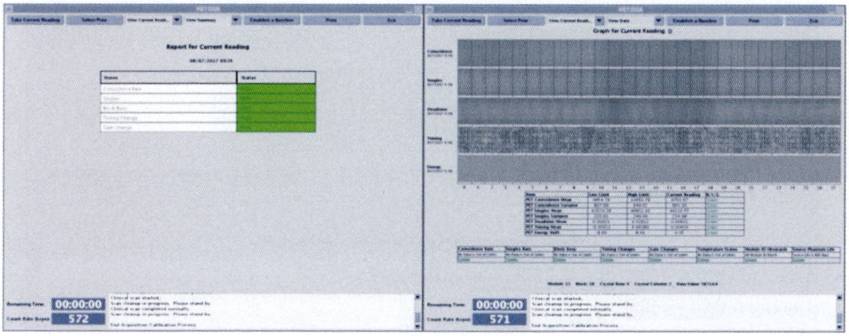


A

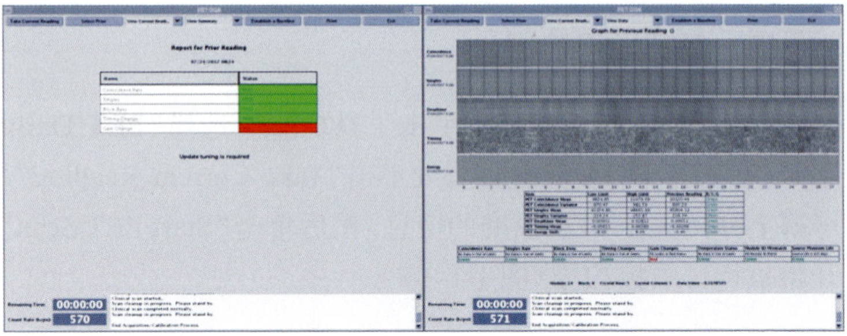

B

图 1-1-3-9 日质控测试

A. 测试状态显示为绿色，表示数值处于基线数值的可接受范围内；B. 测试状态显示为红色，表示数值处于基线数值的可接受范围外

## 三、每季度质量控制

季质控在执行当日 PET 校准时建立新基线，PET DQA 屏幕页眉处单击“Establish a baseline（建立基线）”，选择建立基线的数据类型（图 1-1-3-10），单击“Accept”，将当前 PET DQA 数据建立为新基线。

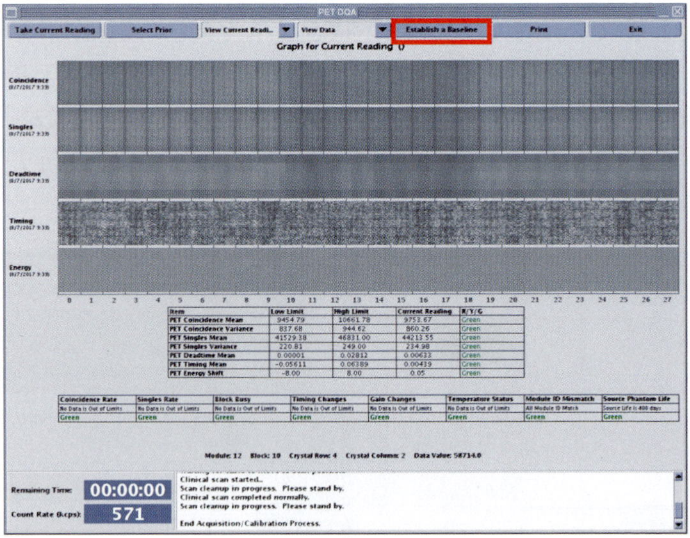


A

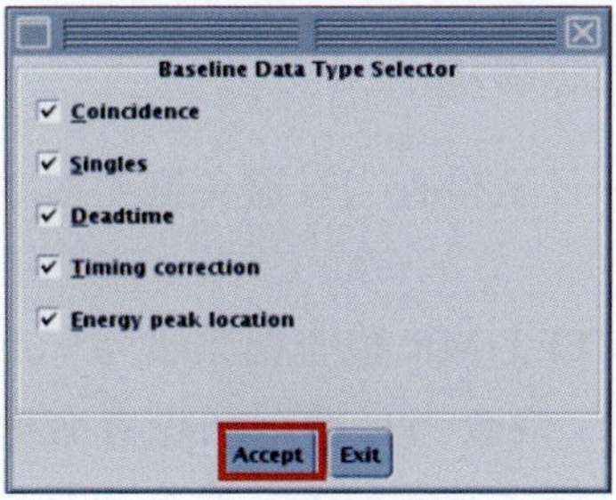


B

图 1-1-3-10　PET DQA

A. 红框示“Establish a baseline”建立基线按钮；B. 选择基线数据类型

（苏雪松　杨宏伟）

## 第四节　一体化 Signa PET/MR 检查注意事项

### 一、MR 检查禁忌证

由于 MR 有强大的磁场，PET/MR 受检者应严格遵守 MR 检查禁忌证。

1. 绝对禁忌证　①体内装有心脏起搏器；②神经刺激器、磁性金属药物灌注泵、人工耳蜗等；③妊娠 3 个月内。

2. 相对禁忌证　①体内有植入物如钢针、钢板、人工关节、动脉瘤夹闭术后、冠状动脉支架等，应参照产品说明书的 MRI 安全提示进行检查；②幽闭恐惧症者；③高热受检者、癫痫发作者；④有活动金属植入物如义齿、义眼的受检者检查前需去除；⑤检查盆腔的女性受检者，由于金属伪影可能影响检查目的，必要时需取出金属节育环；⑥妊娠 3 个月及以上、哺乳期妇女及婴儿征得医生同意再进行检查。

## 二、检查注意事项

1. 检查前一日至检查当日避免剧烈运动，不宜进行肌肉按摩。

2. $^{18}$F-FDG PET/MR 检查前禁食 4～6h，禁食期间可以饮用不含糖的水，检查当日糖尿病患者血糖 <11.1mmol/L、无糖尿病患者血糖 <9mmol/L。检查当日携带 1 000mL 矿泉水。

3. 检查当日穿着宽松衣物，不带金属纽扣或拉链，尽量保暖，防止受凉引起棕色脂肪显影。

4. 行动不便患者使用无磁轮椅或无磁检查床，婴幼儿、精神疾病等无法配合的受检者需家属陪同，并提前使用镇静剂。

5. 接诊医生询问详细病史，核对检查申请单，确认受检者信息，告知检查流程及注意事项。

6. 准确记录受检者给药时间、给药部位及注射剂量。

7. 受检者注射完显像剂后，在候诊室安静休息，关闭照明灯进行视听封闭。

8. 检查结束后，多饮水、多排尿，10 个半衰期内（如 $^{18}$F-FDG 约 18.5h）远离孕妇和婴幼儿（隔室居住），如有问题可电话咨询。

（杨宏伟　卢　洁）

# 第二章

# 一体化 Signa PET/MR 扫描规范

## 第一节　一体化 Signa PET/MR 全身扫描

### 一、一体化 Signa PET/MR 全身扫描受检者摆位

1. 全身扫描前需佩戴耳塞，以降低检查噪声。

2. 受检者仰卧，头先进，身体左右居中，双手置于身体两侧，于胸前肋弓下放置呼吸门控，训练受检者腹式呼吸及呼气末屏气。

3. 连接头颈联合线圈、UAA 及 LAA 线圈，线圈之间部分重叠。头顶设置为定位中心，进床至扫描位置。

4. 检查前受检者手握报警球，检查过程中如有不适，手捏报警球通知扫描人员。

5. 如需增强，提前开通静脉通路并连接高压注射器。

### 二、一体化 Signa PET/MR 全身扫描序列

PET/MR 全身扫描一般 5 个床位，扫描时间与选择 MR 序列、受检者呼吸状态等因素有关，具体扫描序列及其参数见表 1-2-1-1。

表 1-2-1-1　一体化 Signa PET/MR 全身扫描序列及参数

| 床位 | PET 时间 | MR 序列 | TE/ms | TR/ms | 层厚 / mm | 层间距 /mm | 视野 / cm | 矩阵 | 注释 |
|---|---|---|---|---|---|---|---|---|---|
| | | Whole Body Localizer | 1.3 | 4.8 | 10 | 0 | 41×41 | 256×128 | 全身三维平面定位像 |
| Bed 1 | 8min | MRAC 1 | 1.7 | 4 | 5.2 | −2.6 | 50×38 | 256×128 | 床位 1 基于 MRI 的衰减校准 |
| | | Ax T2 FRFSE | 105 | 4 811 | 6 | 2 | 24×24 | 320×224 | 横轴位 T2 FRFSE |
| | | Ax T1 FLAIR | 24 | 2 249 | 6 | 2 | 24×24 | 320×224 | 横轴位 T1 Flair |
| | | Ax T2 FLAIR fs | 130 | 12 500 | 6 | 2 | 24×24 | 320×224 | 横轴位脂肪抑制 T2 Flair |
| | | Ax DWI b=1 000 | Minimum | 5 348 | 6 | 2 | 24×24 | 130×128 | 横轴位扩散加权成像 |
| | | Cor T2 SSFSE-1 | 68 | Minimum | 8 | 2 | 48×48 | 320×256 | 冠状位 T2 全身成像第 1 段 |
| Bed 2 | 4min | MRAC 2 | 1.7 | 4 | 5.2 | −2.6 | 50×38 | 256×128 | 床位 2 基于 MRI 的衰减校准 |
| | | Ax T1 FSE | Min Full | 325 | 8 | 2 | 40×40 | 288×192 | 横轴位 T1 FSE |
| | | Ax T2 PROPELLER | 78 | 3 750 | 8 | 2 | 40×40 | 288×288 | 横轴位 T2 PROPELLER |
| | | Ax DWI b=50，800 | Minimum | 2 525 | 8 | 2 | 40×32 | 96×96 | 横轴位扩散加权成像 |
| Bed 3 | 6min | MRAC 3 | 1.7 | 4 | 5.2 | −2.6 | 50×38 | 256×128 | 床位 3 基于 MRI 的衰减校准 |
| | | Rtr Ax T2 PROPELLER | 78 | 8 000 | 8 | 2 | 40×40 | 288×288 | 横轴位 T2 PROPELLER |
| | | Rtr Ax DWI b=50，800 | Minimum | 8 000 | 8 | 2 | 40×36 | 96×96 | 横轴位扩散加权成像 |
| | | BH Ax LAVA-Flex | Min Full | 5 | 4.8 | 0 | 40×36 | 256×180 | 横轴位 LAVA-Flex |
| | | Cor T2 SSFSE-2 | 68 | Minimum | 8 | 2 | 48×48 | 320×256 | 冠状位 T2 全身成像第 2 段 |

续表

| 床位 | PET 时间 | MR 序列 | TE/ms | TR/ms | 层厚 / mm | 层间距 /mm | 视野 / cm | 矩阵 | 注释 |
|---|---|---|---|---|---|---|---|---|---|
| Bed 4 | 6min | MRAC 4 | 1.7 | 4 | 5.2 | −2.6 | 50×38 | 256×128 | 床位 4 基于 MRI 的衰减校准 |
| | | Rtr Ax T2 PROPELLER | 78 | 7 500 | 8 | 2 | 40×40 | 288×288 | 横轴位 T2 PROPELLER |
| | | Rtr Ax DWI b=50，800 | Minimum | 8 000 | 8 | 2 | 40×36 | 96×96 | 横轴位扩散加权成像 |
| | | BH Ax LAVA-Flex | Min Full | 5 | 4.8 | 0 | 40×36 | 256×180 | 横轴位 LAVA-Flex |
| Bed 5 | 4min | MRAC 5 | 1.7 | 4 | 5.2 | −2.6 | 50×38 | 256×128 | 床位 5 基于 MRI 的衰减校准 |
| | | Ax T2 PROPELLER | 82 | 8 182 | 8 | 2 | 42×42 | 320×320 | 横轴位 T2 PROPELLER |
| | | Ax T1 FSE | Min Full | 744 | 8 | 2 | 42×42 | 320×192 | 横轴位 T1 FSE |
| | | Ax DWI b=50，800 | Minimum | 4 225 | 8 | 2 | 42×42 | 96×96 | 横轴位扩散加权成像 |
| | | Cor T2 SSFSE-3 | 68 | Minimum | 8 | 2 | 48×48 | 320×256 | 冠状位 T2 全身成像第 3 段 |

注：Ax：横轴位；Cor：冠状位；Rtr：呼吸采集；BH：呼气末采集

## 三、一体化 Signa PET/MR 全身扫描流程

1. 受检者信息录入　在受检者登记界面输入受检者姓名、ID 号码、体重、身高、年龄、性别和检查部位等信息（图 1-2-1-1）。

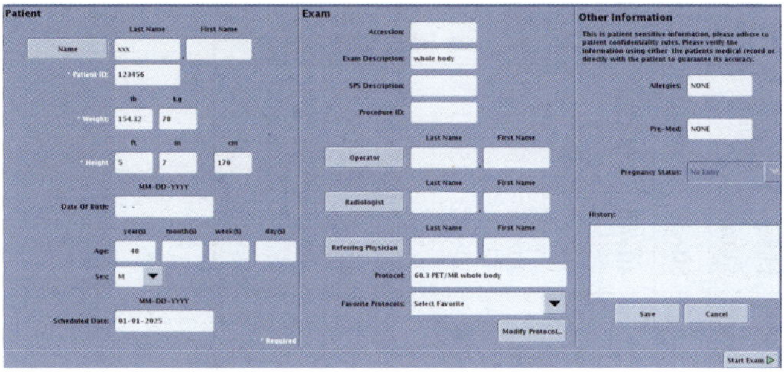


图 1-2-1-1　受检者登记界面

2. 三维平面定位像扫描　在受检者登记界面（图 1-2-1-1）选择检查协议，单击“Show All Protocols”进入扫描序列选择界面（图 1-2-1-2），选择“Whole Body”界面，根据需要选择

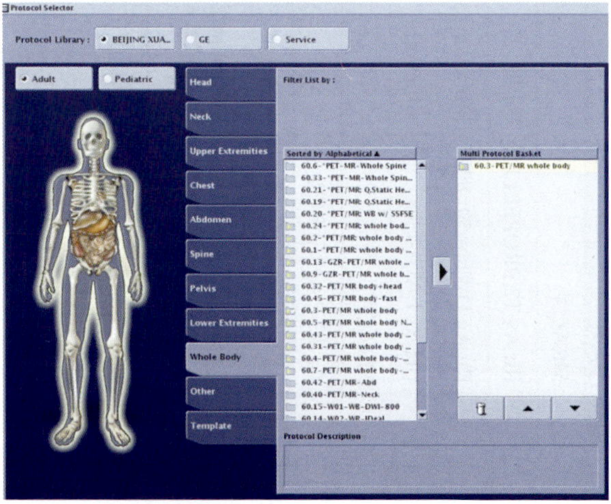


图 1-2-1-2　扫描序列选择界面

扫描序列。单击“Accept”后，单击“Start Scan”进入扫描界面（图 1-2-1-3）。双击“Whole Body Localizer”，“Number of Stations”选择 3，单击“Save Rx”，然后单击“Scan”扫描定位像。

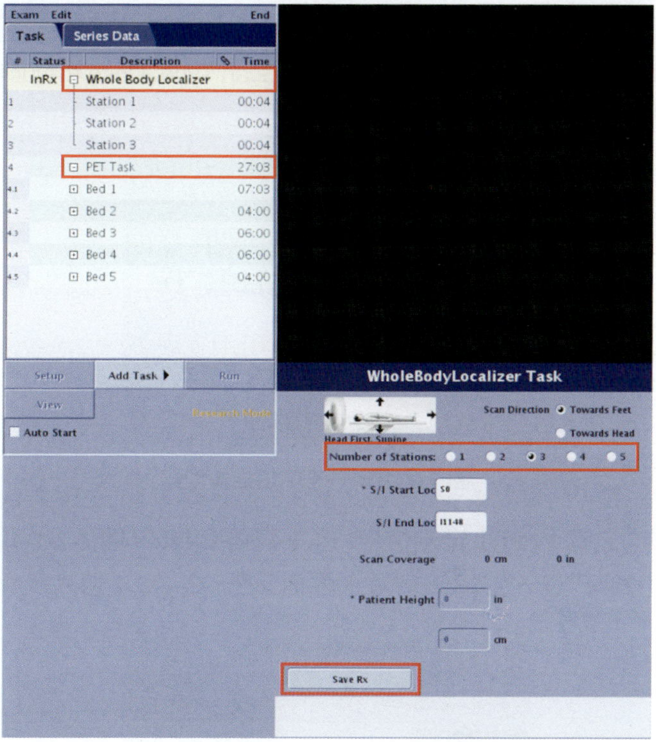


图 1-2-1-3　扫描界面，红框示 Whole Body Localizer、PET Task 序列，Number of Stations，Save Rx 按钮

3. PET 扫描

（1）选择 PET 扫描类型：扫描界面（图 1-2-1-3）双击选择“PET Task”调整 PET 扫描参数（图 1-2-1-4），单击“Scan Type”，选择 PET 扫描类型。“VPFX Mode”选择“On”即开启 TOF 模式，“VIP Mode”选择“Record”即记录模式，“Scan Type”选择“Q.Static”即呼吸门控模式（图 1-2-1-5）。

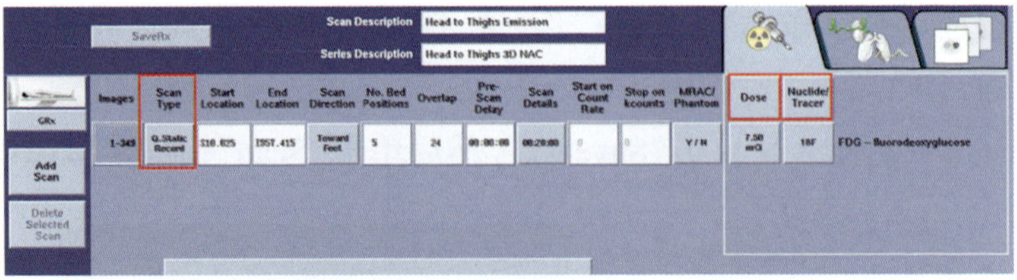


图 1-2-1-4 PET 扫描参数，红框分别为 Scan Type、Dose 和 Nuclide/ Tracer 按钮

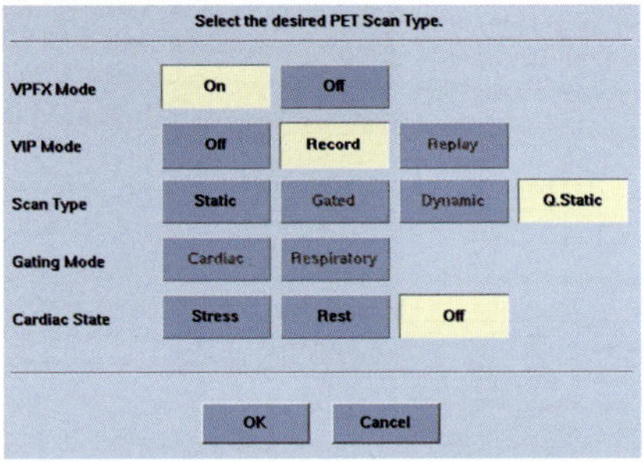


图 1-2-1-5 PET 扫描类型

（2）录入 PET 定量信息：PET 扫描参数区（图 1-2-1-4）单击“Dose”进入定量信息录入界面（图 1-2-1-6），输入受检者

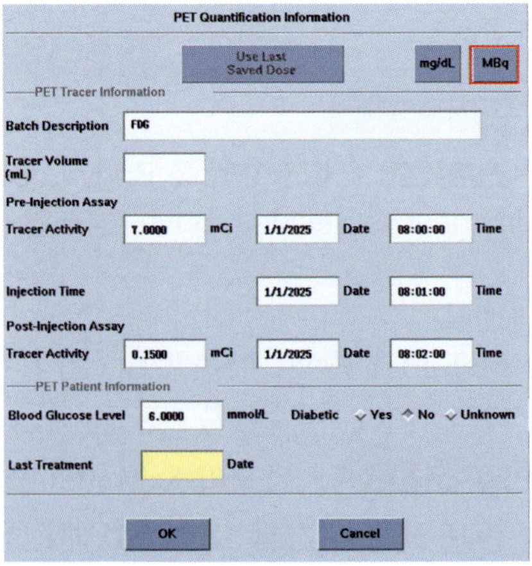


图 1-2-1-6 PET 定量信息，$^{18}$F-FDG 单位转换按钮（红框）

注射的放射性药物名称、剂量、注射时间及血糖值，单击“MBq”将药物单位转换为 mCi，单击“Nuclide/Tracer”更换药物类型（图 1-2-1-7）。

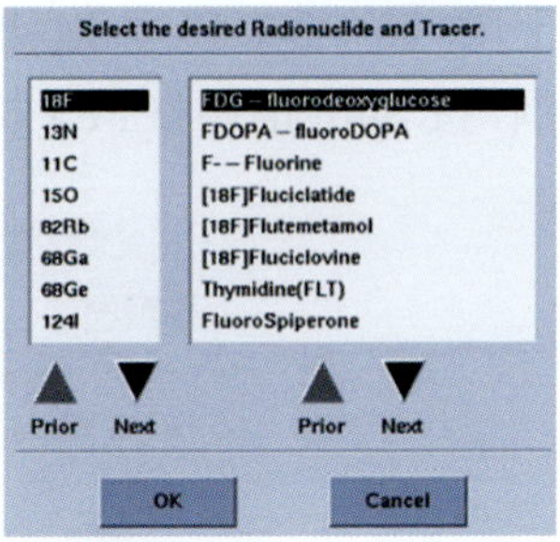


图 1-2-1-7 放射性药物选择

（3）确定 PET 扫描参数：单击按钮，PET 扫描参数（图 1-2-1-8）设置全身扫描参数，包括：Scan Direction（扫描方向）选择 Toward Feet（头至足方向），NO.Bed Positions（检查床位）为 5，Overlap（重叠部分）为 24%，FOV（Field of view，扫描视野）为 60cm，Matrix Size（矩阵）为 192×192。1～5 床位的 Scan Time（扫描时间）分别为 8min、4min、6min、6min 和 4min（图 1-2-1-9），5 个 PET 床位扫描时间总计为 28min。每个床位的 PET 采集时间可以根据同床位的 MR 扫描时间适当调整，第 1 床位头部采集勾选 ZTE 校正，第 3 和第 4 床位 PET 扫描应用呼吸门控，选择 Q.Static 模式，需适当增加相应床位的 PET 采集时间。

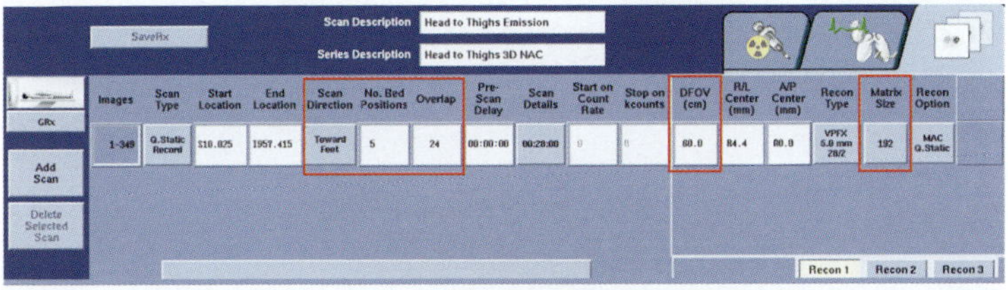


图 1-2-1-8 PET 扫描参数区，红框显示依次为 Scan Direction、NO. Bed Positions、Overlap、FOV 和 Matrix Size 按钮

（4）PET 扫描定位：PET 全身扫描为 5 个床位，每个床位纵向长度 25cm。双击扫描界面“PET Task”，用三维平面定位像的冠状位和矢状位进行定位，扫描范围自头顶部至股骨

上段（图 1-2-1-10）。拖动定位线调整 PET 检查床位上下的范围，按 Shift 键调整 PET 检查床位的左右范围。

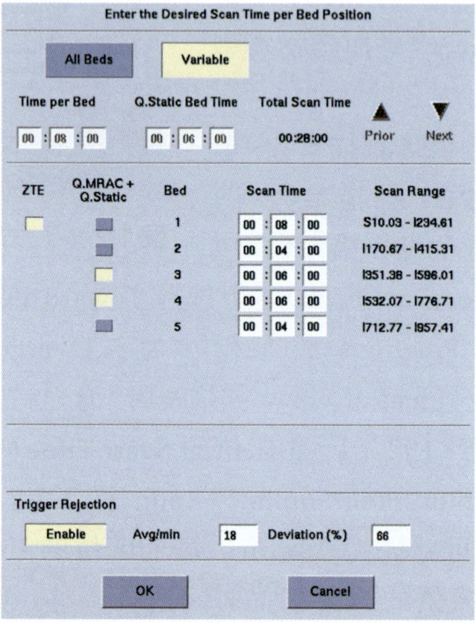


图 1-2-1-9　PET 扫描时间窗，可以设置每个床位的扫描时间

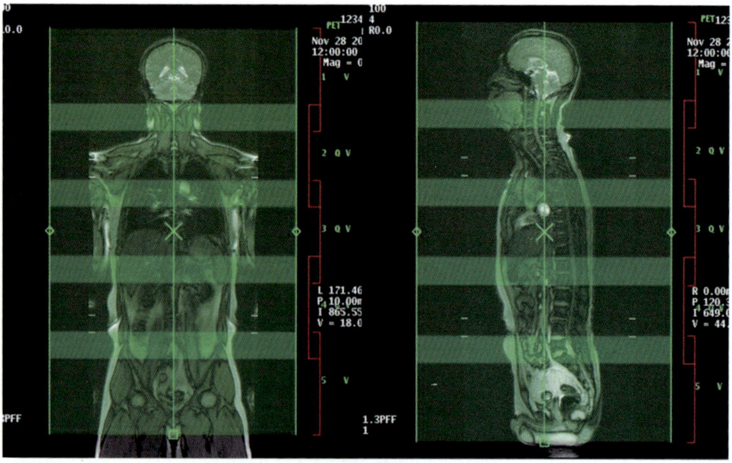

图 1-2-1-10　全身扫描 PET 检查床位

（5）PET 扫描解剖区域定义："PET Graphic Rx"工具栏中，单击定义头、胸、腹和盆的解剖分区，用于 MRAC 扫描对 PET 图像的衰减校正。单击并拖动解剖定位线，头部的上界置于扫描范围最上端，胸部的上界置于肺尖，腹部的上界置于肋膈角，盆腔的上界置于髂前上棘（图 1-2-1-11）。

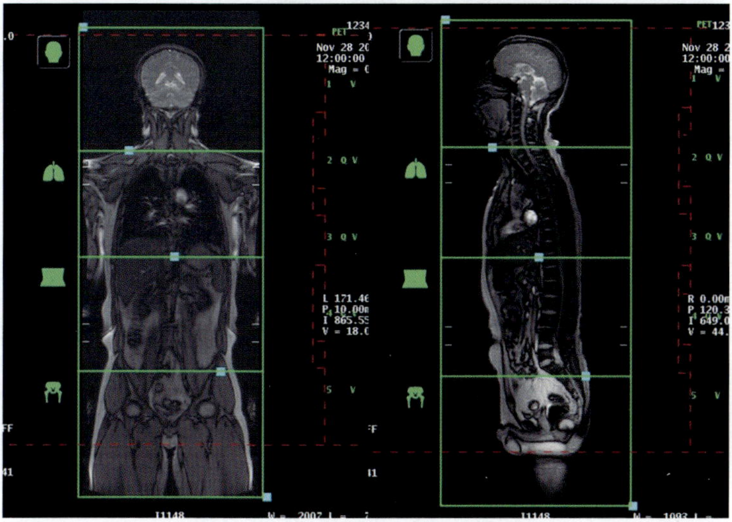


图 1-2-1-11　PET 全身扫描解剖区域定义

（6）选择 PET 重建类型：在 PET 扫描参数区（图 1-2-1-8）单击重建按钮，单击"Recon Type"选择重建类型为 VUE Point FX、Sharp IR，Iterations（迭代次数）为 2，Subsets（子集数）为 28，Filter Cutoff（过滤器截止）为 5mm，Z-Axis Fliter（Z 轴滤过）选择 Standard（图 1-2-1-12）。在扫描参数区（图 1-2-1-8、图 1-2-1-13）单击 Recon Option，选择 Measured 为开启衰减校正，使用 $^{18}$F-FDG 时应用 Truncation Completion，非 $^{18}$F-FDG 时关闭，否则影响 SUV 值的测量。选择 ZTE 开启头部校正，并选择 On 打开 Q.Static。

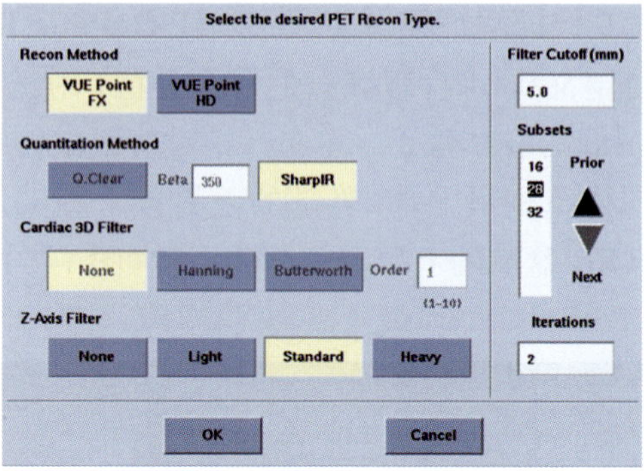


图 1-2-1-12 PET 重建类型

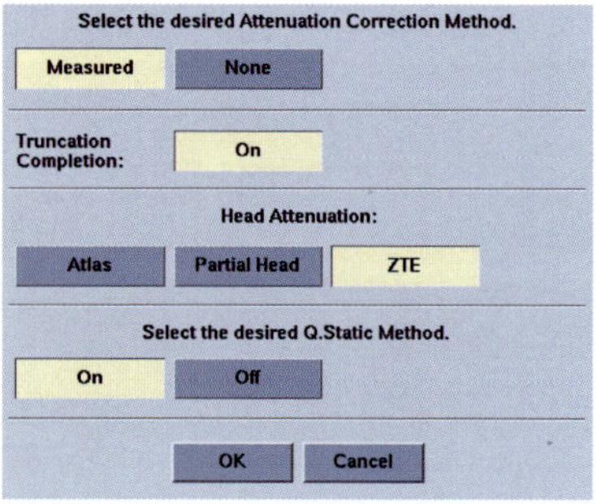


图 1-2-1-13 选择衰减校正方式

4. MR 扫描 因为 MR 和 PET 扫描的定位中心同步，所以 PET 扫描中心确定后，MR 扫描中心无法上下移动，只能左右或前后移动，若该扫描定位中心对于 MR 扫描定位不理想，则需要重新调整 PET 扫描定位中心；横轴位可根据扫描范围增加扫描层数，相邻两个床位之间的 MR 扫描范围应有 20% 重叠。MR 全身成像以横轴位和冠状位为主，每个方向均应包含 T1WI 和 T2WI，同时横轴位还需要 DWI 和 T2WI-fs（表 1-2-1-1）。横轴位 DWI 序列需添加局部匀场，频率编码为左右方向，b 值一般头颅为 1 000，体部为 800，也可以使用多 b 值。横轴位 LAVA-Flex 序列采用呼气末屏气扫描，一次扫描得到水像、脂像、同相位、反相位四组图像。床位 1 的横轴位需要扫描 FLAIR 序列；床位 2～5 的横轴位选择 T2 PROPELLER 序列；床位 2 由于颈部磁场不均匀，化学饱和法抑脂效果不佳，可以选择不抑脂横轴位 T2 PROPELLER 序列；床位 3～5 均选择脂肪抑制的 T2 PROPELLER 序列；床位 3 和 4 的横轴位 T2 PROPELLER 和 Ax DWI 序列采用呼吸触发技术，需更新呼吸频率。

（1）MRAC 扫描：扫描用于 PET 图像衰减校正的 MR 图像，MRAC 序列参数固定，由相应的 PET 床位决定扫描位置和范围。

（2）床位 1～5 的 MR 扫描：横轴位扫描范围从头顶至盆腔下缘（图 1-2-1-14）。床位 1 用横轴位 T2 FRFSE 序列调节 FOV 大小，覆盖整个大脑，该床位其余横轴位序列均复制横轴位 T2 FRFSE，保证层厚、层间隔和层数一致。床位 2～5 的横轴位均用第一个序列调节 FOV 大小及其覆盖范围，每个床位横轴位序列的扫描范围依此向下顺延，相邻床位的横轴位扫描范围有所重叠（图 1-2-1-14）。

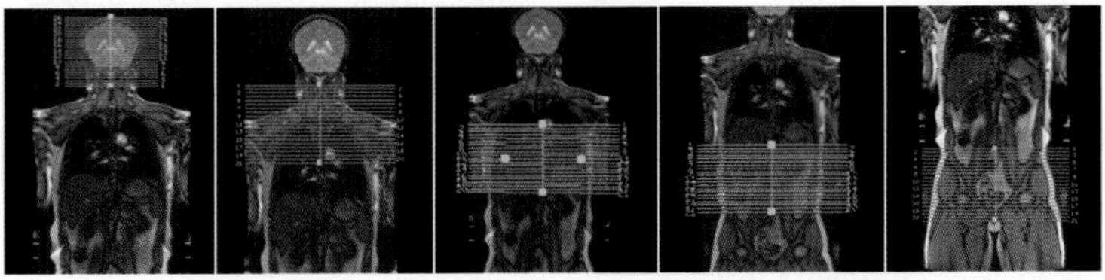

图 1-2-1-14 MR 全身扫描横轴位定位像

MR 冠状位全身扫描覆盖范围从头顶至盆腔下缘，由三段拼接完成，每段扫描范围为 48cm，相邻两段扫描范围有部分重叠，第一段冠状位 T2 SSFSE 和 LAVA-Flex 序列以床位 1 为定位中心，扫描范围尽量大，第 2、3 段扫描复制第 1 段定位线，定位中心分别为第 3 和第 5 床位中心（图 1-2-1-15），要保证三段扫描参数一致。冠状位 LAVA-Flex 序列需呼气末屏气扫描，T2 SSFSE 序列自由呼吸扫描。

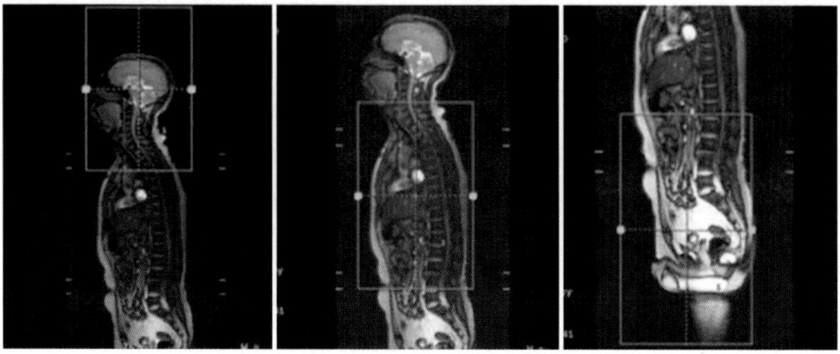

图 1-2-1-15 MR 全身扫描冠状位定位像

（毕 晟 闫少珍）

## 第二节 一体化 Signa PET/MR 颅脑扫描

### 一、一体化 Signa PET/MR 颅脑扫描受检者摆位

1. 颅脑扫描前需佩戴耳塞，以降低检查噪声。

2. 受检者仰卧，头先进，肩部紧贴头线圈下缘，头部左右居中，下颌内收，用三角垫固定头部。

3. 定位中心位于眉心，使用定位灯时嘱受检者闭眼。

4. 检查前受检者手握报警球，检查过程中如有不适手捏报警球通知扫描人员。

5. 如需增强，提前开通静脉通路并连接高压注射器。

### 二、一体化 Signa PET/MR 颅脑扫描序列

PET/MR 头颅扫描使用头颅线圈，基本序列扫描时间约为 10min，根据需要可以进一步选择三维时间飞跃法血管成像、扩散加权成像、扩散张量成像等特殊序列。具体扫描序列及其参数分别见表 1-2-2-1、表 1-2-2-2。

表 1-2-2-1　一体化 Signa PET/MR 颅脑扫描基本序列

| PET 时间 | MR 序列 | TE/ms | TR/ms | 层厚/mm | 层间距/mm | FOV/cm | 矩阵 | 注释 |
|---|---|---|---|---|---|---|---|---|
| | 3-pl Loc | 80 | 950 | 8 | 4 | 30×30 | 38×160 | 三维平面定位 |
| 10min | MRAC | 1.7 | 4 | 5.2 | −2.6 | 50×38 | 256×128 | 基于 MR 图像的衰减校准 |
| | Ax T2 FSE | 102 | 6 278 | 3 | 1 | 24×24 | 288×288 | 横轴位 T2WI |
| | Ax T1 FLAIR | 24 | 3 454 | 3 | 1 | 24×24 | 288×288 | 横轴位 T1 FLAIR |
| | Ax T2 FLAIR FS | 145 | 11 000 | 3 | 1 | 24×24 | 256×256 | 横轴位脂肪抑制 T2 FLAIR |
| | Ax DWI b=1 000 | 74.6 | 6 225 | 3 | 1 | 24×24 | 128×128 | 横轴位扩散加权成像 |
| | Sag 3D BRAVO | 3.2 | 6.9 | 1 | 0 | 25.6×25.6 | 256×256 | 全脑三维 T1 BRAVO 扫描 |

注：Ax：横轴位；Sag：矢状位

表 1-2-2-2　一体化 Signa PET/MR 颅脑扫描特殊序列

| MR 序列 | TE/ms | TR/ms | 层厚/mm | 层间距/mm | FOV/cm | 矩阵 | 注释 |
|---|---|---|---|---|---|---|---|
| 3D-TOF-MRA | 3.4 | 25 | 1.4 | 0 | 22×22 | 320×256 | 三维时间飞跃法 MR 血管成像 |
| REST BOLD | 30 | 2 000 | 4 | 1 | 22.4×22.4 | 64×64 | 静息态脑功能成像 |
| DTI | 97 | 16 500 | 2 | 0 | 22.4×22.4 | 112×112 | 扩散张量成像 |
| 3D SWAN | 45 | 84.4 | 2 | 0 | 24×24 | 384×320 | 磁敏感加权成像 |

续表

| MR 序列 | TE/ms | TR/ms | 层厚/mm | 层间距/mm | FOV/cm | 矩阵 | 注释 |
|---|---|---|---|---|---|---|---|
| 3D ASL | 10.7 | 4 809 | 4 | 0 | 24×24 | 64×64 | 全脑三维动脉自旋标记成像 |
| PWI | 15.4 | 1 800 | 5 | 1.5 | 24×24 | 96×128 | 动态磁敏感灌注加权成像 |
| PROBE-SI 144 | 144 | 1 000 | 20 | 0 | 24×24 | — | 多体素波谱 TE=144ms |

## 三、一体化 Signa PET/MR 颅脑扫描流程

1. 受检者信息录入　同第一篇第二章第一节“一体化 Signa PET/MR 全身扫描”。

2. 三维平面定位像扫描　在受检者界面选择检查协议，单击“Show All Protocols”进入序列选择界面，选择“Head”界面，根据需要选择扫描序列。单击“Accept”后，单击“Start Scan”进入扫描界面，然后单击“Scan”扫描定位像。

3. PET 扫描

（1）选择 PET 扫描类型：PET 扫描参数区单击“Scan Type”选择扫描类型（图 1-2-2-1），“VPFX Mode”选择“On”，“VIP Mode”选择“Record”，“Scan Type”选择“Static”即静态模式。

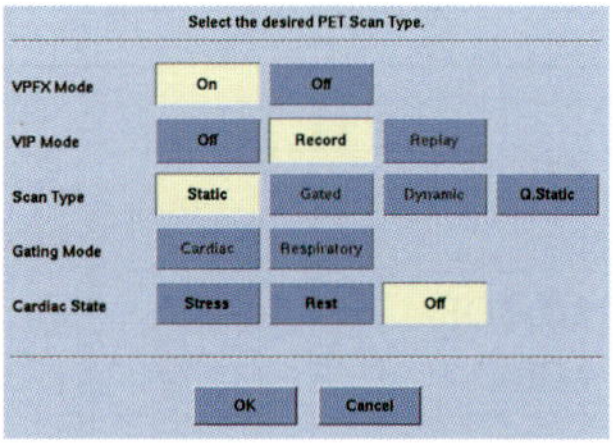


图 1-2-2-1　PET 扫描类型

（2）录入 PET 定量信息：同第二章第一节“一体化 Signa PET/MR 全身扫描”。

（3）确定 PET 扫描参数：单击按钮，在 PET 扫描参数区界面（图 1-2-2-2）设置颅脑扫描参数。包括：Scan Direction 选择 Toward Feet，NO.Bed Positions 为 1，Overlap 为 0%，

FOV 为 35cm，Matrix Size 为 192×192，Scan Time 为 10min，PET 采集时间可以根据 MR 扫描时间调整。

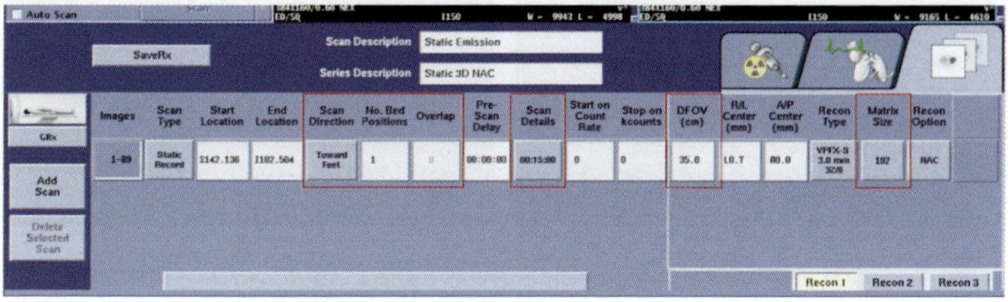


图 1-2-2-2　PET 扫描参数，红框依次为 Scan Direction、NO.Bed Positions、Overlap、Scan Time、FOV、Matrix Size

（4）PET 扫描定位：PET 颅脑扫描为 1 个床位，扫描界面双击“PET Task”，用三维平面定位像的冠状位和矢状位定位 PET 图像，定位中心为颅脑的解剖中心，扫描范围自枕骨大孔至颅顶部，覆盖全脑（图 1-2-2-3）。拖动定位线调整 PET 检查的上下范围，按 Shift 键调整 PET 检查床位左右范围。

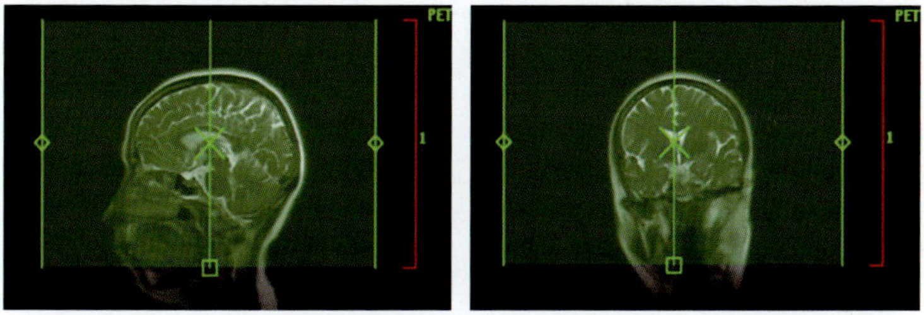


图 1-2-2-3　一体化 Signa PET/MR 颅脑扫描 PET 检查床位

（5）PET 解剖部位区域定义：“PET Graphic Rx”工具栏单击定义解剖部位区域，用于 MRAC 扫描，从而对 PET 图像的衰减校正。将颅脑上边界线置于扫描范围最上端，颅脑完整选择“Atlas Head”，如果顶部或下颌有缺失，选择“Partial Head”，完整头部应选择“Atlas Head”（图 1-2-2-4）。

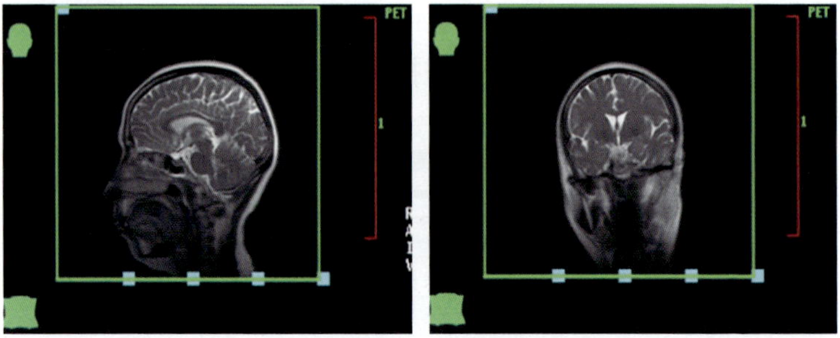


图 1-2-2-4 一体化 Signa PET/MR 颅脑扫描定义解剖部位区域

（6）选择 PET 重建类型：PET 扫描参数区单击“Recon Type”选择重建类型为 VUE Point FX，Sharp IR，Iterations 为 8，Subsets 为 32，Filter Cutoff 为 3mm，Z-Axis Fliter 为 Standard（图 1-2-2-5）。扫描参数区单击重建按钮，在 NAC 栏选择衰减校正方式（图 1-2-2-6），Recon 1 选择 None，Recon 2 选择 Measured，使用 $^{18}$F-FDG 时应用 Truncation Completion，非 $^{18}$F-FDG 时关闭，否则影响 SUV 值的测量。

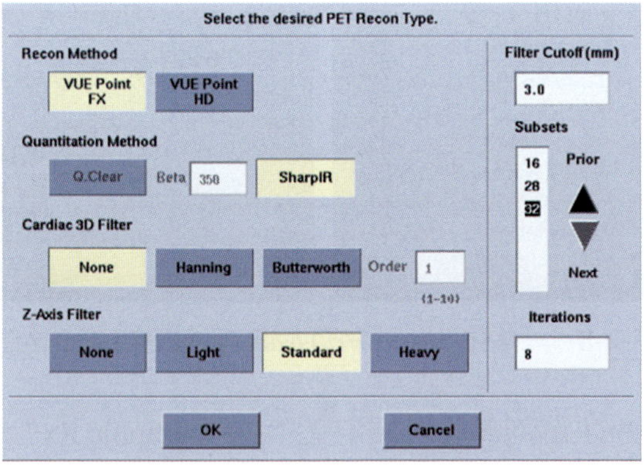


图 1-2-2-5 PET 重建类型

4．MR 扫描 因为 MR 和 PET 扫描的定位中心同步，所以 PET 扫描中心确定后，MR 扫描中心无法上下移动，只

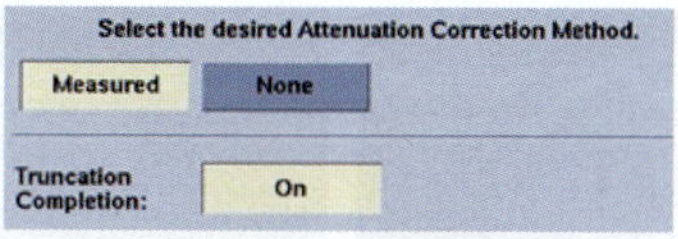


图 1-2-2-6 PET 衰减校正

能左右或前后移动，若该扫描定位中心对于 MR 扫描定位不理想，则需要重新调整 PET 扫描定位中心。MR 颅脑扫描以横轴位、矢状位为主，必要时扫描冠状位。MR 常规扫描序列包括横轴位 T1WI、T2WI、FLAIR、DWI 和矢状位 3D T1WI 序列，根据病情需要可扫描脂肪抑制序列、三维时间飞跃法 MR 血管成像（three dimensional time of flight magnetic resonance angiography，3D-TOF-MRA）、全脑三维动脉自旋标记成像（three dimensional arterial spin labeling，3D ASL）、磁敏感 T2* 血管加权成像（T2 star weighted angiography，SWAN）、MRI 灌注加权成像（perfusion weighted-imaging，PWI）、磁共振波谱成像（magnetic resonance spectroscopy，MRS）、扩散张量成像（diffusion tensor imaging，DTI）、血氧水平依赖功能磁共振成像（blood oxygen level dependent，BOLD）等序列。

（1）MRAC 扫描：扫描用于 PET 图像衰减校正的 MR 图像，MRAC 序列参数固定，由相应的 PET 床位决定扫描位置和范围。

（2）横轴位 MR 扫描定位：在冠状位及矢状位上进行横轴位定位，扫描范围覆盖枕骨大孔至颅顶（图 1-2-2-7）。矢状位定位线平行于胼胝体膝部与压部的连线，冠状位定位线垂直于大脑纵裂。

（3）矢状位 3D BRAVO 序列扫描定位：冠状位和横轴位进行定位，定位线与大脑纵裂平行，扫描范围覆盖全脑（图 1-2-2-8）。

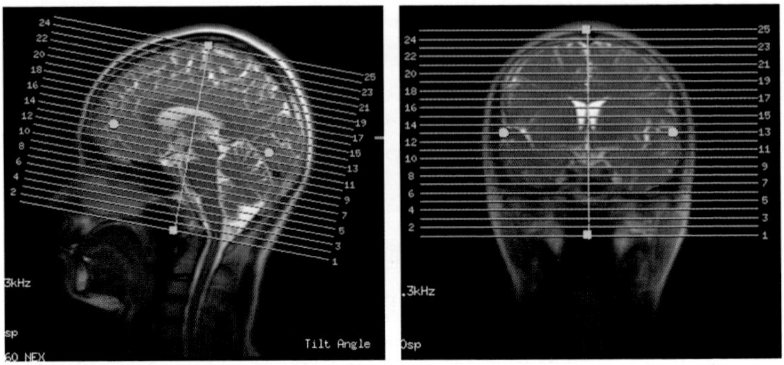


A B

图 1-2-2-7 MR 颅脑横轴位定位

A. 矢状位上进行定位；B. 冠状位上进行定位

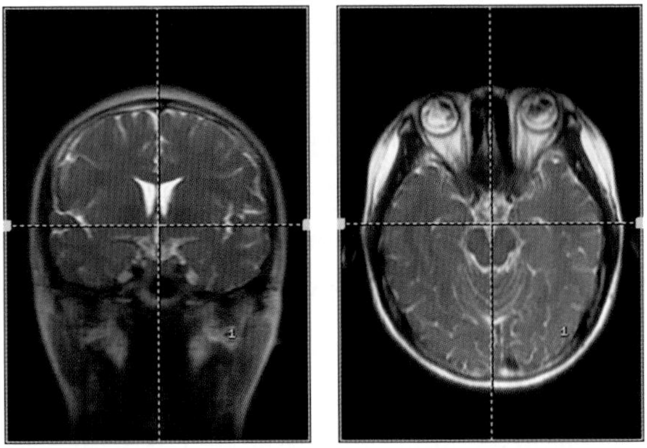

A B

图 1-2-2-8 颅脑 Sag 3D BRAVO 序列定位

A. 冠状位上进行定位；B. 横轴位上进行定位

（4）3D-TOF-MRA 序列扫描定位：3D-TOF-MRA 基于流动血液与周围相对静止组织的 MR 信号差异，从而获得图像对比的一种无创性血管检查技术。3D-TOF-MRA 序列采用横轴位扫描，扫描范围以 Wills 环为中心，从枕骨大孔至胼胝体上缘，添加饱和带可以消除静脉血液信号（图 1-2-2-9）。

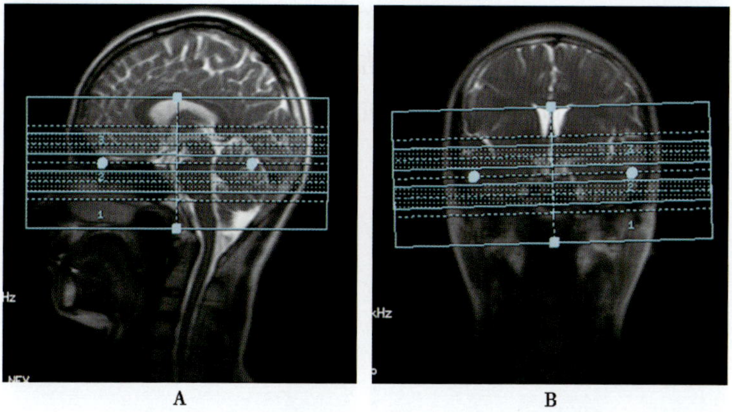

图 1-2-2-9 颅脑 Ax 3D-TOF-MRA 序列定位
A. 矢状位上进行定位；B. 冠状位上进行定位

（5）BOLD 序列扫描定位：BOLD 是通过脑血管内去氧血红蛋白含量的变化，反映局部脑组织功能活动的成像技术，去氧血红蛋白为顺磁性物质，即局部脑区活动时，去氧血红蛋白下降，MR 表现为 T2* 信号增高。BOLD 序列采用横轴位扫描，扫描范围自颅底至颅顶部，包全小脑和顶叶（图 1-2-2-10）。

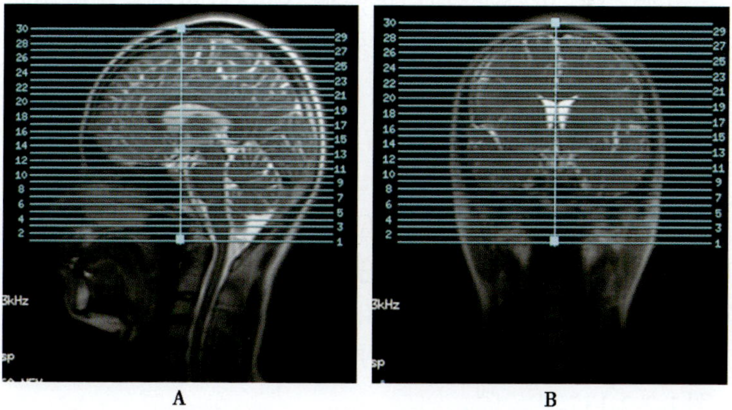

图 1-2-2-10 颅脑 BOLD 序列定位
A. 矢状位上进行定位；B. 冠状位上进行定位

（6）DTI 序列扫描定位：DTI 是利用组织中水分子扩散的各向异性来探测组织微观结构的方法，主要用于脑白质的无创性研究。DTI 序列采用横轴位扫描，扫描范围自颅底至颅顶部（图 1-2-2-11）。

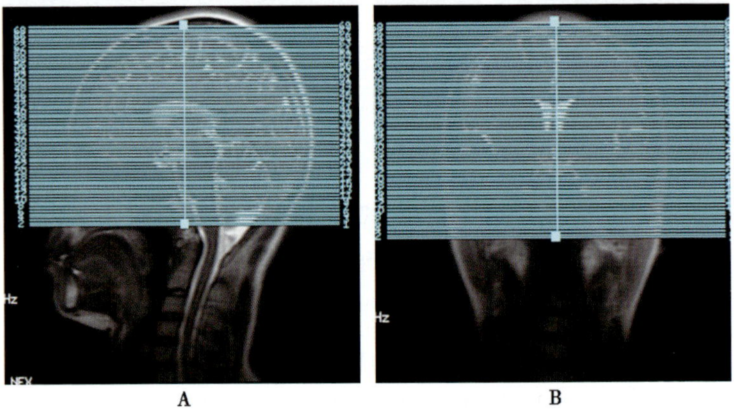

图 1-2-2-11 颅脑 Ax DTI 序列定位

A. 矢状位上进行定位；B. 冠状位上进行定位

（7）3D SWAN 序列扫描定位：SWAN 可以显示脑内小静脉及出血，尤其微小出血，诊断脑外伤、脑肿瘤、脑血管畸形、脑血管病等方面具有重要价值。3D SWAN 序列采用横轴位扫描，扫描范围覆盖全脑，需调整角度避开颅底结构以减少磁敏感伪影（图 1-2-2-12）。

（8）3D ASL 序列扫描定位：3D ASL 是利用反转恢复脉冲序列在成像平面的近端标记动脉血的水质子，从而产生血流依赖的对比图像。主要应用于脑血管病、脑肿瘤、癫痫、神经退行性病变等。3D ASL 序列扫描范围自颅底至颅顶部（图 1-2-2-13）。

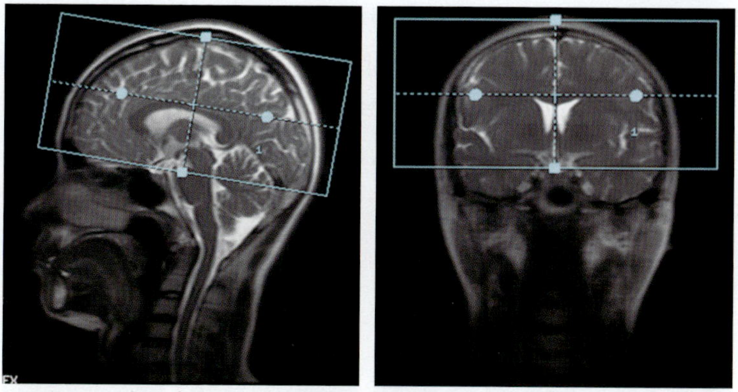

A　　　　B

图 1-2-2-12　颅脑 Ax 3D SWAN 序列定位

A. 矢状位上进行定位；B. 冠状位上进行定位

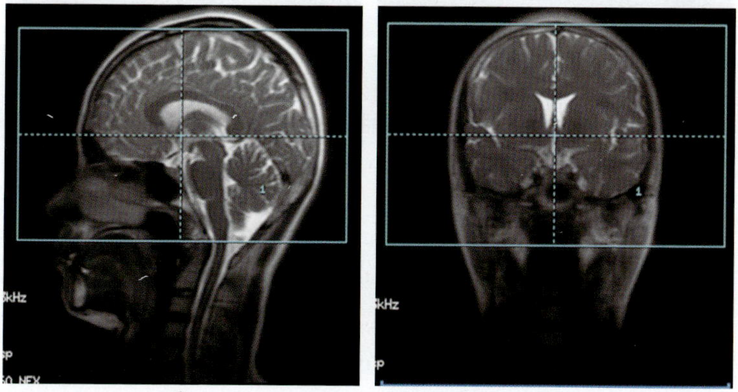

A　　　　B

图 1-2-2-13　颅脑 3D ASL 序列定位

A. 矢状位上进行定位；B. 冠状位上进行定位

（9）PWI 序列扫描定位：为一种评价组织血流灌注的成像方法，主要应用于脑梗死、脑肿瘤等。PWI 序列在冠状位及矢状位上进行定位，扫描范围覆盖枕骨大孔至颅顶

（图 1-2-2-14）。冠状位上定位线垂直于大脑纵裂，频率编码方向设置为左右，调整 TR 时间确保层数包括全脑。矢状位定位线平行于胼胝体膝部与压部的连线。根据受检者体重（0.2mL/kg）团注 Gd-DTPA，注射速度 >3mL/s，动态扫描 50 期。

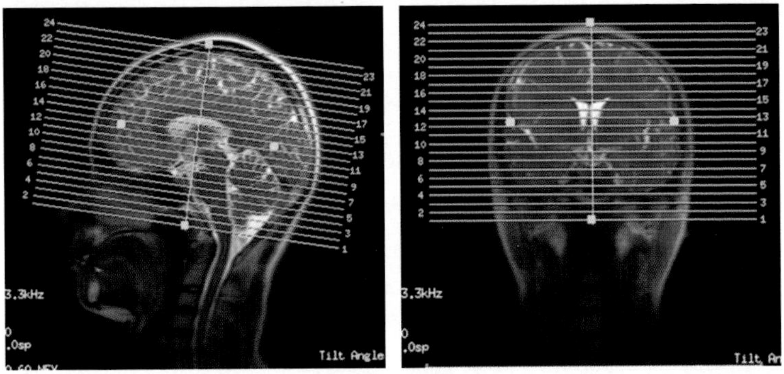


A B

图 1-2-2-14 颅脑 PWI 序列定位

A. 矢状位上进行定位；B. 冠状位上进行定位

（10）MRS 序列扫描定位：MRS 借助不同物质的化学位移，显示生物组织的分子浓度。PROBE-SI 144 是多体素波谱，需要以病灶为中心层面放置 ROI（图 1-2-2-15），范围要包括肿瘤实质部分和正常脑实质，以便于不同病变组织与正常脑组织对比。如果 ROI 周围有颅骨、气体、脂肪等组织干扰，为保证局部磁场均匀，需添加切线位饱和带。使用多通道线圈扫描多体素波谱时，需添加校准扫描。二维多体素波谱预扫描水峰半高线宽 Ln Width<10。因为 MRS 与 PET 定位中心不同，所以不能与 PET 进行同步扫描。

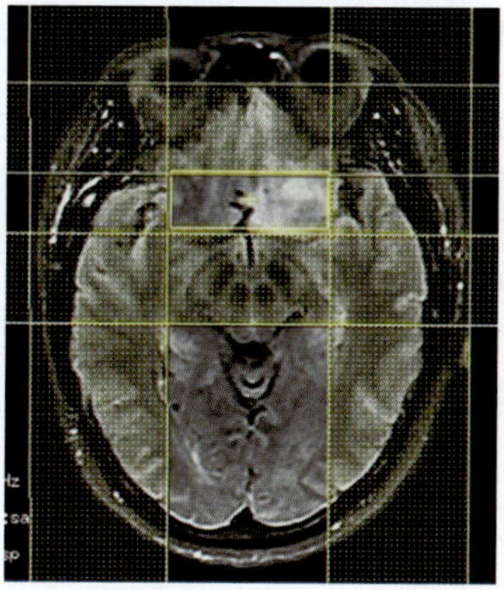

图 1-2-2-15　颅脑 PROBE-SI 144 序列定位

（周　莹　卢　洁）

## 第三节　一体化 Signa PET/MR 颈部扫描

### 一、一体化 Signa PET/MR 颈部扫描受检者摆位

1. 颈部扫描前需佩带耳塞，以降低检查噪声。

2. 受检者仰卧，头先进，头部左右居中，下颌内收，同时用三角垫固定头部。

3. 定位中心位于甲状软骨，使用定位灯定位时嘱受检者闭眼。

4. 检查前受检者手握报警球，检查过程中如有不适手捏报警球通知扫描人员。

5. 如需增强，提前开通静脉通路并连接高压注射器。

### 二、一体化 Signa PET/MR 颈部扫描序列

PET/MR 颈部扫描使用头颈联合线圈，常规时间约为 10min，实际扫描时间与选择 MR 序列有关，具体扫描序列及

其参数见表 1-2-3-1。

表 1-2-3-1 一体化 Signa PET/MR 颈部扫描序列

| PET 时间 | MR 序列 | TE/ms | TR/ms | 层厚/mm | 层间距/mm | FOV/cm | 矩阵 | 注释 |
|---|---|---|---|---|---|---|---|---|
| | 3-pl Loc | 80 | 850 | 10 | 0 | 36×36 | 384×160 | 三维平面定位 |
| 10min | MRAC | 1.7 | 4 | 5.2 | −2.6 | 50×38 | 256×128 | 基于 MR 图像的衰减校准 |
| | Cor T2 FSE | 85 | 2 674 | 4 | 1 | 26×26 | 320×256 | 冠状位 T2WI |
| | Cor T2 STIR | 50 | 8 163 | 4 | 1 | 26×26 | 320×256 | 冠状位脂肪抑制 T2WI |
| | Cor T1 FSE | Min Full | 624 | 4 | 1 | 26×26 | 320×256 | 冠状位 T1WI |
| | Ax T1 FSE | Min Full | 730 | 4 | 1 | 22×22 | 320×256 | 横轴位 T1WI |
| | Ax T2 STIR | 50 | 8 191 | 4 | 1 | 22×22 | 320×256 | 横轴位脂肪抑制 T2WI |
| | Sag T2 FSE | 120 | 2 500 | 4 | 1 | 26×26 | 320×256 | 矢状位 T2WI |

注：Ax：横轴位；Cor：冠状位；Sag：矢状位

## 三、一体化 Signa PET/MR 颈部扫描流程

1. 受检者信息录入 同第一篇第二章第一节“一体化 Signa PET/MR 全身扫描”。

2. 三维平面定位像扫描 在受检者登记界面选择检查协议，单击“Show All Protocols”进入序列选择界面，选择“Neck”界面，根据需要选择扫描序列，单击“Accept”，之后单

击“Start Exam”进入扫描界面，单击“Scan”扫描定位像。

3. PET 成像

（1）选择 PET 扫描类型：在 PET 扫描参数区单击“Scan Type”选择 PET 扫描类型（图 1-2-3-1）。VPFX Mode 选择 On，VIP Mode 选择 Record，Scan Type 选择 Static。

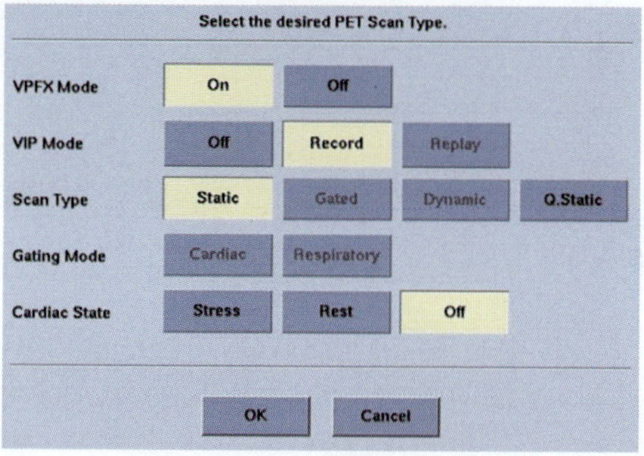


图 1-2-3-1　PET 扫描类型

（2）录入 PET 定量信息：同第二章第一节“一体化 Signa PET/MR 全身扫描”。

（3）确定 PET 扫描参数：单击按钮，在 PET 扫描参数区界面（图 1-2-3-2）设置颈部扫描参数。包括：Scan Direction 选择 Toward Feet，NO.Bed Positions 为 1，Overlap 为 0%，FOV 为 35cm，Matrix Size 为 192×192，Scan Details 为 10min，PET 采集时间可以根据颈部的 MR 扫描时间适当调整。

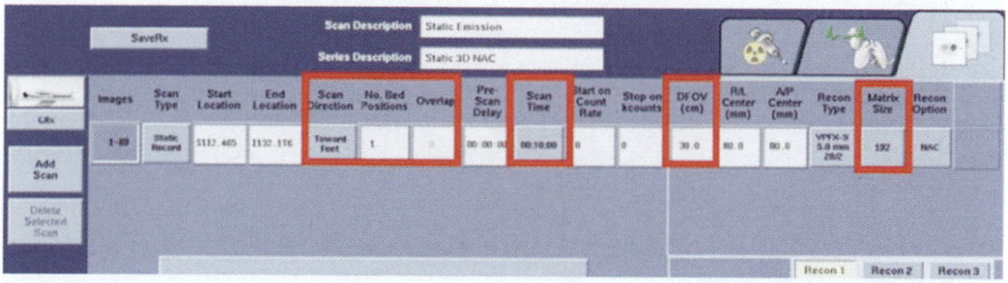


图 1-2-3-2　PET 扫描参数，红框依次为 Scan Direction、NO.Bed Positions、Overlap、Scan Details、FOV、Matrix Size 按钮

（4）PET 扫描定位：PET 颈部扫描为 1 个床位，扫描界面双击“PET Task”，用三维平面定位像的冠状位和矢状位定位 PET 图像，定位中心为颈部的解剖中心，覆盖颈部（图 1-2-3-3）。拖动定位线可以调整 PET 检查床位上下范围，按 Shift 键可以调整 PET 检查床位左右范围。

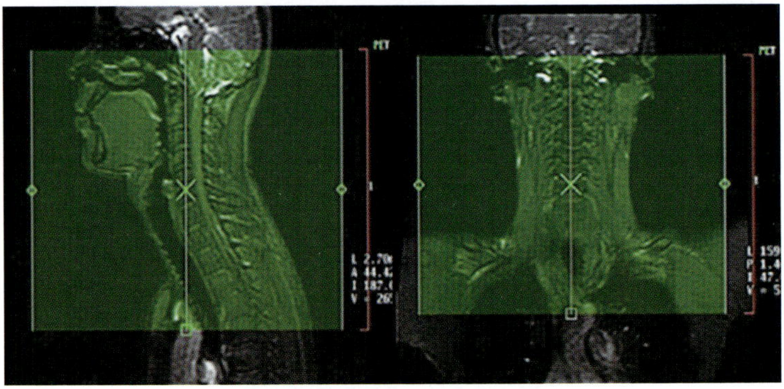

图 1-2-3-3　颈部扫描 PET 检查床位

（5）PET 解剖部位区域定义：“PET Graphic Rx”工具栏中，单击定义解剖部位区域，用于 MRAC 扫描对 PET 图像的衰减校正。将颅脑上边界线置于扫描范围最顶端，胸部上边界线置于肺尖（图 1-2-3-4），选择“Partial Head”模式。

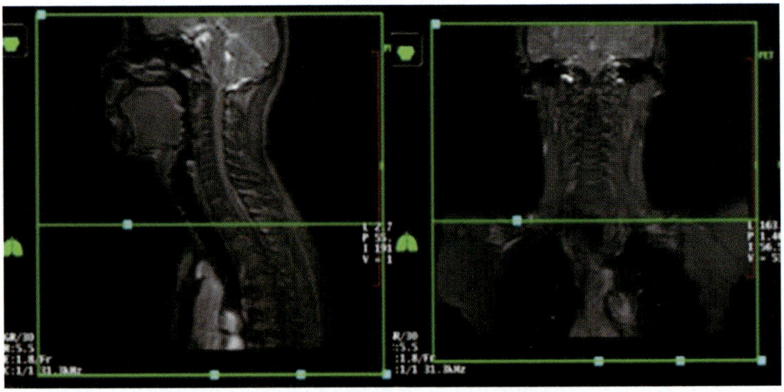

图 1-2-3-4　颈部扫描定义解剖部位区域

（6）选择 PET 重建类型：PET 扫描参数区单击“Recon Type”选择重建类型为 VUE Point FX，Sharp IR，Cardiac 3D Filter 选择 None，Z-Axis Fliter 选择 Standard，Filter Cutoff 为 5mm，Subsets 选择 28，Iterations 为 2（图 1-2-3-5）。扫描参数区单击重建按钮，NAC 栏选择衰减校正方式（图 1-2-3-6），Recon 1 选择 None，Recon 2 选择 Measured，使用 $^{18}$F-FDG 时应用 Truncation Completion，非 $^{18}$F-FDG 时关闭，否则影响 SUV 值的测量。

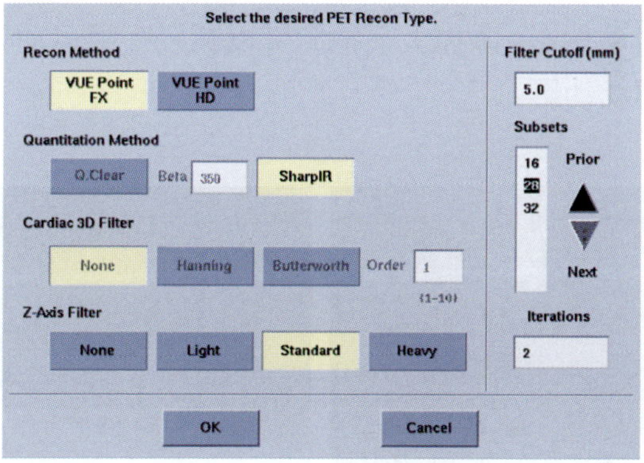

图 1-2-3-5　PET 重建类型

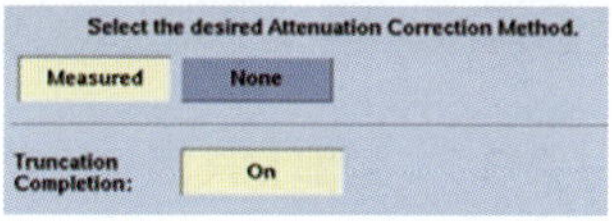

图 1-2-3-6　PET 衰减校正

4. MR 扫描　因为 MR 和 PET 扫描的定位中心同步，所以 PET 扫描中心确定后，MR 扫描中心无法上下移动，只能左右或前后移动，若该扫描定位中心对于 MR 扫描定位不理想，则需要重新调整 PET 扫描定位中心。MR 颈部扫描以横轴位、冠状位为主，扫描序列包括横轴位 T1WI、T2WI 和冠状位 T1WI、T2WI 序列（表 1-2-3-1）。由于颈部结构的复杂性，颈部抑脂不能使用化学饱和法，可选择 STIR 或 IDEAL 序列，使脂肪抑制更均匀，便于观察病灶。

（1）MRAC 扫描：扫描用于 PET 图像衰减校正的 MR 图像，MRAC 序列参数固定，由相应的 PET 床位决定扫描位置和范围。

（2）冠状位 MR 扫描定位：在横轴位和矢状位定位像进行斜冠状位的定位，覆盖颈前软组织（图 1-2-3-7）。矢状位定位线平行于气管，其下方需尽量避开主动脉弓，以免出现主动脉弓搏动伪影，添加上下饱和带以减轻呼吸运动伪影和主动脉弓搏动伪影。

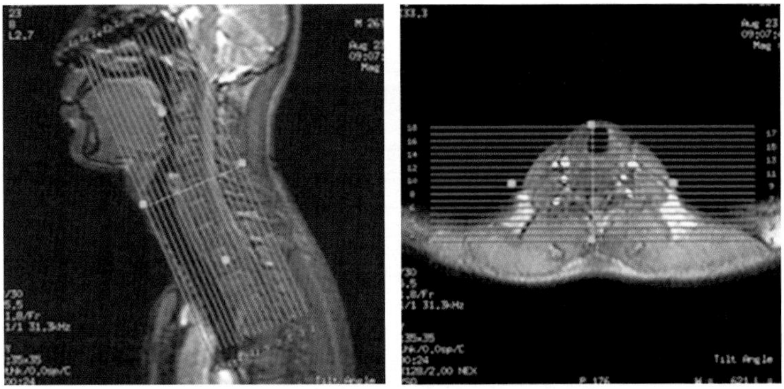

A　　B

图 1-2-3-7　颈部 MR 冠状位定位

A. 矢状位上进行定位；B. 横轴位上进行定位

（3）横轴位 MR 扫描定位：在冠状位和矢状位定位像进行横轴位的定位，扫描范围覆盖颈部软组织（图 1-2-3-8）。矢状位定位线以病变位置为中心，垂直于气管，频率编码方向设置为前后向，以减轻呼吸运动伪影，同时施加 NPW 技术可以防止图像出现左右卷褶伪影。

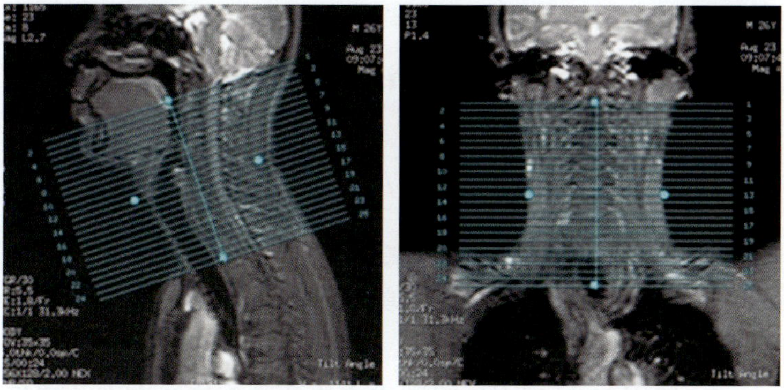

A　　B

图 1-2-3-8　颈部 MR 横轴位定位

A. 矢状位上进行定位；B. 冠状位上进行定位

（4）矢状位 MR 扫描定位：在冠状位和横轴位定位像进行矢状位定位，扫描覆盖颈部软组织（图 1-2-3-9）。冠状位定位线平行于脊髓，横轴位调整角度垂直椎体。

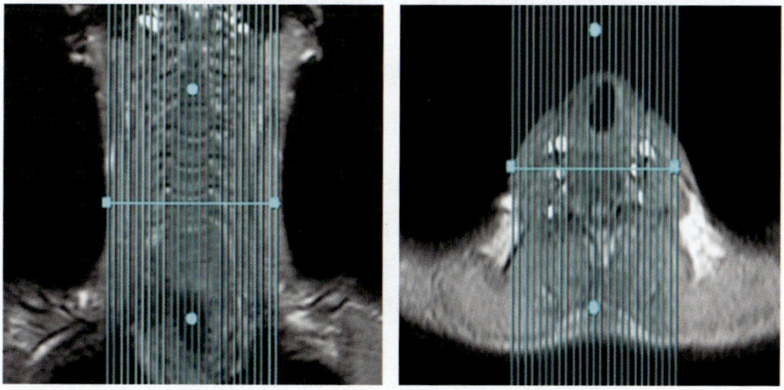

A　　B

图 1-2-3-9　颈部 MR 矢状位定位

A. 冠状位上进行定位；B. 横轴位上进行定位

（冯萌萌　卢　洁）

# 第四节 一体化 Signa PET/MR 胸部扫描

## 一、一体化 Signa PET/MR 胸部扫描受检者摆位

1. 胸部扫描前需佩带耳塞，以降低检查噪声。

2. 受检者仰卧，脚先进，身体左右居中，双手上举，两臂交叉抱头。

3. 使用 UAA 线圈，线圈中心为两乳头连线中点。连接呼吸门控，门控固定于胸前肋弓下，训练受检者规律呼吸及呼气末屏气。确定 UAA 位置后，以两乳头连线中点为定位中心，进床至扫描位。

4. 检查前受检者手握报警球，检查过程中如有不适手捏报警球通知扫描人员。

5. 如需增强，提前开通静脉通路并连接高压注射器。

## 二、一体化 Signa PET/MR 胸部扫描序列

PET/MR 胸部扫描常规扫描时间约为 15min，各序列扫描时需要与受检者呼吸配合。具体扫描序列及其参数见表 1-2-4-1。

表 1-2-4-1 一体化 Signa PET/MR 胸部扫描序列

| PET 时间 | MR 序列 | TE/ms | TR/ms | 层厚/mm | 层间距/mm | FOV/cm | 矩阵 | 注释 |
|---|---|---|---|---|---|---|---|---|
| | 3-pl Loc | 68 | 850 | 8 | 0 | 48×48 | 384×160 | 三维平面定位 |
| 15min | MRAC | 1.7 | 4 | 5.2 | −2.6 | 50×38 | 256×128 | 基于 MR 图像的衰减校准 |
| | Rtr Ax fs T2 Propeller | 72 | 2 857 | 6 | 2 | 42×42 | 320×320 | 横轴位脂肪抑制 T2 Propeller |

续表

| PET 时间 | MR 序列 | TE/ms | TR/ms | 层厚/mm | 层间距/mm | FOV/cm | 矩阵 | 注释 |
|---|---|---|---|---|---|---|---|---|
| 15min | Rtr Ax DWI b=800 | Minimum | 8 000 | 6 | 2 | 42×42 | 128×128 | 横轴位扩散加权成像 |
| | BH Ax LAVA-FLEX | Minimum | 4.1 | 5 | 0 | 42×42 | 256×180 | 横轴位 LAVA-Flex |
| | Rtr Cor fs T2 Propeller | 67 | 8 571 | 6 | 2 | 44×44 | 320×320 | 冠状位脂肪抑制 T2 Propeller |
| | BH Cor LAVA-FLEX | Minimum | 4.1 | 5 | 0 | 44×44 | 256×180 | 冠状位 LAVA-Flex |

注：Ax：横轴位；Cor：冠状位；Rtr：呼吸采集；BH：呼气末屏气采集

## 三、一体化 Signa PET/MR 胸部扫描流程

1．受检者信息录入　同第一篇第二章第一节“一体化 Signa PET/MR 全身扫描”。

2．三维平面定位像扫描　在受检者登记界面选择检查协议，单击“Show All Protocols”进入序列选择界面，选择“Chest”界面，根据需要选择扫描序列，单击“Accept”，之后单击“Start Scan”进入扫描界面，单击“Scan”扫描定位像。

3．PET 成像

（1）选择 PET 扫描类型：在 PET 扫描参数区单击“Scan Type”选择 PET 扫描类型（图 1-2-4-1）。“VPFX Mode”选择“On”，“VIP Mode”选择“Record”，“Scan Type”选择“Static”。

（2）录入 PET 定量信息：同第二章第一节“一体化 Signa PET/MR 全身扫描”。

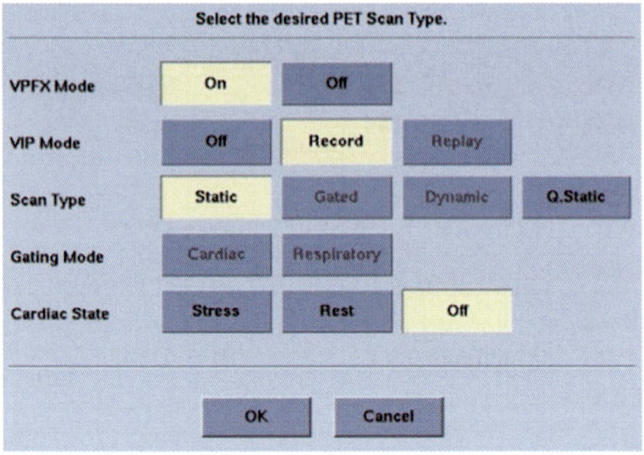


图 1-2-4-1　PET 扫描类型

（3）确定 PET 扫描参数：单击按钮，在 PET 扫描参数区界面（图 1-2-4-2）设置胸部的扫描参数。包括：Scan Direction 选择 Toward Feet，NO.Bed Positions 为 1，Overlap 为 0%，FOV 为 50cm，Matrix Size 为 192×192，Scan Time 为 15min，PET 采集时间可以根据胸部的 MR 扫描时间适当调整。

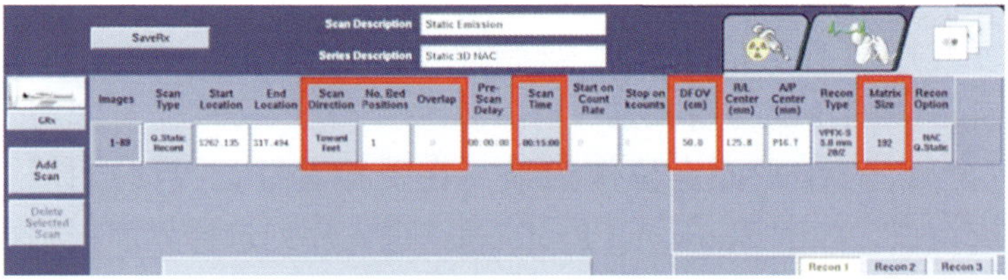


图 1-2-4-2　PET 扫描参数，红框依次为 Scan Direction、NO. Bed Positions、Overlap、Scan Time、FOV、Matrix Size

（4）PET 扫描定位：PET 胸部扫描为 1 个床位，扫描界面双击“PET Task”，用三维平面定位像的冠状位和矢状位定位 PET 图像，定位中心为胸部的解剖中心，扫描范围从肺尖到肋膈角（图 1-2-4-3）。拖动定位线调整 PET 检查上下范围，按 Shift 键调整 PET 检查左右范围。

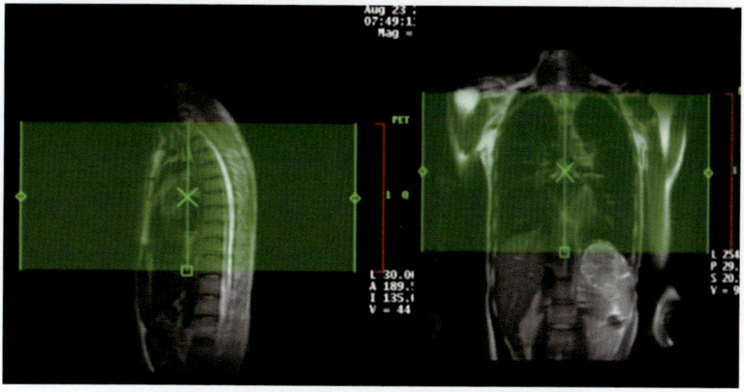

图 1-2-4-3　胸部扫描 PET 检查床位

（5）PET 解剖部位区域定义："PET Graphic Rx"工具栏，单击定义解剖部位区域，用于 MRAC 扫描对 PET 图像的衰减校正。上界置于肺尖，下界置于肋膈角（图 1-2-4-4）。

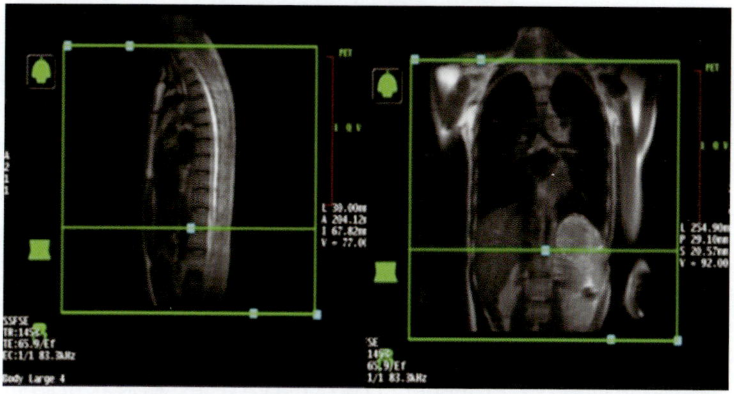

图 1-2-4-4　胸部扫描定义胸部解剖部位区域

（6）选择 PET 重建类型：PET 扫描参数区单击"Recon Type"选择重建类型为 VUE Point FX、Sharp IR，Iterations 为 2，Subsets 选择 28，Filter Cutoff 为 5mm，Z-Axis Fliter 选择 Standard（图 1-2-4-5）。扫描参数区单击重建按钮，NAC 栏选择衰减校正方式（图 1-2-4-6），Recon 1 选择 None，

Recon 2 选择 Measured，使用 $^{18}$F-FDG 时应用 Truncation Completion，非 $^{18}$F-FDG 时关闭，否则影响 SUV 值的测量。

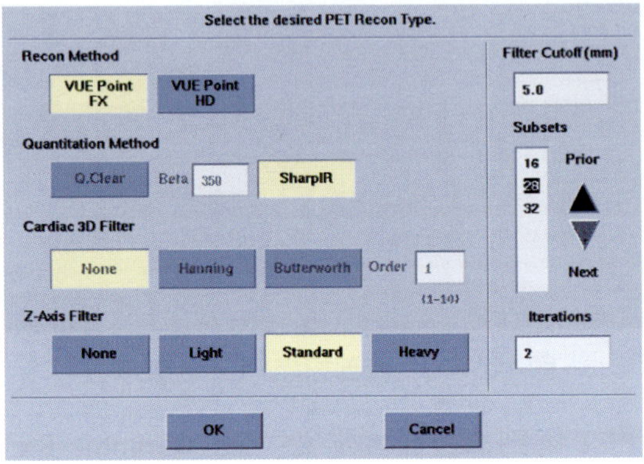


图 1-2-4-5 PET 重建类型

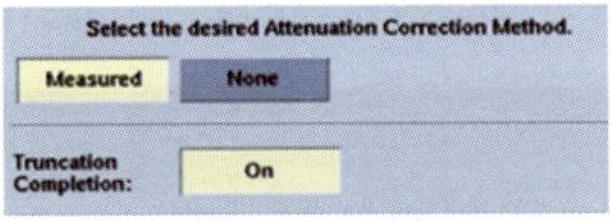


图 1-2-4-6 PET 衰减校正方式

4. MR 扫描 因为 MR 扫描定位中心和 PET 扫描定位中心同步，所以当 PET 扫描中心确定后，MR 扫描中心无法上下移动，只能左右或前后移动，若该扫描定位中心对于 MR 扫描定位不理想，则需要重新调整 PET 扫描定位中心。MR 胸部扫描以横轴位、冠状位为主。MR 扫描序列包括横轴位脂肪抑制 T2 Propeller、DWI、LAVA-Flex 和冠状位脂肪抑制 T2 Propeller、LAVA-Flex（表 1-2-4-1）。T2 Propeller 和 DWI 采用呼吸触发技术扫描，需更新呼吸频率。脂肪抑制序列需添加局部匀场。

（1）MRAC 扫描：扫描用于 PET 图像衰减校正的 MR 图像，MRAC 序列参数固定，由相应的 PET 床位决定扫描位置和范围。

（2）冠状位 MR 扫描定位：在横轴位和矢状位定位像上

进行胸部冠状位扫描定位，前后范围从背部肌肉到胸骨，上下范围从肺尖到横膈（图 1-2-4-7）。

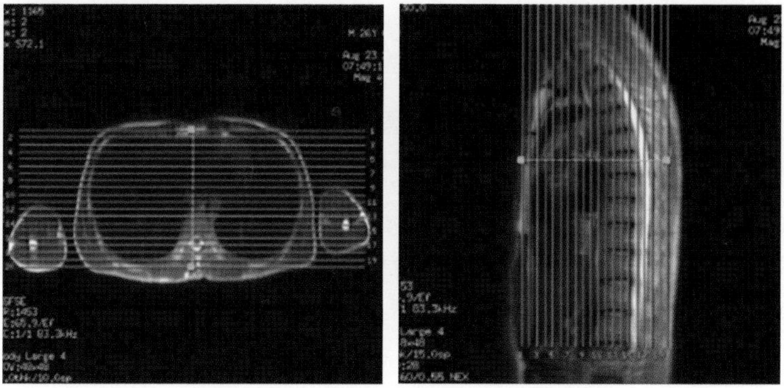

A B

图 1-2-4-7 胸部 MR 冠状位定位

A. 横轴位上进行定位；B. 矢状位上进行定位

（3）横轴位 MR 扫描定位：在冠状位和矢状位定位像上进行胸部横轴位扫描定位，范围从肺尖到肋膈角，注意覆盖全部病变（图 1-2-4-8）。

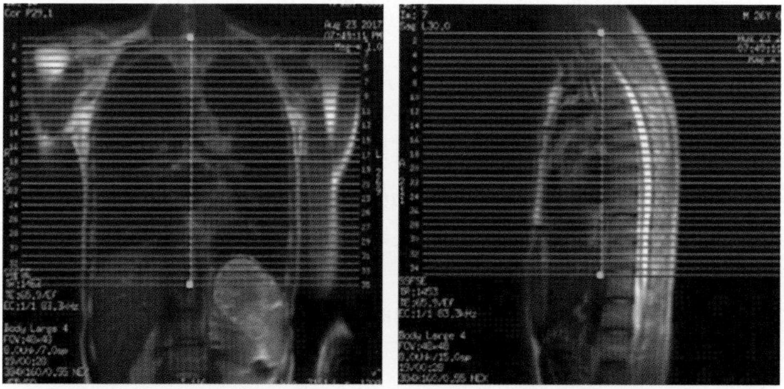

A B

图 1-2-4-8 胸部 MR 横轴位定位

A. 冠状位上进行定位；B. 矢状位上进行定位

（姚晨阳 张海琴）

# 第五节 一体化 Signa PET/MR 心脏扫描

## 一、一体化 Signa PET/MR 心脏扫描受检者摆位

1. 心脏扫描前需佩带耳塞，以降低检查噪声。

2. 受检者仰卧，头先进，偏右侧摆位，使心脏尽量在磁体中心，双手臂放在身体两侧。使用 UAA 线圈，线圈中心置于心前区。以心脏中心为定位中心，进床至扫描位。

3. 连接呼吸门控，固定于胸前肋弓下，训练受检者规律呼吸及呼气末屏气。

4. 连接心电门控（ECG）监测心电和心率，同时需要添加周围门控 PG 以防心电门控失败。一对黑白电极贴于心前区，黑色电极连线要与白色电极连线互相垂直，电极位置分别取第一肋间隙、肋弓上缘肋间隙、平乳头平面肋间隙和腋中线肋间隙。

5. 检查前受检者手握报警球，检查过程中如有不适手捏报警球通知扫描人员。

6. 如需增强，提前开通静脉通路并连接高压注射器。

## 二、一体化 Signa PET/MR 心脏扫描序列

PET/MR 心脏常规扫描时间约为 15min。三维平面定位像上四腔心切面为基础定位，进行 PET 与 MRI 同步扫描，具体扫描序列及其参数见表 1-2-5-1。

表 1-2-5-1 一体化 Signa PET/MR 心脏扫描序列

| PET 时间 | MR 序列 | TE/ms | TR/ms | 层厚/mm | 层间距/mm | FOV/cm | 矩阵 | 注释 |
|---|---|---|---|---|---|---|---|---|
| | FIESTA Loc 1 | Min Full | 3.3 | 6 | 2 | 42×42 | 160×288 | 横轴位 |

续表

| PET 时间 | MR 序列 | TE/ms | TR/ms | 层厚/mm | 层间距/mm | FOV/cm | 矩阵 | 注释 |
|---|---|---|---|---|---|---|---|---|
| | FIESTA Loc 2 | Min Full | 3.3 | 6 | 2 | 42×42 | 160×288 | 单斜两腔心（假两腔） |
| | FIESTA Loc 3 | Min Full | 3.3 | 6 | 2 | 42×42 | 160×288 | 单斜四腔心（假四腔） |
| | FIESTA Loc 4 | Min Full | 3.3 | 6 | 2 | 42×42 | 160×288 | 左室短轴位 |
| PET 扫描 | MRAC | 1.7 | 4 | 5.2 | −2.6 | 50×38 | 256×128 | 基于 MR 图像的衰减校准 |
| 15min | FIESTA Cine 4Ch | Min Full | 3.4 | 8 | 0 | 36×36 | 160×224 | 四腔心亮血电影 |
| | FIESTA Cine 2Ch | Min Full | 3.2 | 8 | 0 | 40×40 | 160×224 | 两腔心亮血电影 |
| | FIESTA Cine Short | Min Full | 3.2 | 8 | 0 | 40×40 | 160×224 | 左室短轴亮血电影 |
| | FIESTA Cine 3Ch | Min Full | 3.2 | 8 | 0 | 40×40 | 160×224 | 三腔心亮血电影 |
| | Double IR T2 FSE | 36 | / | 8 | 0 | 38×38 | 256×192 | 双翻转黑血序列 |
| | Double IR T2 fs FSE | 68 | / | 8 | 0 | 38×38 | 256×192 | 脂肪抑制双翻转黑血序列 |
| | FGRE Time Course | Min Full | 3.3 | 10 | 2 | 40×40 | 160×128 | 心肌灌注成像 |
| | Short Axis 2D MDE | Minimum | 3.4 | 8 | 0 | 40×40 | 256×192 | 心肌延迟增强扫描 |

## 三、一体化 Signa PET/MR 心脏扫描流程

1. 受检者信息录入 同第一篇第二章第一节“一体化 Signa PET/MR 全身扫描”。

2. 三维平面定位像扫描 在受检者登记界面选择检查协议，单击“Show All Protocols”进入序列选择界面，选择“Chest”界面，根据需要选择扫描序列，单击“Accept”，之后单击“Start Exam”进入扫描界面，单击“Scan”扫描定位像。

3. 心脏 MR 扫描基础定位

（1）横轴位定位：用三维平面定位像的冠状位和矢状位定位，扫描范围由主动脉弓至心尖（图 1-2-5-1）。

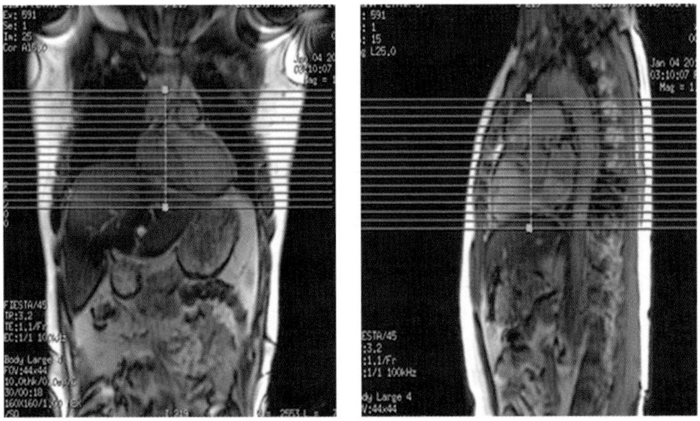

A B

图 1-2-5-1 心脏横轴位定位

A. 冠状位上进行定位；B. 矢状位上进行定位

（2）心脏假两腔心定位：假两腔心，即单斜两腔心，用心脏横轴位定位，以二尖瓣中点和心尖连线为定位线，其他两个方向不取角度（图 1-2-5-2）。

（3）假四腔心定位：假四腔心，即单斜四腔心。用假两腔心图像定位，以二尖瓣中点和心尖连线为定位线（图 1-2-5-3）。

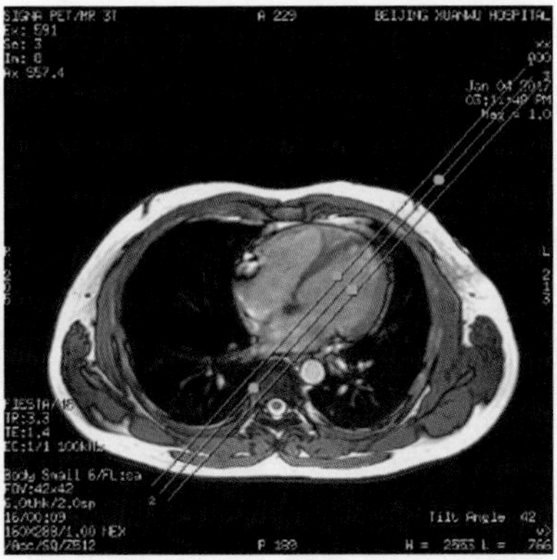


图 1-2-5-2　心脏假两腔心定位

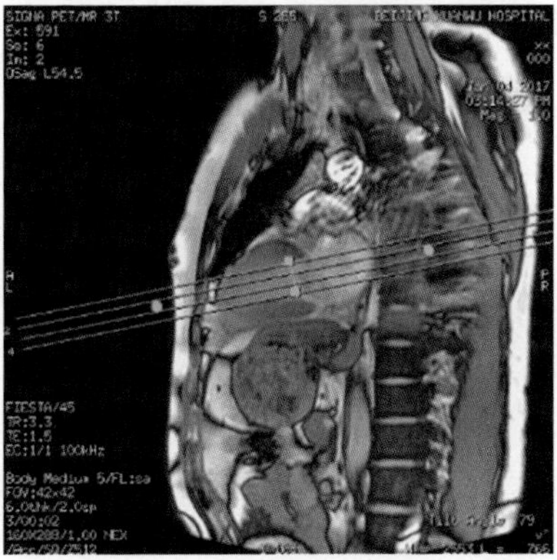


图 1-2-5-3　心脏假四腔心定位

（4）心脏左室短轴位定位：用假四腔心和假两腔心图像定位，定位线均需垂直于二尖瓣中点和心尖的连线（图 1-2-5-4）。

4．PET 成像

（1）选择 PET 扫描类型：PET 扫描参数区单击“Scan Type”选择 PET 扫描类型（图 1-2-5-5）。VPFX Mode 选择 On。Scan Type 选择 2 种扫描模式：①VIP Mode 选择 Record，Scan Type 选择 Static，Cardiac State 选择 Rest 即静

息模式。②VIP Mode 选择 Replay 即回放模式，Scan Type 选择 Gated 即门控模式，Gating Mode 选择 Cardiac 即心脏模式，Cardiac State 选择 Rest。

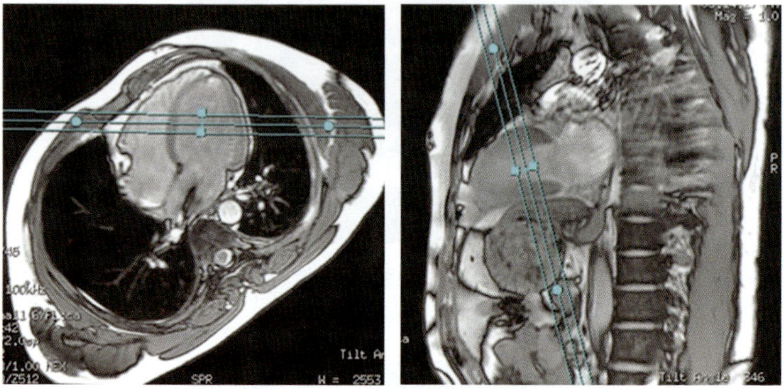

A B

图 1-2-5-4 左室短轴位定位

A. 假四腔心图像上进行定位；B. 假两腔心图像上进行定位

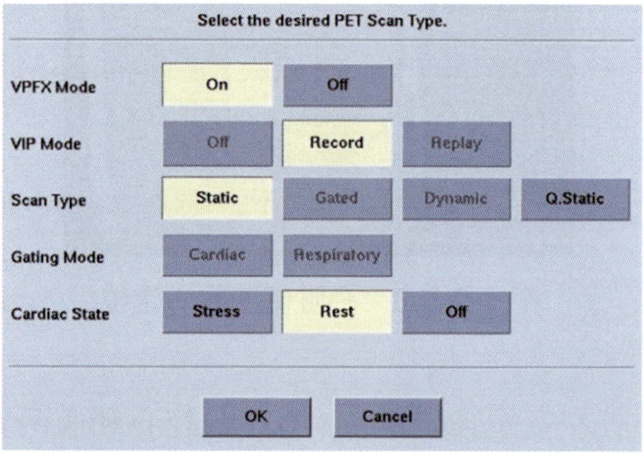


图 1-2-5-5 PET 扫描类型

（2）录入 PET 定量信息：同第二章第一节“一体化 Signa PET/MR 全身扫描”。

（3）确定 PET 扫描参数：单击按钮，在 PET 扫描参数界面（图 1-2-5-6）设置，包括：Scan Direction 选择 Toward

Head，NO. Bed Positions 为 1，Overlap 为 0%，FOV 为 53cm，Matrix Size 为 192×192，Scan Time 为 15min，PET 采集时间可以根据心脏的 MR 扫描时间适当调整。

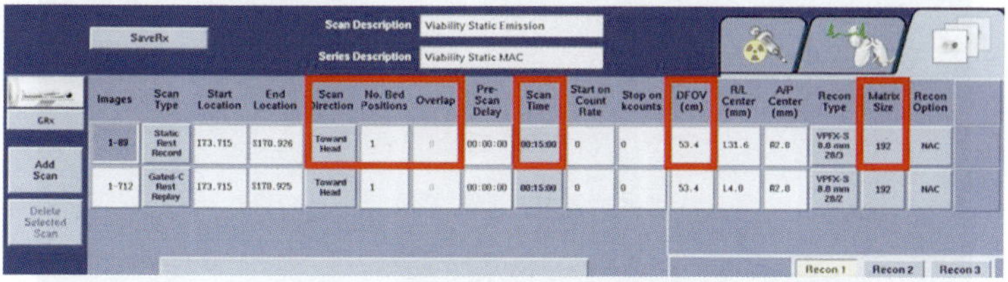


图 1-2-5-6　PET 扫描参数，红框依次为 Scan Direction、NO. Bed Positions、Overlap、Scan Time、FOV、Matrix Size 按钮

（4）PET 扫描定位：PET 心脏扫描为 1 个床位，扫描界面双击“PET Task”，用三维平面定位像的冠状位和矢状位定位 PET 图像，定位中心为心脏的解剖中心，覆盖全部心脏结构（图 1-2-5-7）。拖动定位线调整 PET 检查床位上下范围，按 Shift 键调整 PET 检查左右范围。

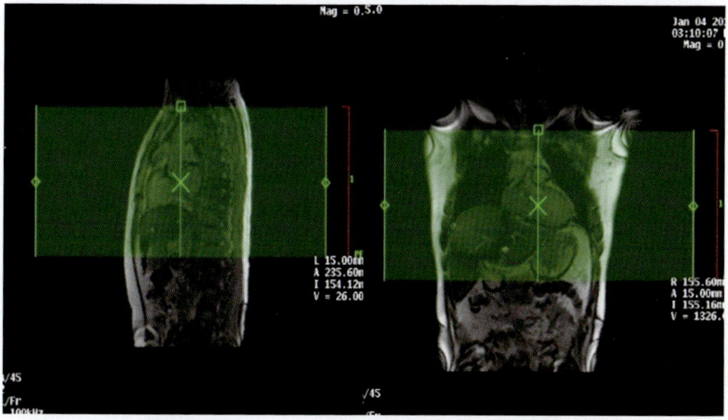

图 1-2-5-7　心脏扫描 PET 检查床位

（5）PET 解剖部位区域定义：“PET Graphic Rx”工具栏，单击定义解剖部位区域，用于 MRAC 扫描对 PET 图像的

衰减校正。胸部上界置于肺尖，下界置于肋膈角（图 1-2-5-8）。

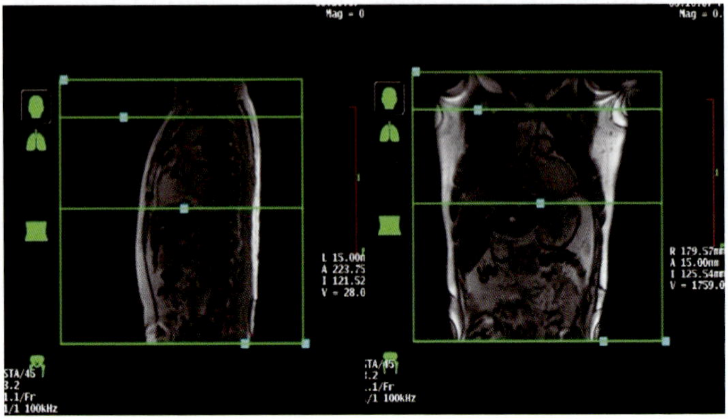

图 1-2-5-8 心脏扫描定义心脏解剖部位区

（6）选择 PET 重建类型：PET 扫描参数区单击“Recon Type”选择重建类型为 VUE Point FX，Sharp IR，Iterations 为 3，Subsets 选择 28，Filter Cutoff 为 8mm，Z-Axis Fliter 选择 Standard（图 1-2-5-9）。扫描参数区单击重建按钮，NAC 栏选择衰减校正方式（图 1-2-5-10），Recon 1 选择 None，Recon 2 选择 Measured，使用 $^{18}$F-FDG 时应用 Truncation Completion，非 $^{18}$F-FDG 关闭，否则影响 SUV 值的测量。

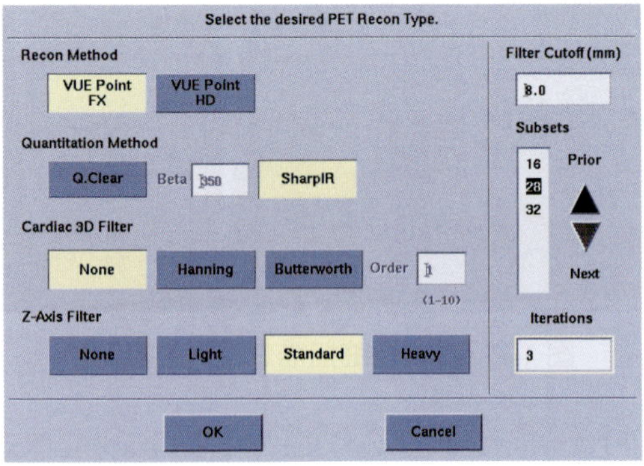


图 1-2-5-9 PET 重建类型

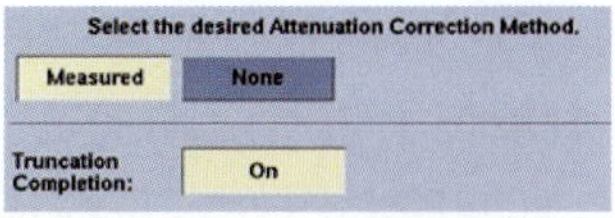


图 1-2-5-10 PET 衰减校正方式

5. MR 扫描 因为 MR 扫描定位中心和 PET 扫描定位中心同步，所以当 PET 扫描中心确定后，MR 扫描中心无法上下移动，只能左右或前后移动，若该扫描定位中心对于 MR 扫描定位不理想，则需要重新调整 PET 扫描定位中心。MR 心脏扫描以真两腔心（即双斜两腔心）、真四腔心（即双斜四腔心）、三腔心和左室短轴为主。扫描序列包括亮血电影、双翻转黑血和脂肪抑制双翻转黑血序列，根据需要可以进行心肌灌注和心肌延迟扫描（表 1-2-5-1）。

（1）MRAC 扫描：扫描用于 PET 图像衰减校正的 MR 图像，MRAC 序列参数固定，由相应的 PET 床位决定扫描位置和范围。

（2）真四腔心定位：MR 基础定位扫描的假两腔心、左室短轴图像进行真四腔心定位。选择 FIESTA Cine 4 Ch 序列，在假两腔心图像定位线通过心尖和二尖瓣中点；在左室短轴位图像定位线垂直于室间隔；扫描时要求呼气末屏气、更新平均心率、添加局部匀场（图 1-2-5-11）。

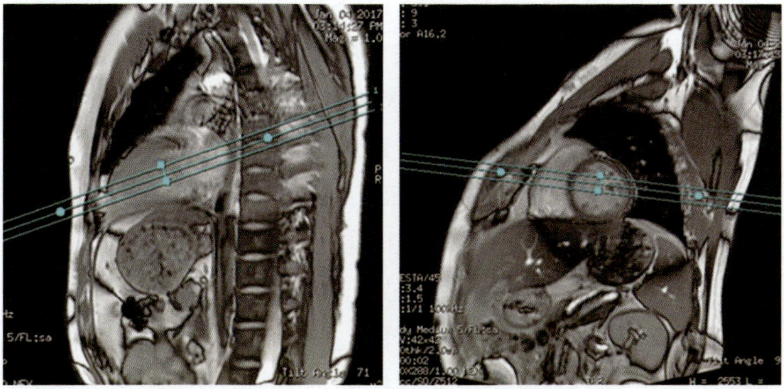

A B

图 1-2-5-11 真四腔心定位

A. 假两腔心上进行定位；B. 左室短轴位上进行定位

（3）真两腔心定位：在真四腔心和心脏 MR 基础扫描左室短轴位上进行真两腔心定位。选择 FIESTA Cine 2Ch 序列，真四腔心图像定位线通过心尖和二尖瓣中点；左室短轴位图像定位线平行于室间隔；扫描时要求呼气末屏气、更新平均心率、添加局部匀场（图 1-2-5-12）。

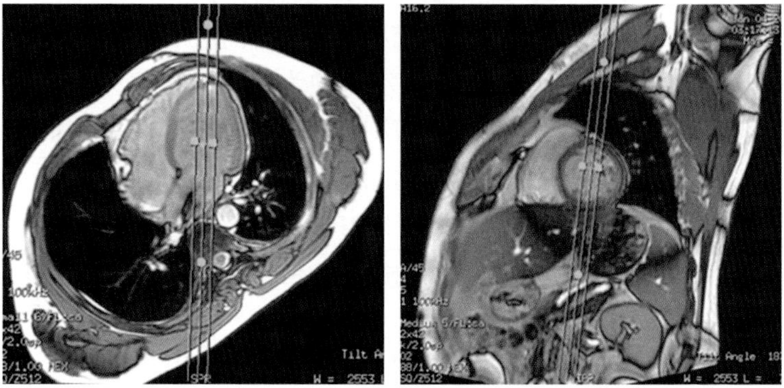

A B

图 1-2-5-12 真两腔心

A. 真四腔心图像上进行定位；B. 左室短轴上进行定位

（4）左室短轴位定位：在心脏真四腔心和真两腔心图像行左室短轴位图像定位，选择 FIESTA Cine Short 序列，扫描范围以左室为中心，覆盖心尖至心底，定位线垂直于二尖瓣中点和心尖连线。扫描时要求呼气末屏气、更新平均心率、添加局部匀场（图 1-2-5-13）。Double IR T2 FSE、Double IR T2 FSE fs 序列的定位复制 FIESTA Cine Short 参数。

（5）三腔心（左室流入流出道）定位：在心脏左室短轴位和真两腔心图像行心脏三腔心定位。选择 FIESTA Cine 3 Ch 序列，心脏左室短轴位图像选择升主动脉层面作为定位像，定位线通过左室二尖瓣和主动脉根部，扫描范围以左室为中心；真两腔心上，定位线通过心尖和二尖瓣中点连线，扫描时要求呼气末屏气、更新平均心率、添加局部匀场（图 1-2-5-14）。

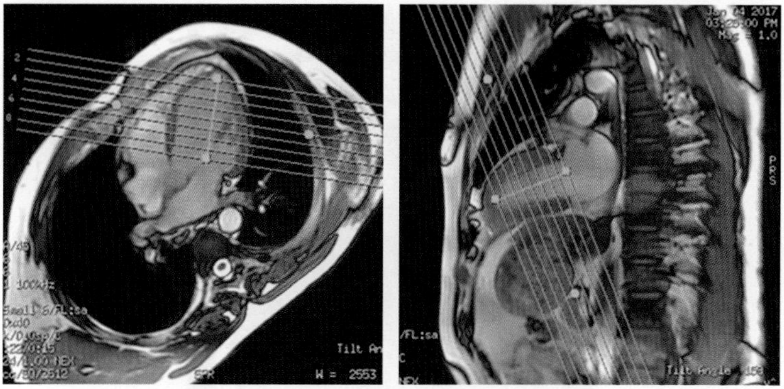

A　　　　　　　　　　　　　　B

图 1-2-5-13　左室短轴位定位

A. 真四腔心图像上进行定位；B. 真两腔心图像上进行定位

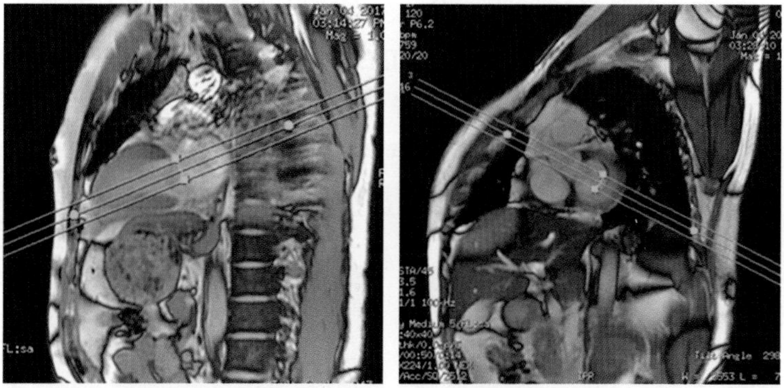

A　　　　　　　　　　　　　　B

图 1-2-5-14　三腔心定位

A. 真两腔心图像上进行定位；B. 左室短轴上进行定位

（6）心肌灌注扫描定位：在真两腔心图像定位，选择 FGRE Time Course 序列，复制心脏短轴定位线，定位线层数设置为最大扫描层数，扫描范围覆盖整个左心室（图 1-2-5-15）；扫描时相为 35 期，约 1min；扫描时需受检者全程屏气，如无法屏气，则尽量减少呼吸幅度。静脉注射 Gd-DTPA15mL（0.1mmol/kg），注射速度 >3mL/s，再注射等量生理盐水，然后进行扫描。

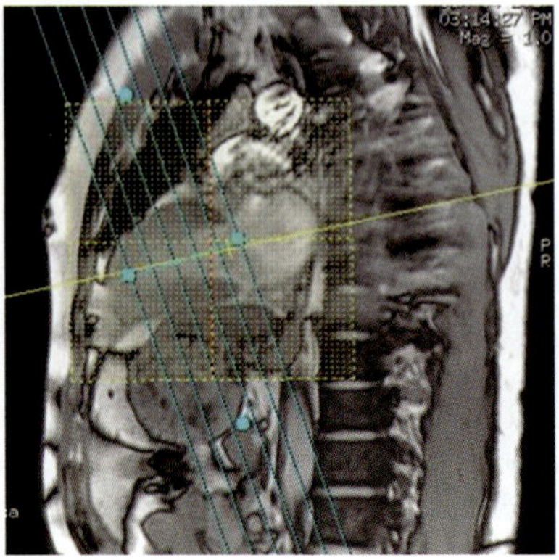

图 1-2-5-15 心肌灌注定位方法及图像

（7）心肌延迟增强定位：在真四腔心和真两腔心图像进行定位，选择 Short Axis 2D MDE 序列，复制心肌灌注扫描的定位线（图 1-2-5-16）。一次屏气扫描一层，所以没有扫描层数的限制。心肌灌注扫描结束后，静脉注射 Gd-DTPA 15mL（0.5mL/s），然后注射等量生理盐水，注射后 10min 开始扫描。

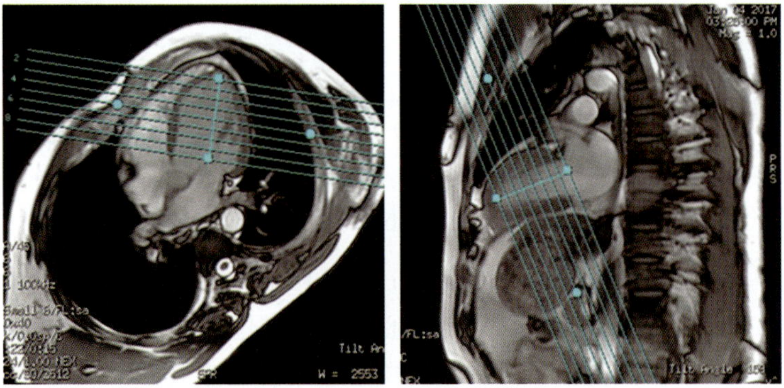

A　　B

图 1-2-5-16 心肌延迟增强定位方法及图像

A．真四腔心定位左室短轴位；B．真两腔心定位左室短轴位

（杨宏伟　卢　洁）

# 第六节　一体化 Signa PET/MR 乳腺扫描

## 一、一体化 Signa PET/MR 乳腺扫描受检者摆位

1. 乳腺扫描前需佩带耳塞，以降低检查噪声。

2. 受检者俯卧，双手上举，乳腺自然下垂。

3. 采用乳腺专用线圈，双侧乳腺置于线圈内，上胸部贴紧线圈（图 1-2-6-1）。以乳头为定位中心，进床至扫描位。

4. 检查前受检者手握报警球，检查过程中如有不适手捏报警球通知扫描人员。

5. 如需增强，提前开通静脉通路并连接高压注射器。

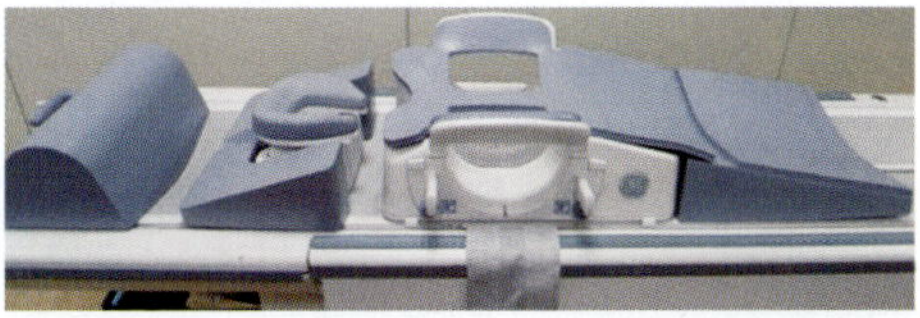

图 1-2-6-1　一体化 Signa PET/MR 乳腺线圈

## 二、一体化 Signa PET/MR 乳腺扫描序列

PET/MR 乳腺扫描时间约为 20min。乳腺局部增强薄层高分辨扫描多采用动态增强，一般 6～10 期，常规选择 7 期，每期扫描 1～1.5min。具体扫描序列及其参数见表 1-2-6-1。

## 三、一体化 Signa PET/MR 乳腺扫描流程

1. 受检者信息录入　同第一篇第二章第一节“一体化 Signa PET/MR 全身扫描”。

2. 三维平面定位像扫描　在受检者登记界面选择检查协议，单击“Show All Protocols”进入序列选择界面，选择

表 1-2-6-1 一体化 Signa PET/MR 乳腺扫描序列

| PET 时间 | MR 序列 | TE/ms | TR/ms | 层厚 /mm | 层间距 /mm | FOV/cm | 矩阵 | 注释 |
|---|---|---|---|---|---|---|---|---|
| | 3-pl Loc | 80 | 880 | 7 | 0 | 42×42 | 256×160 | 三维平面定位 |
| 20min | MRAC | 1.7 | 4 | 5.2 | −2.6 | 50×38 | 256×128 | 基于 MR 图像的衰减校准 |
| | Ax T2 fs FSE | 102 | 5 048 | 4 | 1 | 32×32 | 384×256 | 横轴位脂肪抑制 T2WI |
| | Ax T1 FSE | Min Full | 420 | 4 | 1 | 32×32 | 320×256 | 横轴位 T1WI |
| | Ax STIR-DWI B=800 | Minimum | 5 900 | 4 | 1 | 32×32 | 128×130 | 横轴位脂肪抑制扩散加权成像 |
| | L-OSag fs T2 FSE | 85 | 3 122 | 4 | 1 | 20×20 | 288×224 | 左侧乳腺矢状位脂肪抑制 T2WI |
| | R-OSag fs T2 FSE | 85 | 3 122 | 4 | 1 | 20×20 | 288×224 | 右侧乳腺矢状位脂肪抑制 T2WI |
| | Ax VIBRANT Mask | Minimum | 6.9 | 1.4 | 0 | 36×36 | 320×320 | 横轴位 VIBRANT（蒙片） |
| | Ax VIBRANT+C（7Phase） | Minimum | 6.9 | 1.4 | 0 | 36×36 | 320×320 | 横轴位 VIBRANT（增强 7 期） |

注：Ax：横轴位；OSag：斜矢状位

“Chest”界面，根据需要选择扫描序列，单击“Accept”，之后单击“Start Scan”进入扫描界面，单击“Scan”扫描定位像。

3. PET 成像

（1）选择 PET 扫描类型：PET 扫描参数区单击“Scan Type”选择 PET 扫描类型（图 1-2-6-2）。“VPFX Mode”选择“On”，“VIP Mode”选择“Record”，“Scan Type”选择“Static”。

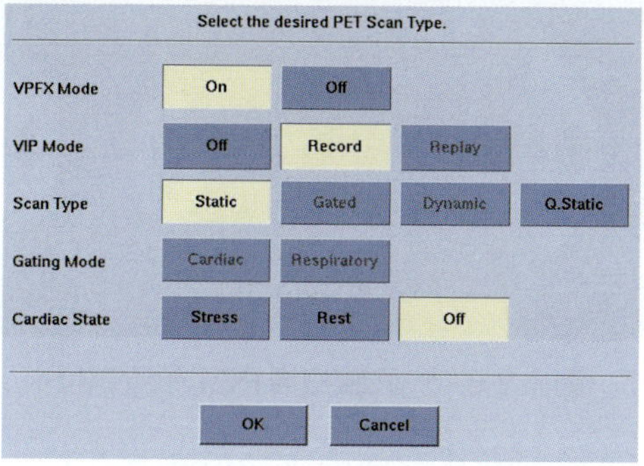


图 1-2-6-2　PET 扫描类型

（2）录入 PET 定量信息：同第二章第一节“一体化 Signa PET/MR 全身扫描”。

（3）确定 PET 扫描参数：单击按钮，PET 扫描参数区界面（图 1-2-6-3）设置乳腺扫描参数。包括：Scan Direction 选择 Toward Feet，NO.Bed Positions 为 1，Overlap 为 0%，FOV 为 40cm，Matrix Size 为 192×192，Scan Time 为 20min，

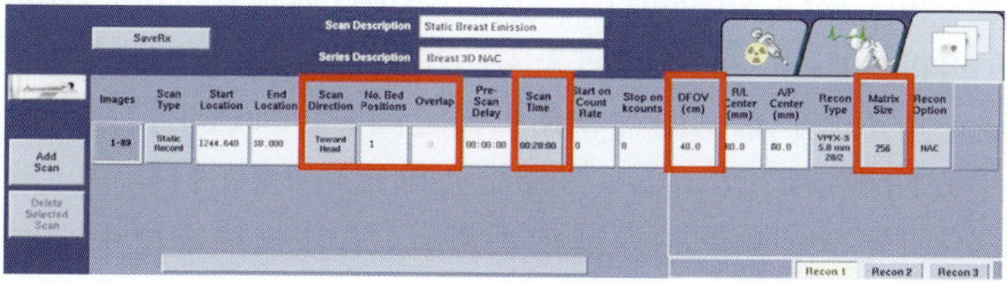


图 1-2-6-3　PET 扫描参数，红框分别为 Scan Direction、NO.Bed Positions、Overlap、Scan Time、FOV、Matrix Size

PET 采集时间可以根据乳腺的 MR 扫描时间适当调整。

（4）PET 扫描定位：PET 乳腺扫描为 1 个床位，扫描界面双击“PET Task”，用三维平面定位像的冠状位和矢状位进行 PET 扫描定位，定位中心为双侧乳腺连线的中心，覆盖双侧乳腺组织（图 1-2-6-4）。

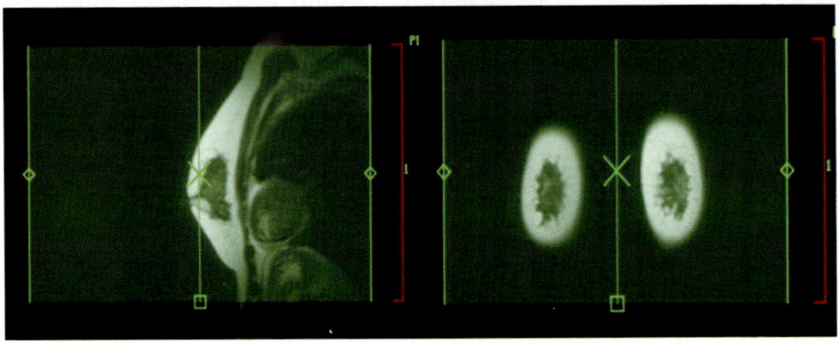

图 1-2-6-4 乳腺扫描 PET 检查床位

（5）PET 解剖部位区域定义：“PET Graphic Rx”工具栏单击定义解剖部位区域，用于 MRAC 扫描对 PET 图像的衰减校正。扫描上界线置于肺尖，下界置于肋膈角。

（6）选择 PET 重建类型：PET 扫描参数区单击“Recon Type”选择重建类型为 VUE Point FX，Sharp IR，Iterations 为 2，Subsets 选择 28，Filter Cutoff 为 5mm，Z-Axis Fliter 选择 Standard（图 1-2-6-5）。扫描参数区单击重建按钮，NAC 栏选择衰减校正方式（图 1-2-6-6），Recon 1 选择 None，Recon 2 选择 Measured，使用 $^{18}$F-FDG 时应用 Truncation Completion，非 $^{18}$F-FDG 时关闭，否则影响 SUV 值的测量。

4. MR 扫描　因为 MR 扫描定位中心和 PET 扫描定位中心同步，所以当 PET 扫描中心确定后，MR 扫描中心无法上下移动，只能左右或前后移动，若该扫描定位中心对于 MR 扫描定位不理想，则需要重新调整 PET 扫描定位中心。MR 乳腺扫描以横轴位、矢状位为主，序列包括横轴位

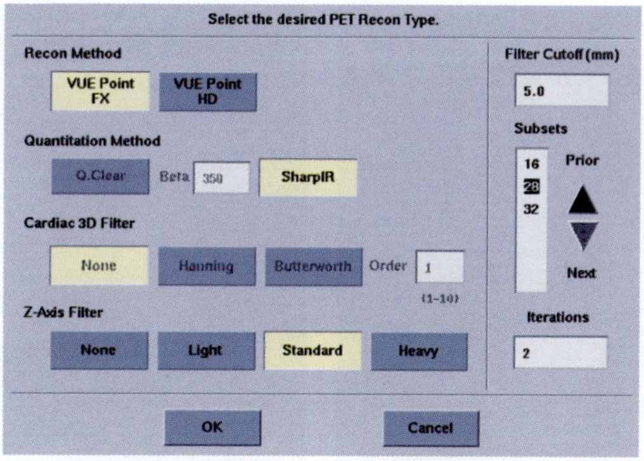


图 1-2-6-5 PET 重建类型

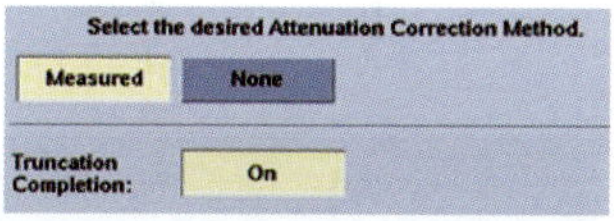


图 1-2-6-6 PET 衰减校正方式

T1WI、T2WI、DWI 和矢状位 T2WI，T2WI 需施加脂肪抑制。为减少呼吸运动伪影，Ax T2 fs FSE 和 Ax T1 FSE 序列频率编码方向设置为前后；施加 NPW 技术可以防止出现卷褶伪影，添加上下饱和带可减轻心脏搏动伪影；Ax STIR-DWI B=800 序列受磁场均匀性影响大，因此双侧乳腺应分别添加局部匀场，频率编码方向为左右。

（1）MRAC 扫描：扫描用于 PET 图像衰减校正的 MR 图像，MRAC 序列参数固定，由相应的 PET 床位决定扫描位置和范围。

（2）横轴位 MR 扫描定位：冠状位和矢状位定位像行乳腺横轴位定位。矢状位定位像 FOV 中心位于乳腺前后径的中心，并尽量包括腋下，以观察淋巴结（图 1-2-6-7）。

（3）单侧乳腺矢状位 MR 扫描定位：在冠状位和横轴位定位像行定位（图 1-2-6-8）。矢状位定位像调整 FOV 中心，定位线与乳腺长轴平行或与胸壁垂直，局部匀场范围与乳房大小一致，单侧乳腺扫描时注意更改线圈配置模式，选择同侧的乳腺线圈模式。

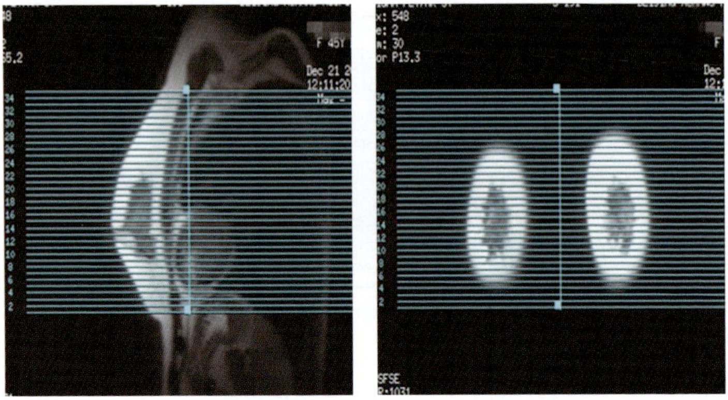

A B

图 1-2-6-7 乳腺 MR 横轴位定位

A. 矢状位上进行定位；B. 冠状位上进行定位

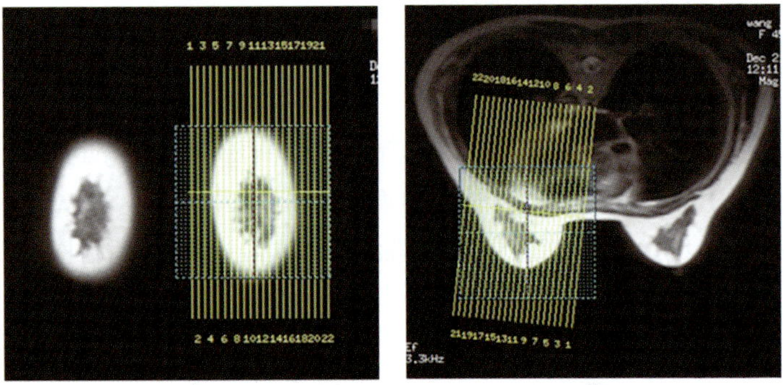

A B

图 1-2-6-8 乳腺 MR 矢状位定位

A. 冠状位上进行定位；B. 横轴位上进行定位

（4）动态增强扫描定位：冠状位和矢状位定位像行定位（图 1-2-6-9）。矢状位定位像 FOV 中心位于乳腺前后径的中心，并尽量包括腋下，双侧乳腺分别添加局部匀场。选择 SPECIAL 脂肪抑制技术提高脂肪抑制均匀性，为减少呼吸运动伪影，频率编码方向为左右。乳腺动态增强扫描前应先扫描蒙片 Ax VIBRANT Mask，然后以 2.5mL/s 的速率静脉注射 Gd-DTPA（0.1mmol/kg），注射 30s 后开始扫描，一般 6～10 期。

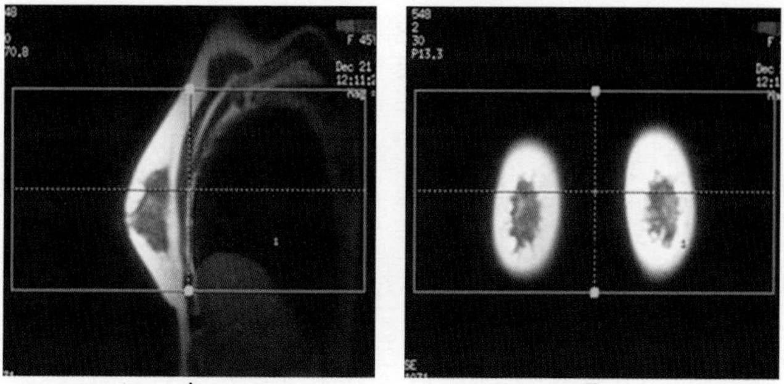


图 1-2-6-9　乳腺动态增强定位

A. 矢状位上进行定位；B. 冠状位上进行定位

（杨宏伟　卢　洁）

## 第七节　一体化 Signa PET/MR 腹部扫描

### 一、一体化 Signa PET/MR 腹部扫描受检者摆位

1. 腹部扫描前需佩带耳塞，以降低检查噪声。

2. 受检者仰卧，头先进，身体左右居中，双手上举，两臂交叉抱头。

3. 使用 UAA 线圈，线圈中心对准剑突，定位中心位于线圈中心。连接呼吸门控，固定于腹部呼吸最明显处，训练受检者规律呼吸及呼气末屏气。

4. 检查前受检者手握报警球，检查过程中如有不适手捏报警球通知扫描人员。

5. 如需增强，提前开通静脉通路并连接高压注射器。

### 二、一体化 Signa PET/MR 腹部扫描序列

PET/MR 腹部扫描时间约为 20min，实际扫描时间与选择 MR 序列、受检者呼吸状态等因素有关，扫描时应注意与受检者呼吸配合。具体扫描序列及其参数见表 1-2-7-1。

表 1-2-7-1 一体化 Signa PET/MR 腹部扫描序列

| PET 时间 | MR 序列 | TE/ms | TR/ms | 层厚 /mm | 层间距 /mm | FOV/cm | 矩阵 | 注释 |
|---|---|---|---|---|---|---|---|---|
| 20min | 3-pl Loc | 68 | 850 | 8 | 0 | 48×48 | 384×160 | 三维平面定位 |
| | MRAC | 1.7 | 4 | 5.2 | −2.6 | 50×38 | 256×128 | 基于 MR 图像的衰减校准 |
| | BH Cor T2 SSFSE ARC | 68 | Minimum | 4 | 1 | 38×38 | 288×288 | 冠状位 T2WI |
| | Rtr Ax fs T2 PROPELLER | 69 | 6 667 | 6 | 2 | 36×36 | 320×320 | 横轴位脂肪抑制 T2 PROPELLER |
| | Rtr Ax DWI B=800 | Minimum | Auto | 6 | 2 | 36×36 | 128×128 | 横轴位扩散加权成像 |
| | BH Ax LAVA-Flex | Min Full | 5 | 4.8 | 0 | 40×32 | 256×180 | 横轴位 LAVA-Flex 蒙片 |
| | Ax LAVA-Flex+C（2phase） | Min Full | 5 | 4.8 | 0 | 40×32 | 256×180 | 横轴位 LAVA-Flex 增强（2 期） |
| | Cor LAVA-Flex+C | Min Full | 4.7 | 4 | 0 | 40×36 | 256×192 | 冠状位 LAVA-Flex 增强 |
| | Ax LAVA-Flex+C（2phase） | Min Full | 5 | 4.8 | 0 | 40×32 | 256×180 | 横轴位 LAVA-Flex 增强（2 期） |

注：Ax：横轴位；Cor：冠状位；Rtr：呼吸采集；BH：呼气末采集

## 三、一体化 Signa PET/MR 腹部扫描流程（以肝脏扫描为例）

1．受检者信息录入　同第一篇第二章第一节“一体化 Signa PET/MR 全身扫描”。

2．三维平面定位像扫描　在受检者登记界面选择检查协议，单击“Show All Protocols”进入序列选择界面，选择“Abdomen”界面，根据需要选择扫描序列，单击“Accept”，之后单击“Start Scan”进入扫描界面，单击“Scan”扫描定位像。

3．PET 成像

（1）选择 PET 扫描类型：PET 扫描参数区单击“Scan Type”选择 PET 扫描类型（图 1-2-7-1）。“VPFX Mode”选择“On”，“VIP Mode”选择“Record”，“Scan Type”选择“Q.Static”。

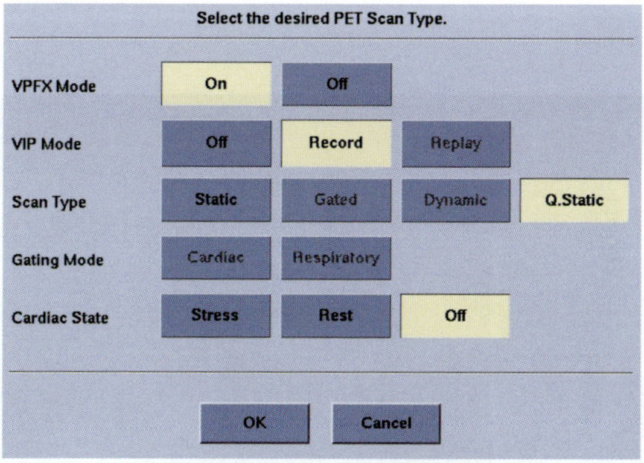


图 1-2-7-1　PET 扫描类型

（2）录入 PET 定量信息：同第二章第一节“一体化 Signa PET/MR 全身扫描”。

（3）确定 PET 扫描参数：单击按钮，PET 扫描参数界面（图 1-2-7-2）设置腹部扫描参数。包括：Scan Direction 选择 Toward Feet，NO. Bed Positions 为 1，Overlap 为 0%，FOV

为 50cm，Matrix Size 为 192×192，Scan Time 为 20min，PET 采集时间可以根据腹部的 MR 扫描时间适当调整。

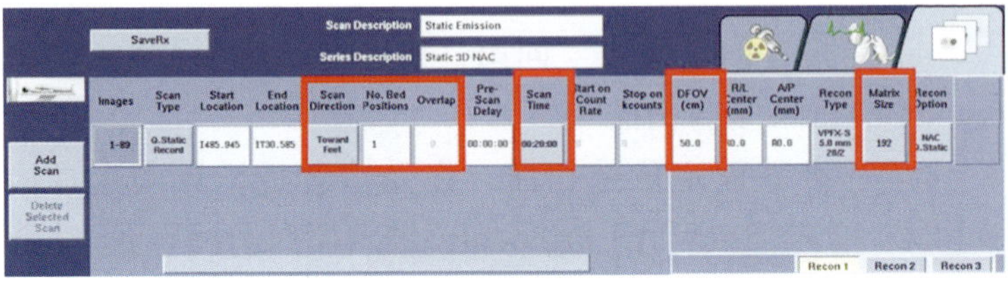


图 1-2-7-2　PET 扫描参数，红框依次为 Scan Direction、NO. Bed Positions、Overlap、Scan Time、FOV、Matrix Size 按钮

（4）PET 扫描定位：PET 腹部扫描为 1 个床位，在扫描界面双击“PET Task”，用三维平面定位像的冠状位和矢状位定位 PET 图像，定位中心为肝脏中心，覆盖全部肝脏（图 1-2-7-3）。拖动定位线调整 PET 检查上下范围，按 Shift 键调整 PET 检查左右范围。

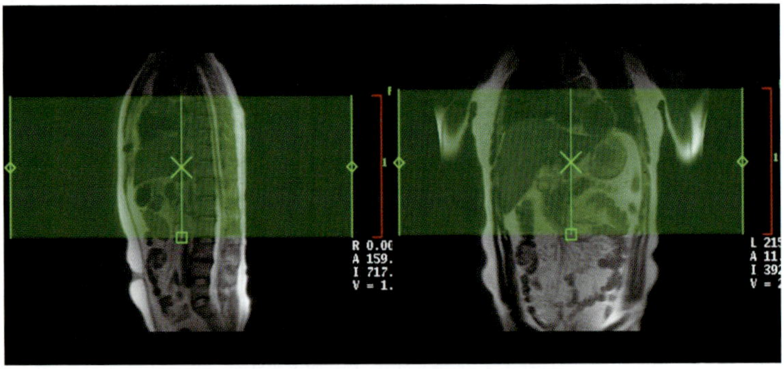

图 1-2-7-3　肝脏扫描 PET 检查床位

（5）PET 解剖部位区域定义：“PET Graphic Rx”工具栏单击定义解剖部位区域，用于 MRAC 扫描对 PET 图像的衰减校正。扫描上界置于肋膈角，下界置于髂前上棘（图 1-2-7-4）。

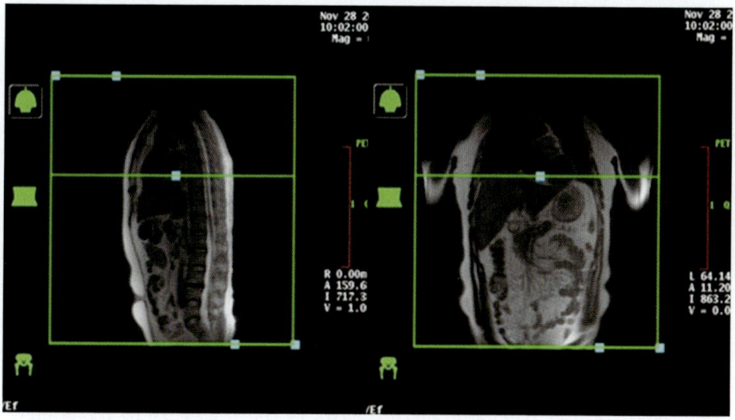


图 1-2-7-4　肝脏扫描定义解剖区域

（6）选择 PET 重建类型：PET 扫描参数区单击“Recon Type”选择重建类型为 VUE Point FX，Sharp IR，Iterations 为 2，Subsets 为 28，Filter Cutoff 为 5mm，Z-Axis Fliter 选择 Standard（图 1-2-7-5）。扫描参数区单击重建按钮，NAC 栏选择衰减校正方式（图 1-2-7-6），Recon 1 选择 None，Recon 2 选择 Measured，使用 $^{18}$F-FDG 时应用 Truncation Completion，非 $^{18}$F-FDG 时关闭，否则影响 SUV 值的测量。

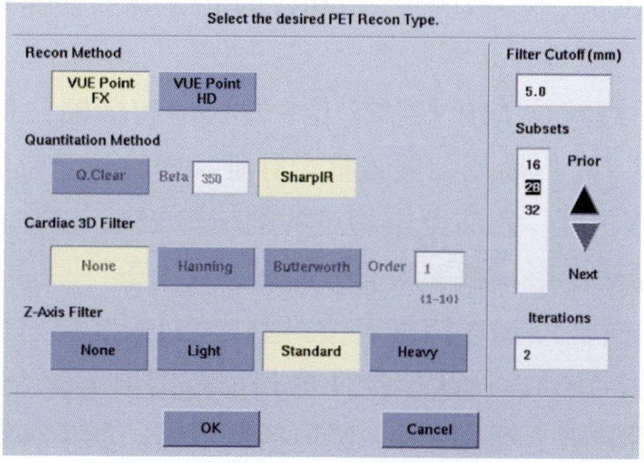


图 1-2-7-5　PET 重建类型

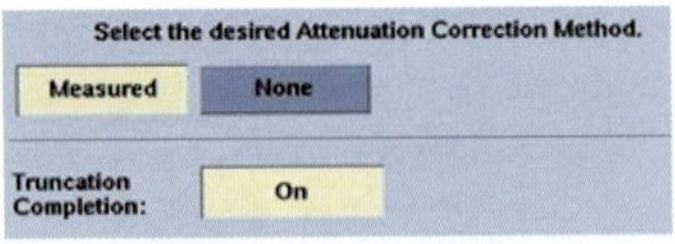


图 1-2-7-6 PET 衰减校正方式

4. MR 扫描 因为 MR 扫描定位中心和 PET 扫描定位中心同步，所以当 PET 扫描中心确定后，MR 扫描中心无法上下移动，只能左右或前后移动，若该扫描定位中心对于 MR 扫描定位不理想，则需要重新调整 PET 扫描定位中心。MR 腹部扫描以横轴位、冠状位为主，序列包括横轴位 T2WI、DWI、LAVA-Flex 和冠状位 T2WI、LAVA-Flex。BH Cor T2 SSFSE ARC 序列扫描速度快，伪影少，分两次进行呼气末屏气扫描，如果不能屏气也可用呼吸触发技术扫描。RTr Ax fs T2 Propeller 及 RTr Ax DWI b=800 序列需更新呼吸频率，使用呼吸触发技术扫描。DWI 序列受腹部磁敏感伪影的影响比较大，添加与扫描范围一致的局部匀场。DWI 序列可使用多 b 值扫描，进行指数分析，得到更多定量指标，对于肿瘤的早期检出及病变的诊断有重要价值。

（1）MRAC 扫描：扫描用于 PET 图像衰减校正的 MR 图像，MRAC 序列参数固定，由相应的 PET 床位决定扫描位置和范围。

（2）冠状位 MR 扫描定位：矢状位和横轴位像行定位（图 1-2-7-7），扫描范围覆盖整个肝脏。横轴位定位像上肝脏置于 FOV 中心，左右范围超过解剖结构 25%，以防止图像出现左右卷褶伪影。频率编码方向设置为上下。

（3）横轴位 MR 扫描定位：冠状位及矢状位定位像行定位（图 1-2-7-8）。冠状位定位像扫描范围覆盖整个肝脏，第一层包括肝脏上缘，最后一层包括肝下极。如果怀疑胰腺占位，可扩大 FOV，覆盖胰腺。

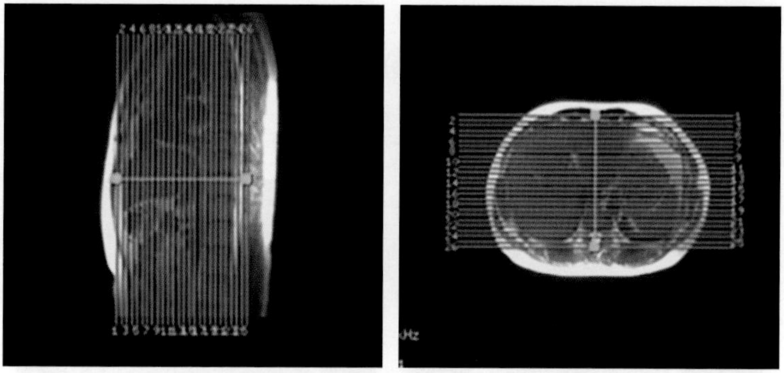

A　　　　B

图 1-2-7-7　肝脏 MR 冠状位

A. 矢状位上进行定位；B. 横轴位上进行定位

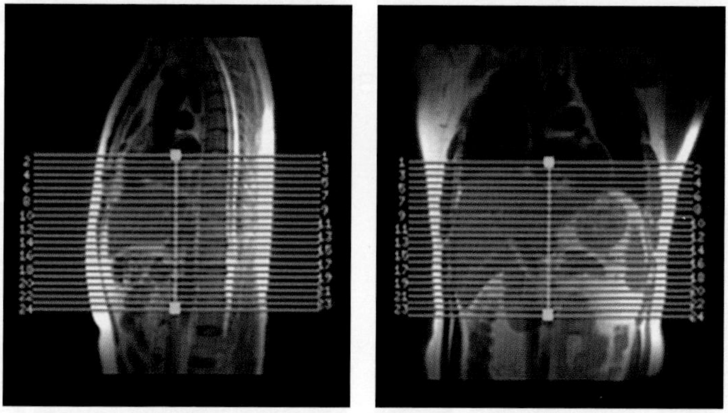

A　　　　B

图 1-2-7-8　肝脏 MR 横轴位

A. 矢状位上进行定位；B. 冠状位上进行定位

（4）动态增强扫描：先扫描 LAVA 蒙片，明确扫描范围充足后再行增强扫描。增强 LAVA 与蒙片定位一致（图 1-2-7-9）。BH Ax LAVA-Flex+C 为四期动态扫描，静脉注射对比剂 Gd-DTPA（0.1mmol/kg），注射速率为 2.5mL/s。注射后 15～20s 行呼气末屏气动脉期扫描，然后喘两次气再行呼气末屏气扫描门静脉期；然后扫描呼气末屏气冠状位（图 1-2-7-10）；注射对比剂后 150s 和 300s 分别扫描横轴位的平衡期和延迟期。

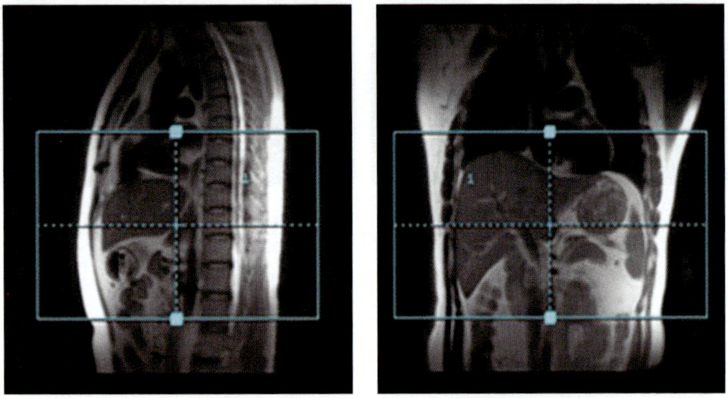

A B

图 1-2-7-9 肝脏增强 BH Ax LAVA-Flex 定位

A. 矢状位上进行定位；B. 冠状位上进行定位

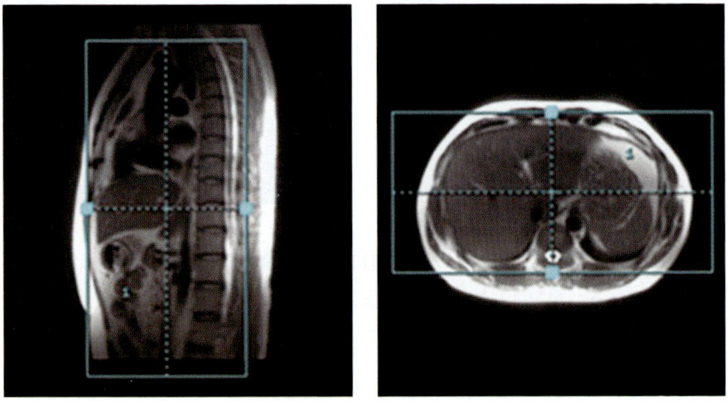

A B

图 1-2-7-10 肝脏增强 BH Cor LAVA-Flex 定位

A. 矢状位上进行定位；B. 横轴位上进行定位

（张 越 胡 硕）

# 第八节　一体化 Signa PET/MR 盆腔扫描

## 一、一体化 Signa PET/MR 盆腔扫描受检者摆位

1. 盆腔扫描前需佩带耳塞，以降低检查噪声。

2. 受检者仰卧，脚先进，身体左右居中，双手合抱置于前胸壁。

3. 使用 UAA 线圈，线圈中心对准耻骨联合，定位中心位于线圈中心。

4. 检查前受检者手握报警球，检查过程中如有不适手捏报警球通知扫描人员。

5. 女性受检者盆腔内若有金属节育环，检查前应取出。

6. 如需增强，提前开通静脉通路并连接高压注射器。

## 二、一体化 Signa PET/MR 盆腔扫描序列

PET/MR 盆腔扫描时间约为 20min，因女性与男性盆腔结构不同，其扫描参数稍有差异，具体扫描序列及其参数见表 1-2-8-1 和表 1-2-8-2。

## 三、一体化 Signa PET/MR 盆腔扫描流程

1. 受检者信息录入　同第一篇第二章第一节“一体化 Signa PET/MR 全身扫描”。

2. 三维平面定位像扫描　在受检者登记界面选择扫描协议，单击“Show All Protocols”进入序列选择界面，选择“Pelvis”界面，根据需要选择扫描序列，单击“Accept”，之后单击“Start Scan”进入扫描界面，单击“Scan”扫描定位像。

3. PET 成像

（1）选择 PET 扫描类型：PET 扫描参数区单击“Scan

表 1-2-8-1 一体化 Signa PET/MR 女性盆腔扫描序列

| PET 时间 | MR 序列 | TE/ms | TR/ms | 层厚 / mm | 层间距 / mm | FOV/ cm | 矩阵 | 注释 |
|---|---|---|---|---|---|---|---|---|
| | 3-pl Loc | 68 | 1 100 | 8 | 0 | 42×42 | 384×160 | 三维平面定位 |
| 20min | MRAC | 1.7 | 4 | 5.2 | −2.6 | 50×38 | 256×128 | 基于 MR 图像的衰减校准 |
| | Ax T2 fs FSE | 85 | 5 000 | 5 | 1 | 28×28 | 288×224 | 横轴位脂肪抑制 T2WI |
| | Ax T1 FSE | Min Full | 440 | 5 | 1 | 28×28 | 288×224 | 横轴位 T1WI |
| | Ax DWI b=800 | Minimum | 4 600 | 5 | 1 | 28×28 | 128×128 | 横轴位扩散加权成像 |
| | Sag T2 fs FSE | 85 | 5 000 | 5 | 1 | 28×28 | 288×224 | 矢状位脂肪抑制 T2WI |
| | Cor T2 fs FSE | 85 | 5 000 | 4 | 1 | 30×30 | 320×224 | 冠状位脂肪抑制 T2WI |
| | OSag T2 FS FSE | 102 | 3 596 | 5 | 1.2 | 26×26 | 288×256 | 斜矢状位脂肪抑制快速自旋回波 T2WI |
| | OSag T1 FSE | Min Full | 711 | 5 | 1.2 | 26×26 | 320×256 | 斜矢状位快速自旋回波 T1WI |
| | OAx T1 FS FSE | Min Full | 578 | 5 | 1.2 | 26×26 | 320×256 | 斜横轴位脂肪抑制快速自旋回波 T1WI |
| | OAx T2 PROPELLER | 77.4 | 3 667 | 5 | 1.2 | 26×26 | 320×320 | 斜横轴位螺旋桨 T2WI |
| | OAx T2 FS PROPELLER | 77.4 | 4 102 | 5 | 1.2 | 26×26 | 320×320 | 斜横轴位脂肪抑制螺旋桨 T2WI |
| | OCor T2FSE | 102 | 2 860 | 5 | 1.2 | 26×26 | 320×256 | 斜冠状位快速自旋回波 T2WI |

注：Ax：横轴位；OAx：斜横轴位；Cor：冠状位；OCor：斜冠状位；Sag：矢状位；OSag：斜矢状位

表 1-2-8-2 一体化 Signa PET/MR 男性盆腔扫描序列

| PET 时间 | MR 序列 | TE/ms | TR/ms | 层厚 / mm | 层间距 /mm | FOV/ cm | TE/ms | 注释 |
|---|---|---|---|---|---|---|---|---|
| | 3-pl Loc | 68 | 1 100 | 8 | 0 | 42×42 | 384×160 | 三维平面定位 |
| 20min | MRAC | 1.7 | 4 | 5.2 | −2.6 | 50×38 | 256×128 | 基于 MR 图像的衰减校准 |
| | Ax T2 fs FSE | 102 | 5 200 | 4 | 1 | 24×24 | 320×224 | 横轴位脂肪抑制 T2WI |
| | Ax T1 FSE | Min Full | 404 | 4 | 1 | 24×24 | 320×224 | 横轴位 T1WI |
| | Ax DWI b=800 | Minimum | 5 000 | 4 | 1 | 28×28 | 128×128 | 横轴位扩散加权成像 |
| | Sag T2 fs FSE | 102 | 6 000 | 4 | 1 | 28×28 | 320×224 | 矢状位脂肪抑制 T2WI |
| | Cor T2 fs FSE | 102 | 6 300 | 4 | 1 | 28×28 | 320×224 | 冠状位脂肪抑制 T2WI |
| | OSag T2FSE | 85 | 2 920 | 3.5 | 0.4 | 30×30 | 288×256 | 斜矢状位快速自旋回波 T2WI |
| | OSag T1FSE | Min Full | 582 | 6.0 | 0.4 | 40×40 | 320×256 | 斜矢状位快速自旋回波 T1WI |
| | OCor T2FSE | 85 | 3 497 | 3.5 | 0.4 | 30×30 | 288×256 | 斜冠状位快速自旋回波 T2WI |
| | OAx fs DWI 1400 Shim | 90 | 3 500 | 5.0 | 0.5 | 32×32 | 128×128 | 斜轴位脂肪抑制弥散加权成像 b=1 400 校正 |
| | OAx T2 PROPELLER | 96.9 | 4 129 | 4.0 | 0.4 | 22×22 | 384×384 | 斜轴位螺旋桨 T2WI |
| | OAx T2 PROP FS | 96.9 | 4 525 | 4.0 | 0.4 | 22×22 | 384×384 | 斜轴位脂肪抑制螺旋桨 T2WI |
| | Sag T2 PROPELLER | 95.9 | 5 717 | 4.0 | 0.5 | 24×24 | 320×320 | 矢状位螺旋桨 T2WI |

注：Ax：横轴位；OAx：斜横轴位；Cor：冠状位；OCor：斜冠状位；Sag：矢状位；OSag：斜矢状位

Type”选择 PET 扫描类型（图 1-2-8-1）。“VPFX Mode”选择“On”。“VIP Mode”选择“Record”，“Scan Type”选择“Static”。

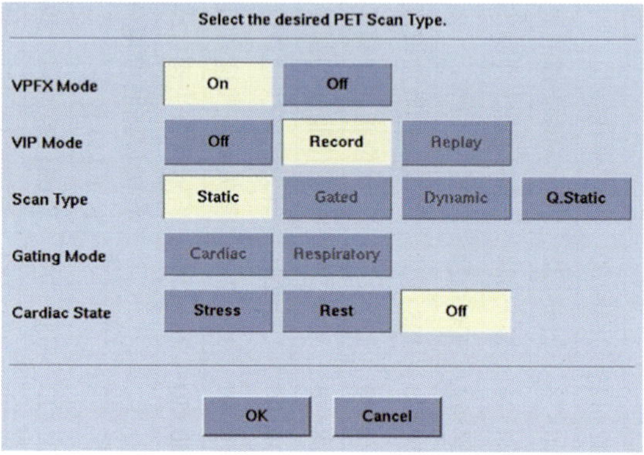


图 1-2-8-1　PET 扫描类型

（2）录入 PET 定量信息：同第二章第一节“一体化 Signa PET/MR 全身扫描”。

（3）确定 PET 扫描参数：单击按钮，PET 扫描参数界面（图 1-2-8-2）设置盆腔扫描参数。包括：Scan Direction 选择 Toward Feet，NO. Bed Positions 为 1，Overlap 为 0%，FOV 为 50cm，Matrix Size 为 256×256，Scan Time 为 20min，PET 采集时间可以根据盆腔的 MR 扫描时间适当调整。

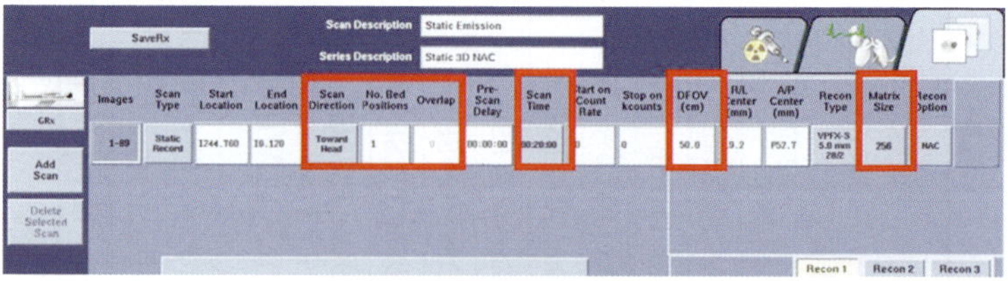


图 1-2-8-2　PET 扫描参数，红框依次为 Scan Direction、NO. Bed Positions、Overlap、Scan Time、FOV、Matrix Size

（4）PET 扫描定位：PET 盆腔扫描为 1 个床位，扫描界面双击“PET Task”，用三维平面定位像的冠状位和矢状位定位 PET 图像，根据受检者性别，定位中心为子宫或前列腺，扫描范围覆盖整个盆腔（图 1-2-8-3、图 1-2-8-4）。

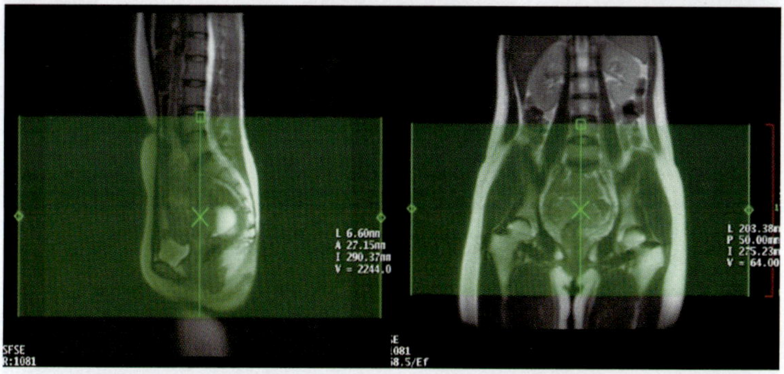


图 1-2-8-3　女性盆腔 PET 扫描检查床位

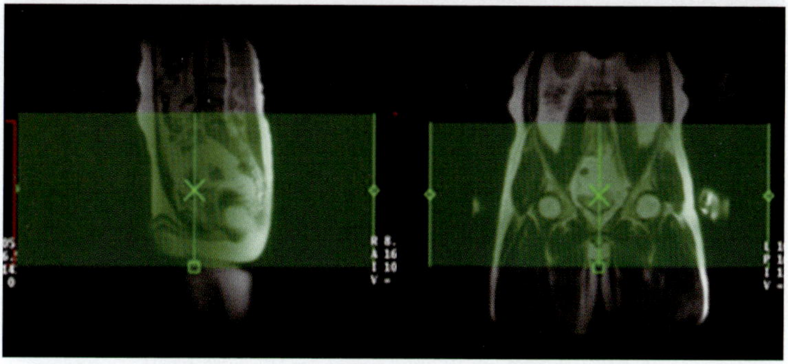

图 1-2-8-4　男性盆腔 PET 扫描检查床位

（5）PET 解剖部位区域定义：“PET Graphic Rx”工具栏单击定义解剖部位区域，用于 MRAC 扫描对 PET 图像的衰减校正。将扫描上界置于髂前上棘，下界置于耻骨联合下缘，需包括整个病变范围，如观察转移性病变需加大扫描范围（图 1-2-8-5、图 1-2-8-6）。

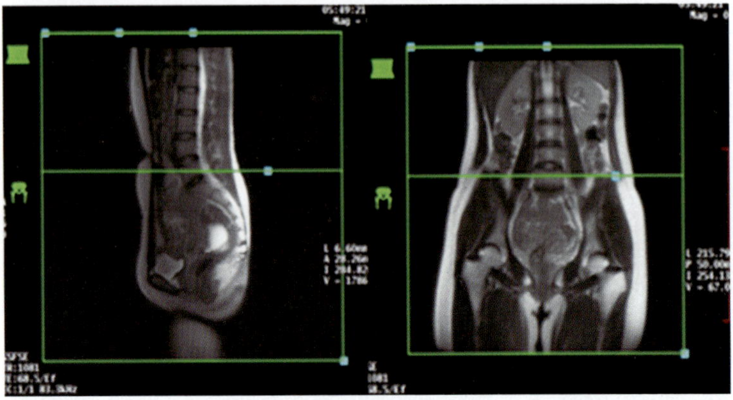

图 1-2-8-5 女性盆腔扫描定义解剖部位区

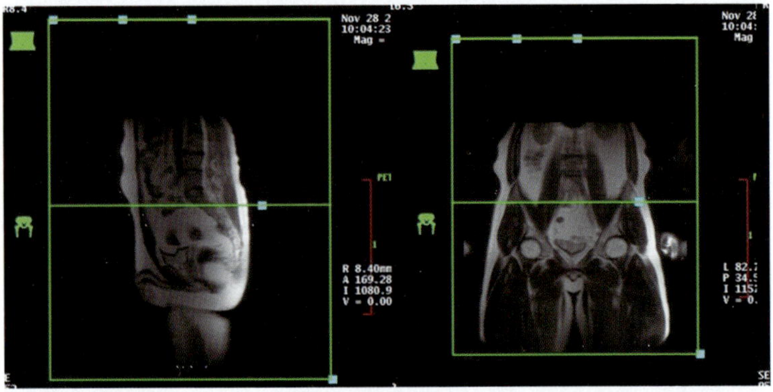


图 1-2-8-6 男性盆腔扫描定义解剖部位区

（6）选择 PET 重建类型：PET 扫描参数区单击“Recon Type”选择重建类型为 VUE Point FX，Sharp IR，Iterations 为 2，Subsets 为 28，Filter Cutoff 为 5mm，Z-Axis Fliter 选择 Standard（图 1-2-8-7）。扫描参数区单击重建按钮，NAC 栏选择衰减校正方式（图 1-2-8-8），Recon 1 选择 None，Recon 2 选择 Measured，使用 $^{18}$F-FDG 时应用 Truncation Completion，非 $^{18}$F-FDG 时关闭，否则影响 SUV 值的测量。

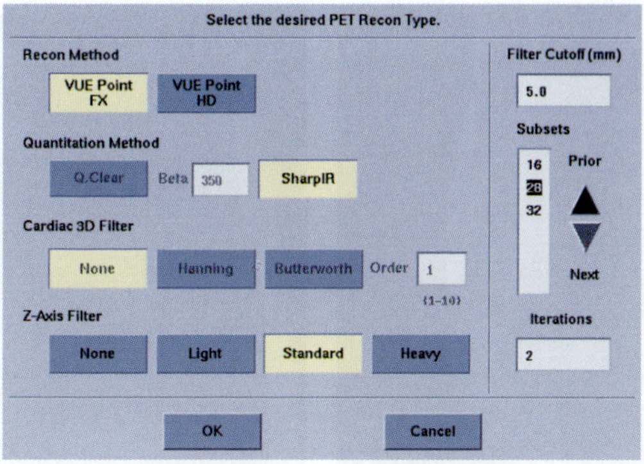

图 1-2-8-7　PET 重建类型

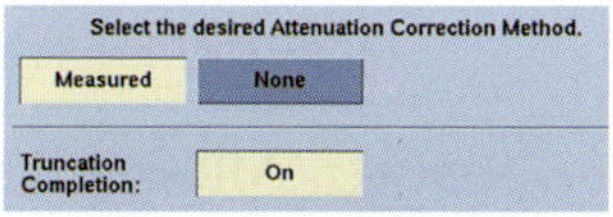

图 1-2-8-8　PET 衰减校正方式

4. MR 扫描　因为 MR 扫描定位中心和 PET 扫描定位中心同步，所以当 PET 扫描中心确定后，MR 扫描中心无法上下移动，只能左右或前后移动，若该扫描定位中心对于 MR 扫描定位不理想，则需要重新调整 PET 扫描定位中心。MR 盆腔扫描以横轴位、矢状位、冠状位为主，序列包括横轴位 T1WI、T2WI、DWI 和矢状位 T2WI、冠状位 T2WI。T2WI 应施加脂肪抑制技术并添加局部匀场；为减少呼吸运动伪影，横轴位及矢状位的 T2 fs FSE 扫描频率编码方向设置为前后，冠状位的 T2 fs FSE 频率编码方向设置为上下，同时施加 NPW 技术，以防止图像出现卷褶伪影。

（1）MRAC 扫描：扫描用于 PET 图像衰减校正的 MR 图像，MRAC 序列参数固定，由相应的 PET 床位决定扫描位置和范围。

（2）女性盆腔 MR 扫描

1）横轴位 MR 扫描定位：冠状位和矢状位定位像上行横轴位定位，定位线垂直于人体长轴，扫描范围从子宫上缘至耻骨联合下缘（图 1-2-8-9）。扫描范围、层厚、层间隔与 FOV 要根据病变大小适当调整，如果检查肿瘤转移选择全盆腔扫描。

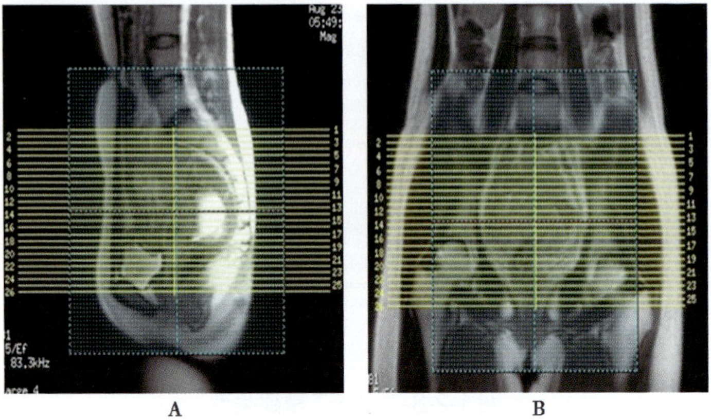

图 1-2-8-9 女性盆腔 MR 横轴位定位
A. 矢状位上进行定位；B. 冠状位上进行定位

2）矢状位 MR 扫描定位：冠状位和横轴位定位像上行矢状位定位，定位线平行于子宫长轴，扫描范围包含子宫和左右卵巢（图 1-2-8-10）。

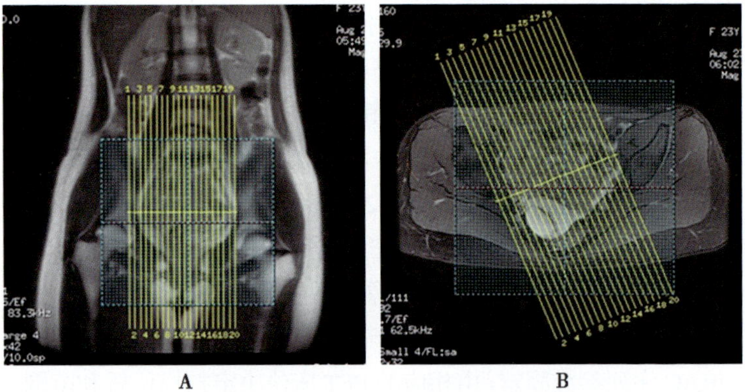

图 1-2-8-10 女性盆腔 MR 矢状位定位
A. 冠状位上进行定位；B. 横轴位上进行定位

3）冠状位 MR 扫描定位：矢状位和横轴位定位像上行冠状位定位，在横轴位上调整扫描范围包含子宫及两侧附件区域（图 1-2-8-11）。

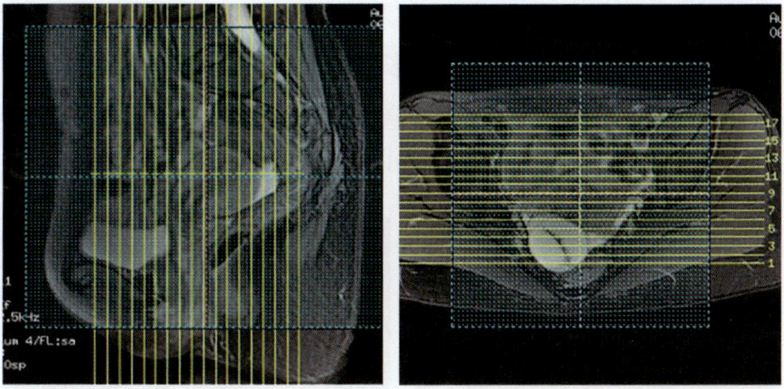

A　B

图 1-2-8-11　女性盆腔 MR 冠状位定位

A. 矢状位上进行定位；B. 横轴位上进行定位

（3）男性盆腔 MR 扫描

1）横轴位 MR 扫描定位：冠状位和矢状位定位像上行横轴位定位，定位线垂直于人体长轴，扫描范围包含精囊腺和前列腺（图 1-2-8-12）。扫描范围、层厚、层间隔与 FOV 要根据病变大小适当调整。只观察前列腺可以选择小 FOV 高分辨扫描，如果检查肿瘤转移选择全盆腔扫描。

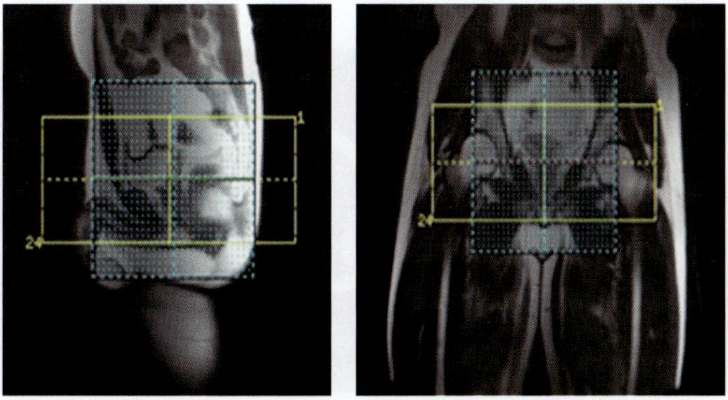

A　B

图 1-2-8-12　男性盆腔 MR 横轴位定位

A. 矢状位上进行定位；B. 冠状位上进行定位

2）矢状位 MR 扫描定位：冠状位和横轴位定位像上行矢状位定位，定位线平行于人体长轴，扫描中心层位于前列腺中央，扫描范围包含前列腺和精囊腺（图 1-2-8-13）。如采用高分辨薄层扫描观察前列腺细节，可增加 NEX 以提高图像信噪比。

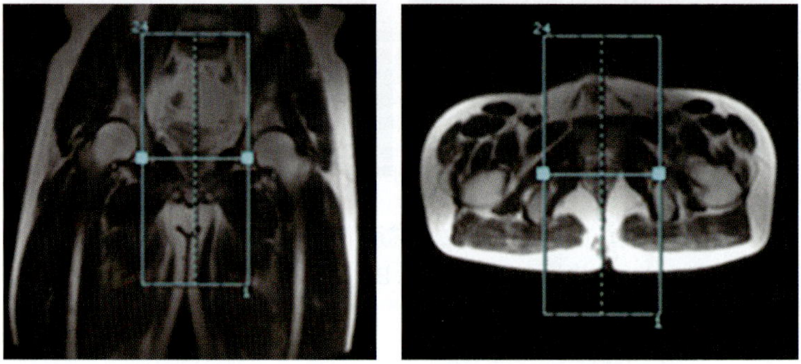

A B

图 1-2-8-13 男性盆腔 MR 矢状位定位

A. 冠状位上进行定位；B. 横轴位上进行定位

3）冠状位 MR 扫描定位：矢状位和横轴位定位像上行冠状位定位，定位线垂直于前列腺底部，扫描范围包含前列腺和精囊腺（图 1-2-8-14）。

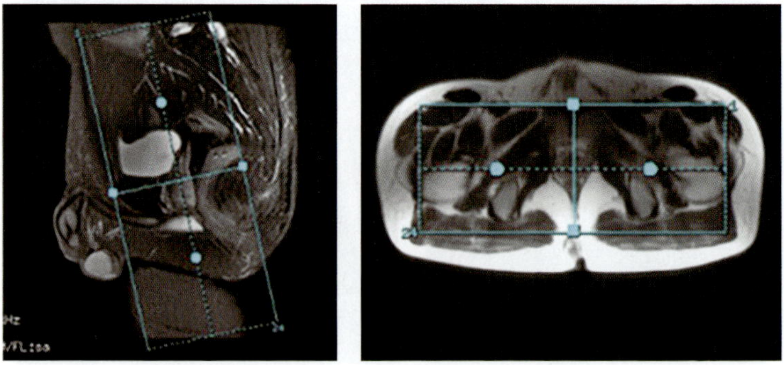

A B

图 1-2-8-14 男性盆腔 MR 冠状位定位

A. 矢状位上进行定位；B. 横轴位上进行定位

（4）盆腔 MR 增强扫描：在三平面冠状面图像上行横轴位定位，矢状位调整上下和前后位置，扫描范围自子宫（女性）、前列腺（男性）。盆腔 MR 增强扫描一般采用动态增强，先扫描蒙片，然后静脉注射造影剂（Gd-DTPA，0.1mmol/kg）后开始计时，一般在 10s 后开始扫描，扫描一期 15～20s。前面 4 期一般连续扫描，后续期相间隔 30～60s，一共扫描时间接近 5min。扫描后的图像进行 FunctoolSER 动态增强后处理，分别选择动脉期和静脉期图像厚层重建拍片。

（李笑然　孙洪赞）

## 第九节　一体化 Signa PET/MR 脊柱扫描

### 一、一体化 Signa PET/MR 脊柱扫描受检者摆位

1. 脊柱扫描前需佩带耳塞，以降低检查噪声。

2. 颈椎受检者仰卧，头先进，头部左右居中，下颌内收，同时用三角垫固定头部；胸椎受检者仰卧，头先进，身体左右居中，双手上举，两臂交叉抱头。可将三角垫置于受检者腘窝下呈屈髋屈膝位，使胸椎更贴近线圈表面。腰椎受检者仰卧，头先进，身体左右居中，双手上举，两臂交叉抱头。可将三角垫置于受检者腘窝下呈屈髋屈膝位，使腰椎更贴近线圈表面。

3. 颈椎以甲状软骨为定位中心，胸椎以两乳头连线中点为定位中心，腰椎以脐上两指为定位中心，然后进床至扫描位。使用定位灯定位时嘱受检者闭眼。

4. 检查前受检者手握报警球，检查过程中如有不适手捏报警球通知扫描人员。

5. 如需增强，提前开通静脉通路并连接高压注射器。

## 二、一体化 Signa PET/MR 脊柱扫描序列

PET/MR 颈椎扫描使用头颅线圈和 CMA 线圈，常规时间约为 15min，根据情况可见增强扫描，具体扫描序列及其参数见表 1-2-9-1。

表 1-2-9-1 一体化 Signa PET/MR 颈椎扫描序列

| PET 时间 | MR 序列 | TE/ms | TR/ms | 层厚/mm | 层间距/mm | FOV/cm | 矩阵 | 注释 |
|---|---|---|---|---|---|---|---|---|
| | 3-pl Loc SSFSE | 68 | 900 | 7 | 10 | 30×30 | 288×192 | 三维平面定位 |
| 15min | MRAC | 1.7 | 4 | 2.78 | 0 | 60×45 | 128×128 | 基于 MR 图像的衰减校准 |
| | Sag T2 FSE | 120 | 2 868 | 3 | 0.5 | 24×24 | 320×288 | 矢状位 T2WI |
| | Sag T1 FSE | Min Full | 832 | 3 | 0.5 | 24×24 | 288×288 | 矢状位 T1WI |
| | Sag STIR | 42 | 3 500 | 3 | 0.5 | 24×24 | 288×256 | 矢状位脂肪抑制 T2WI |
| | Cor STIR | 42 | 3 500 | 3 | 0.5 | 24×24 | 288×256 | 斜冠状位脂肪抑制 T2WI |
| | Ax T2 FSE fs | 120 | 4 387 | 3 | 1 | 20×20 | 320×224 | 斜横轴位 T2WI |
| | Ax DWI 800 shim | Minimum | 12 000 | 3 | 1 | 24×24 | 96×128 | 横轴位扩散加权成像 |

注：Ax：横轴位；Cor：冠状位；Sag：矢状位

PET/MR 胸椎扫描使用 CMA 线圈，常规时间约为 30min，根据情况可见增强扫描，具体扫描序列及其参数与胸椎扫描序列相同（表 1-2-9-1）。

PET/MR 腰椎扫描使用 CMA 线圈，常规时间约为 15min，根据情况可见增强扫描，具体扫描序列及其参数与腰椎扫描序列相同（表 1-2-9-1）。

## 三、一体化 Signa PET/MR 脊柱扫描流程

1. 受检者信息录入　同第一篇第二章第一节"一体化 Signa PET/MR 全身扫描"。

2. 三维平面定位像扫描　在受检者登记界面选择检查协议，单击"Show All Protocols"进入序列选择界面，选择"Spine"界面，根据需要选择扫描序列，单击"Accept"，之后单击"Start Scan"进入扫描界面，单击"Scan"扫描定位像。

3. PET 成像

（1）选择 PET 扫描类型：在 PET 扫描参数区单击"Scan Type"选择 PET 扫描类型（图 1-2-9-1）。VPFX Mode 选择 On，VIP Mode 选择 Record，Scan Type 选择 Static。

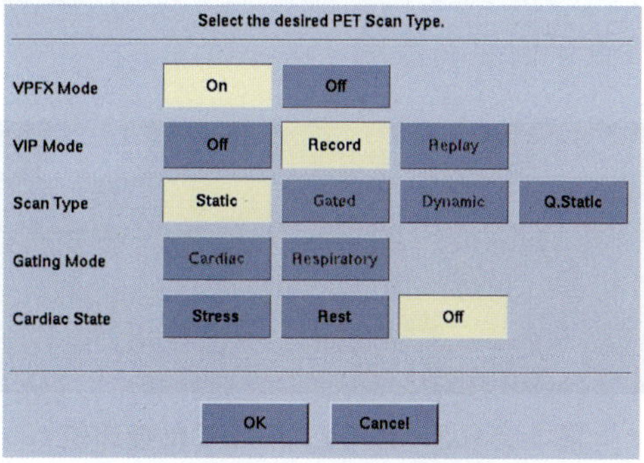


图 1-2-9-1　PET 扫描类型

（2）录入 PET 定量信息：同第二章第一节"一体化 Signa PET/MR 全身扫描"。

（3）确定 PET 扫描参数：单击按钮，在 PET 扫描参数区界面（图 1-2-9-2）设置脊柱扫描参数，包括：Scan Direction

选择 Toward Feet，No. Bed Positions 为 1，Overlap 为 0%，FOV 为 60cm，Matrix Size 为 192×192，颈椎和腰椎 Scan Details 为 15min，胸椎 Scan Details 为 30min，PET 采集时间可以根据脊柱的 MR 扫描时间适当调整。

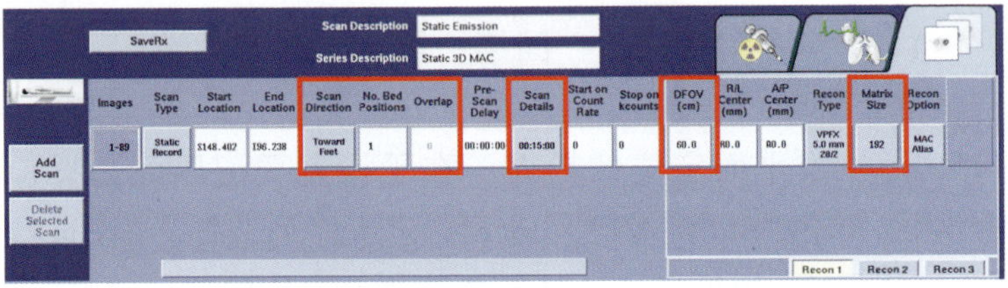


图 1-2-9-2　PET 扫描参数，红框依次为 Scan Direction、No. Bed Positions、Overlap、Scan Details、FOV、Matrix Size 按钮

（4）PET 扫描定位：PET 颈椎扫描为 1 个床位，扫描界面双击“PET Task”，用三维平面定位像的冠状位和矢状位定位 PET 图像，定位中心为颈 4 水平，覆盖颈椎（图 1-2-9-3）。拖动定位线可以调整 PET 检查床位上下范围，按 Shift 键可以调整 PET 检查床位左右范围。

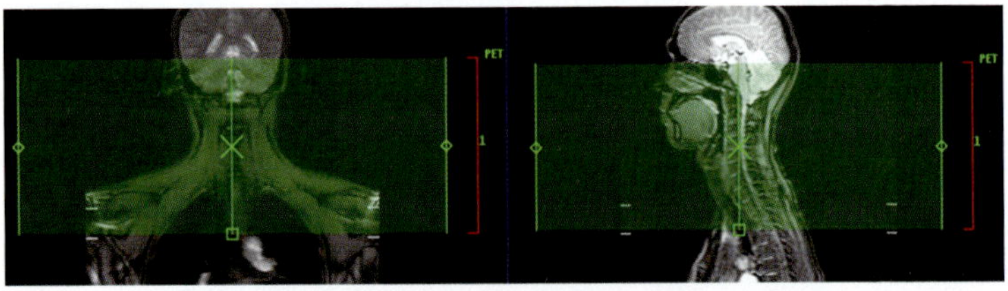

图 1-2-9-3　颈椎扫描 PET 检查床位

PET 胸椎扫描为 2 个床位，扫描界面双击“PET Task”，用三维平面定位像的冠状位和矢状位定位 PET 图像，定位中心为胸 6～7 水平，覆盖胸椎（图 1-2-9-4）。拖动定位线可以调整 PET 检查床位上下范围，按 Shift 键可以调整 PET 检查床位左右范围。

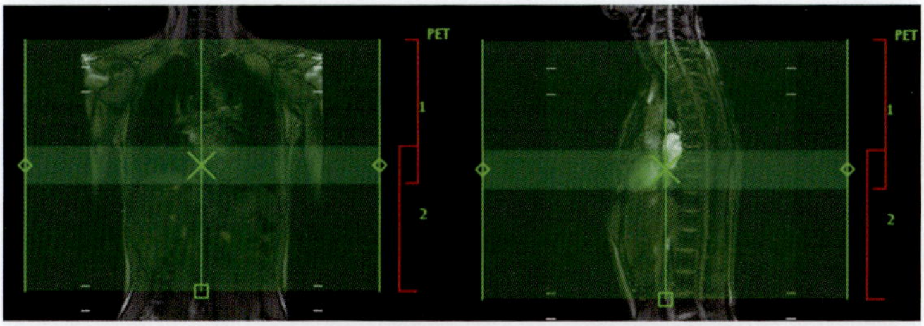


图 1-2-9-4　胸椎扫描 PET 检查床位

PET 腰椎扫描为 1 个床位，扫描界面双击“PET Task”，用三维平面定位像的冠状位和矢状位定位 PET 图像，定位中心为腰椎中心，覆盖腰椎（图 1-2-9-5）。拖动定位线可以调整 PET 检查床位上下范围，按 Shift 键可以调整 PET 检查床位左右范围。

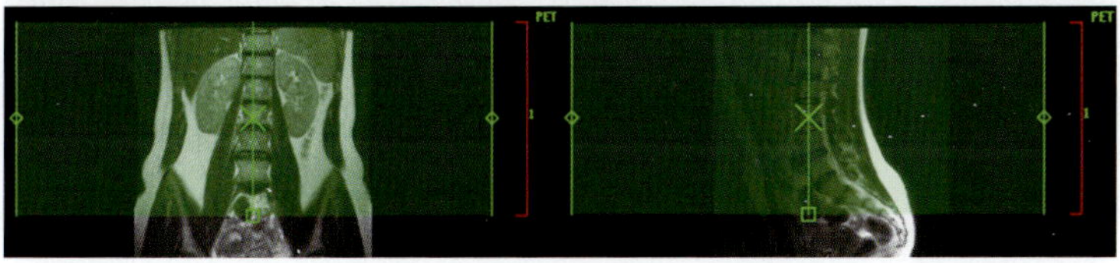


图 1-2-9-5　腰椎扫描 PET 检查床位

（5）PET 解剖部位区域定义：“PET Graphic Rx”工具栏中，单击定义解剖部位区域，用于 MRAC 扫描对 PET 图像的衰减校正。颈椎将颅脑上边界线置于扫描范围最顶端，胸部上边界线置于肺尖（图 1-2-9-6），选择“Partial Head”模式。

胸椎将胸部上边界线置于肺尖，下边界线置于肋膈角（图 1-2-9-7）。

腰椎将腹部上边界线置于肋膈角，下边界线置于髂前上棘（图 1-2-9-8）。

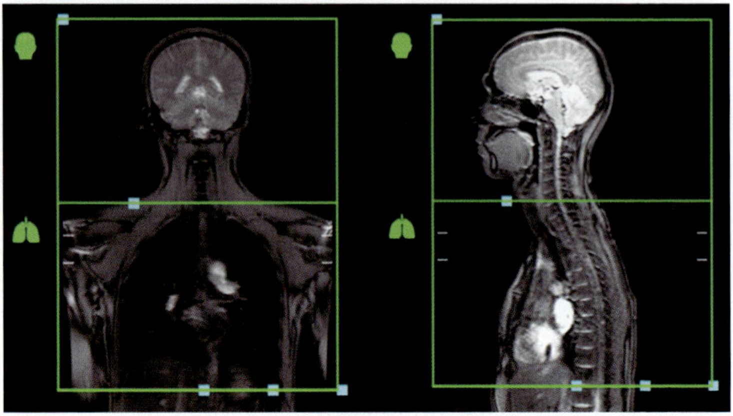

图 1-2-9-6 颈椎扫描定义解剖部位区域

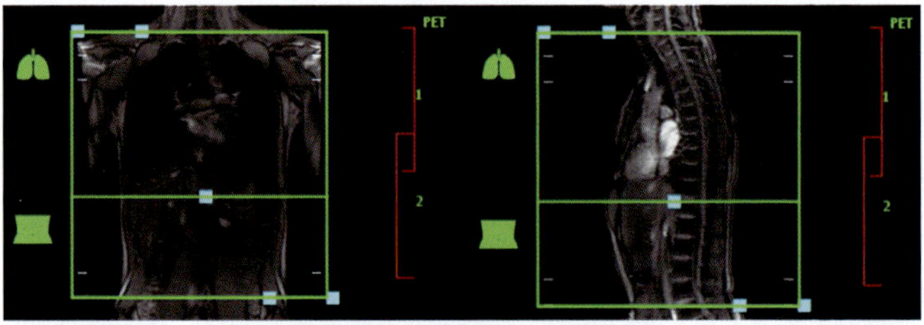


图 1-2-9-7 胸椎扫描定义解剖部位区域

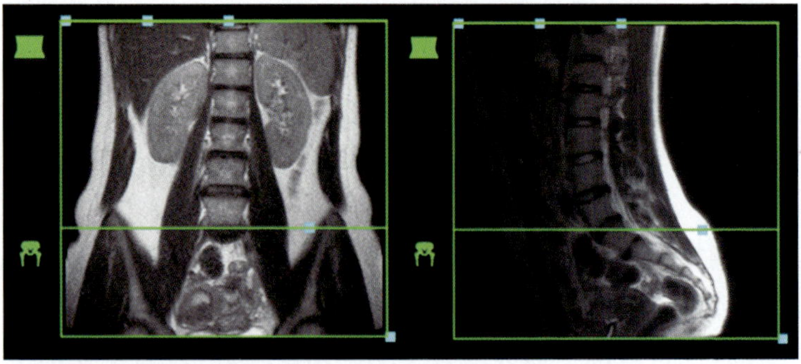

图 1-2-9-8 腰椎扫描定义解剖部位区域

（6）选择 PET 重建类型：PET 扫描参数区单击“Recon Type”选择重建类型为 VUE Point FX，Sharp IR，Iterations 为 2，Subsets 选择 28，Filter Cutoff 为 5mm，Z-Axis Filter 选择 Standard（图 1-2-9-9）。扫描参数区单击重建按钮，NAC 栏选择衰减校正方式（图 1-2-9-10），Recon 1 选择 None，Recon 2 选择 Measured，使用 $^{18}$F-FDG 时应用 Truncation Completion，非 $^{18}$F-FDG 时关闭，否则影响 SUV 值的测量。

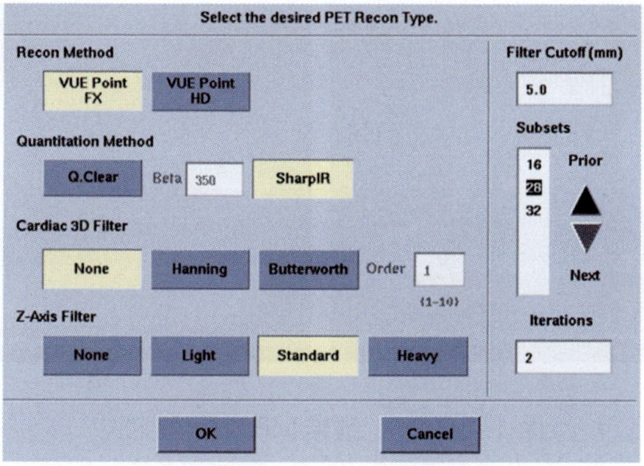


图 1-2-9-9　PET 重建类型

4. MR 扫描　因为 MR 和 PET 扫描的定位中心同步，所以 PET 扫描中心确定后，MR 扫描中心无法上下移动，只能左右或前后移动，若该扫描定位中心对于 MR 扫描定位不理想，则需要重新调整 PET 扫描定位中心。MR 脊柱扫描以矢状位、横轴位和冠状位为主，扫描序列包括矢状位 T1WI、T2WI、脂肪抑制 T2WI，冠状位脂肪抑制 T2WI 和横轴位 T2WI、DWI 序列（表 1-2-9-1）。由于颈部结构的复杂性，颈椎抑脂不能使用化学饱和法，可选择 STIR 或 IDEAL 序列，使脂肪抑制更均匀，便于观察病灶。

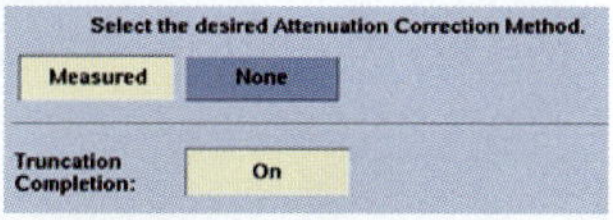


图 1-2-9-10　PET 衰减校正

（1）MRAC 扫描：扫描用于 PET 图像衰减校正的 MR 图像，MRAC 序列参数固定，由相应的 PET 床位决定扫描位置和范围。

（2）矢状位 MR 扫描定位：在横轴位和冠状位定位像上定位矢状位，分别覆盖颈椎与颈髓（图 1-2-9-11），胸椎与胸髓（图 1-2-9-12），腰椎与腰髓（图 1-2-9-13）。冠状位上定位线平行于椎体长轴，横轴位上调整定位线角度垂直椎体。

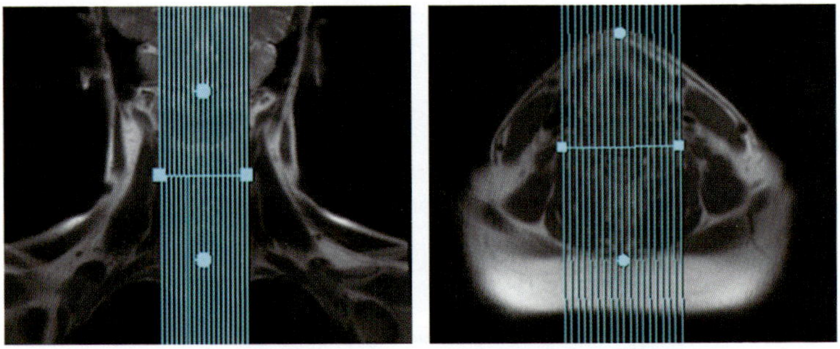

A　　B

图 1-2-9-11　颈椎 MR 矢状位定位

A. 冠状位上进行定位；B. 横轴位上进行定位

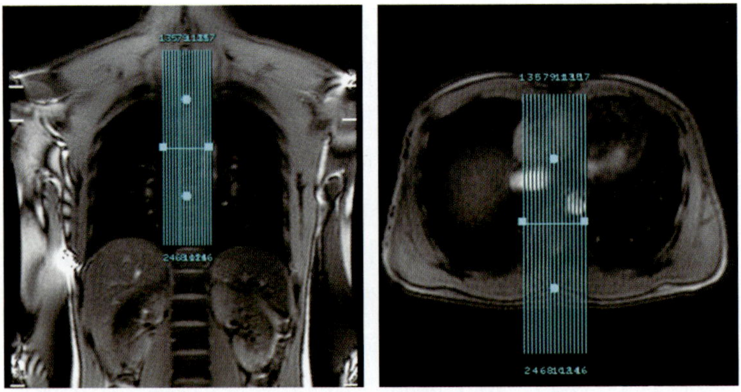

A　　B

图 1-2-9-12　胸椎 MR 矢状位定位

A. 冠状位上进行定位；B. 横轴位上进行定位

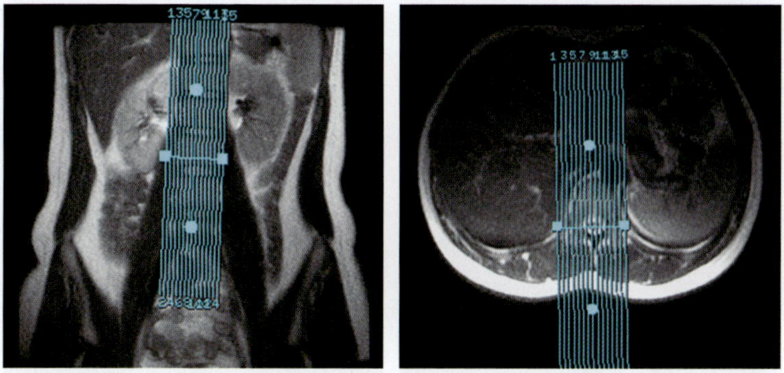

A　　B

图 1-2-9-13 腰椎 MR 矢状位定位

A. 冠状位上进行定位；B. 横轴位上进行定位

（3）冠状位 MR 扫描定位：在横轴位和矢状位定位像上定位冠状位，分别覆盖颈椎与颈髓（图 1-2-9-14），胸椎与胸髓（图 1-2-9-15），腰椎与腰髓（图 1-2-9-16）。矢状位上定位线平行于脊柱走行方向。

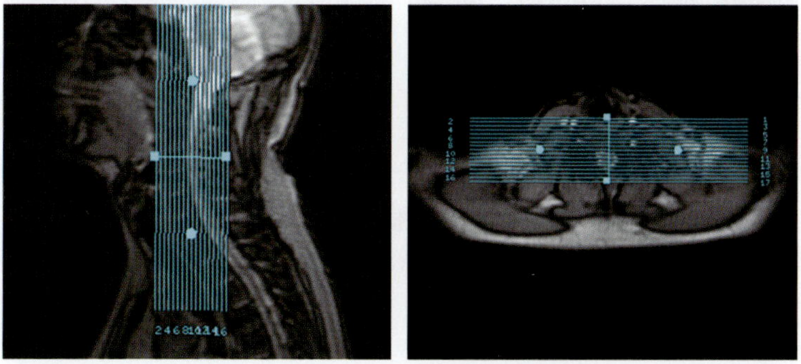

A　　B

图 1-2-9-14 颈椎 MR 冠状位定位

A. 矢状位上进行定位；B. 横轴位上进行定位

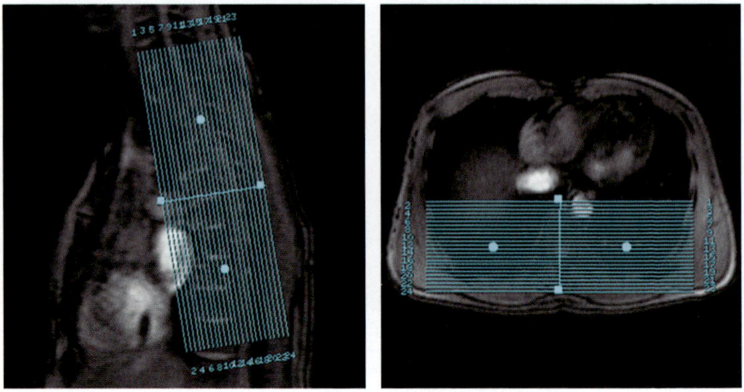

A　　B

图 1-2-9-15　胸椎 MR 冠状位定位

A. 矢状位上进行定位；B. 横轴位上进行定位

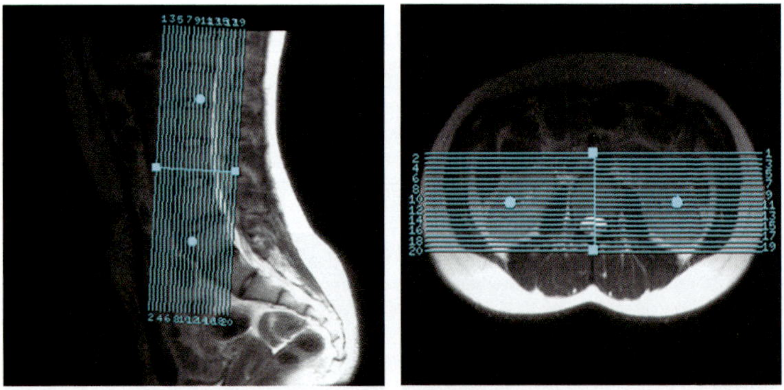

A　　B

图 1-2-9-16　腰椎 MR 冠状位定位

A. 矢状位上进行定位；B. 横轴位上进行定位

（4）横轴位 MR 扫描定位：在冠状位和矢状位定位像上定位横轴位，扫描范围分别覆盖颈椎和颈髓（图 1-2-9-17），胸椎与胸髓（图 1-2-9-18），腰椎与腰髓（图 1-2-9-19）。矢状位上定位线以病变位置为中心，垂直于脊髓，频率编码方向设置为左右向，以减轻呼吸运动伪影，同时施加 NPW 技术可以防止图像出现左右卷褶伪影。

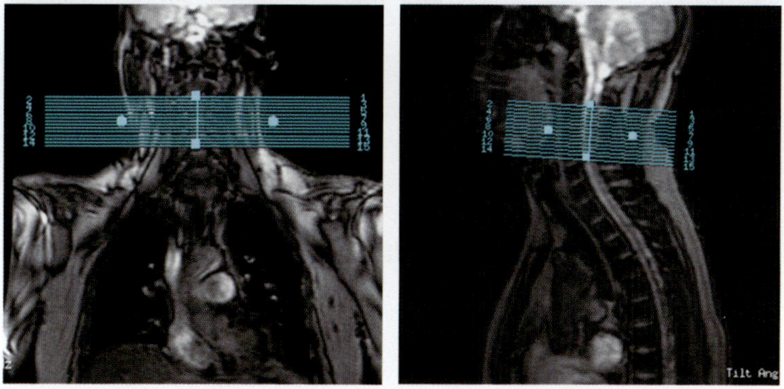

A　　　　B

图 1-2-9-17　颈椎 MR 横轴位定位

A. 矢状位上进行定位；B. 冠状位上进行定位

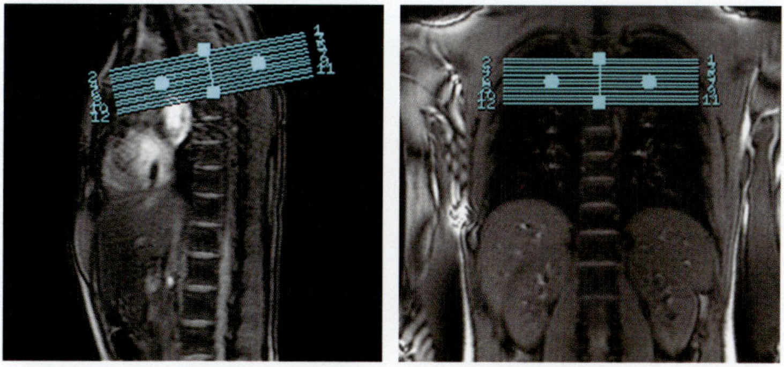

A　　　　B

图 1-2-9-18　胸椎 MR 横轴位定位

A. 矢状位上进行定位；B. 冠状位上进行定位

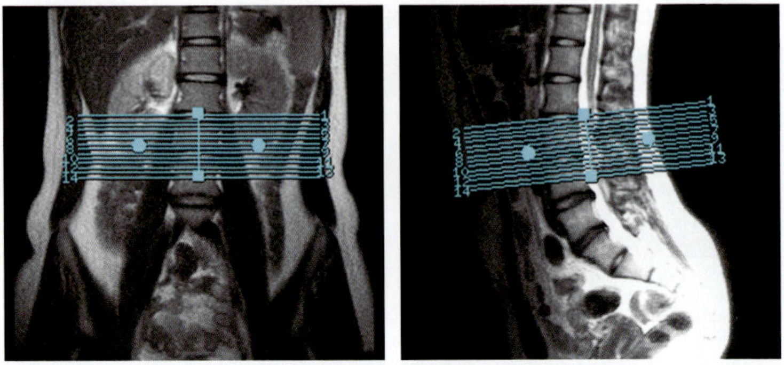

A　　　　B

图 1-2-9-19　腰椎 MR 横轴位定位

A. 矢状位上进行定位；B. 冠状位上进行定位

（苏雪松　黄　靖）

# 第三章

# 一体化 Signa PET/MR 图像后处理

## 第一节　MR 图像后处理

本章简要介绍一体化 Signa PET/MR 检查，MR 特殊序列和 PET 数据处理的一些基本操作。

### 一、DWI 后处理

扩散加权成像（diffusion-weighted imaging，DWI）描述组织中水分子的扩散程度。表观扩散系数（apparent diffusion coefficient，ADC）图能够定量评价组织扩散特征。DWI 序列后处理过程如下：

1．选择 DWI 序列，单击“functool”进入后处理界面（图 1-3-1-1 A）。

2．单击“ADC”按钮（图 1-3-1-1 B），调整阈值，移动左侧最小滑块，保证所有脑实质被绿线覆盖（去除噪声等因素影响）（图 1-3-1-1 C）。

3．设置参数，系统默认两个 b 值（0，1 000）（图 1-3-1-1 D）。

4．单击“Compute”（图 1-3-1-1 E），得到 ADC 图和 eADC 图。

5．单击“ROI”放至测量区域，页脚处读出 ADC 值和 eADC 值（图 1-3-1-1 F）。

6．选择常规 MR 图，在 DWI 图像上右键单击“Set reference image，selection”进行图像融合（图 1-3-1-2）。

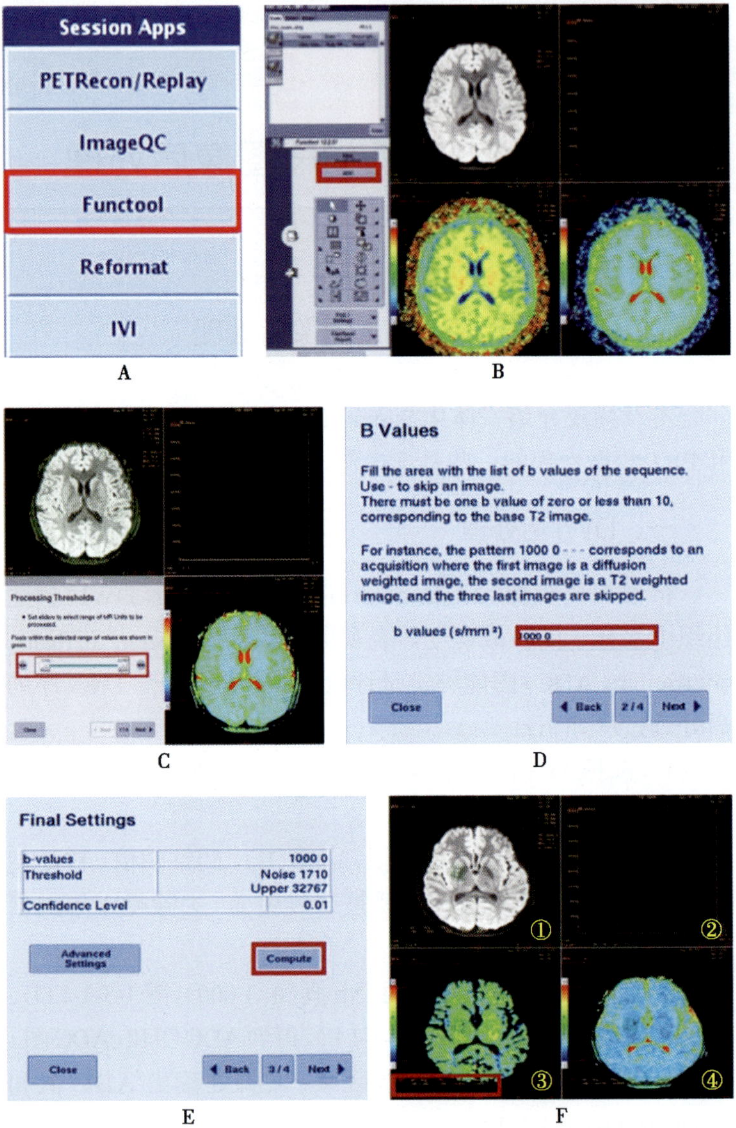


图 1-3-1-1 DWI 后处理，A 点击 Functool，B 点击 ADC（红框），C 调节（红框），D 设置 b 值（0，1 000），E 点击“Compute”按钮（红框），F ADC 定量测量

## 二、3D ASL 后处理

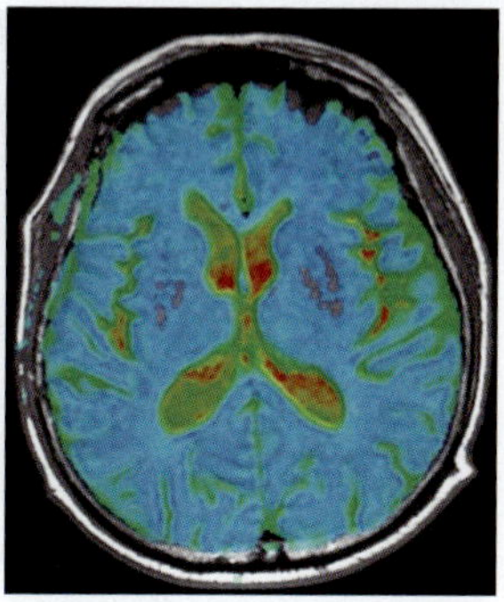

图 1-3-1-2 ADC 与 MR

动脉自旋标记（arterial spin labeling，ASL）是利用血液中水分子作为内源性放射性药物，对成像平面上游的血液进行标记使其弛豫状态发生改变，从而进行灌注成像的 MRI 技术。3D ASL 能够对流入动脉血液进行连续标记，测量全脑血流量变化，对脑肿瘤、脑血管病、癫痫、痴呆等疾病的诊断具有重要价值。3D ASL 后处理过程如下。

1. 选择 3D ASL 序列，单击“Functool”进入 3D ASL 后处理界面。

2. 单击“3D ASL”按钮即可进行后处理（图 1-3-1-3 A）。

3. 调整阈值，移动左侧最小滑块，保证所有脑实质被绿线覆盖（图 1-3-1-3 B）。

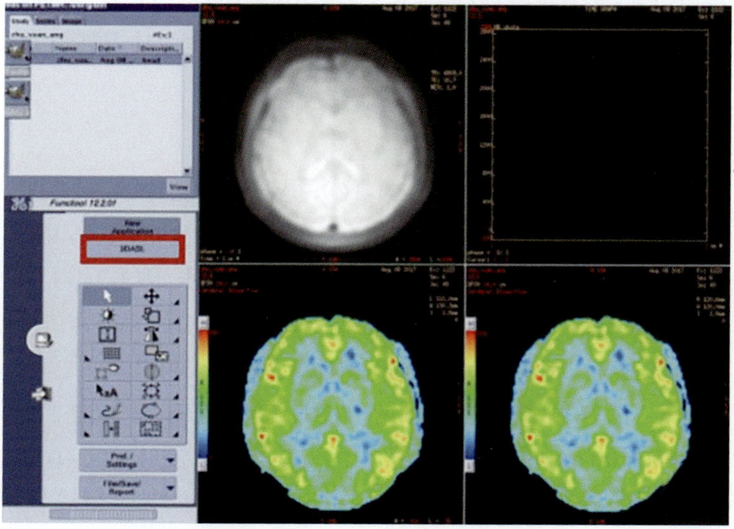

A

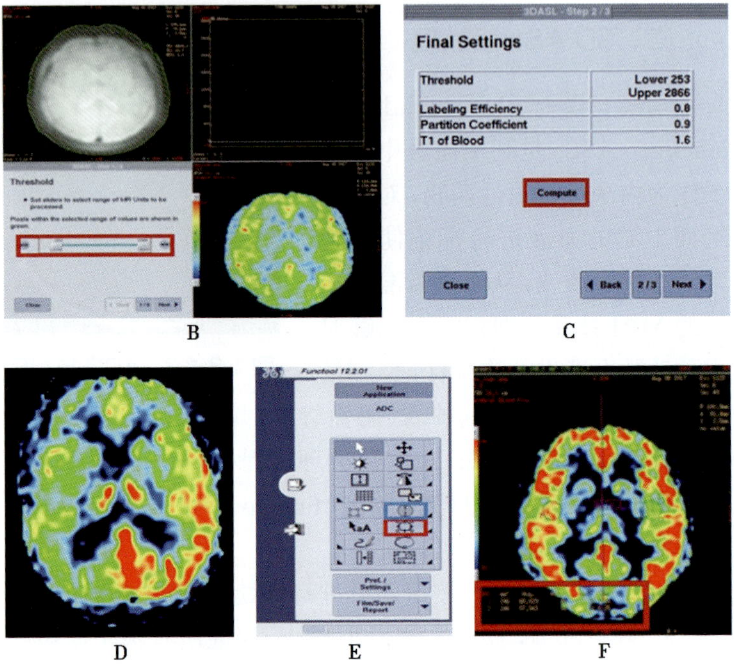


图 1-3-1-3 3D ASL 后处理

A. 点击“ASL”按钮（红框）；B. 调整阈值按钮（红框）；C. 红框示“Compute”按钮；D. CBF 图；E. 蓝框示按钮，红框示按钮；F. ASL 图，红框示 ROI 参数

4. 单击“Compute”（图 1-3-1-3 C），得到 CBF 图（图 1-3-1-3 D）。

5. 单击（红色方框）将 ROI 放置于测量区域，即可显示 CBF 值。单击（蓝色方框）出现中轴线（图 1-3-1-3 E），鼠标同时选中“ROI 1 和中轴线”（绿色为选中状态），单击和 ROIs，相应脑区显示镜像 ROI 2（图 1-3-1-3 F）。

6. 选择解剖定位像，在 ASL 图像上右键单击“Set reference image，selection”进行解剖图像的融合（图 1-3-1-4）。

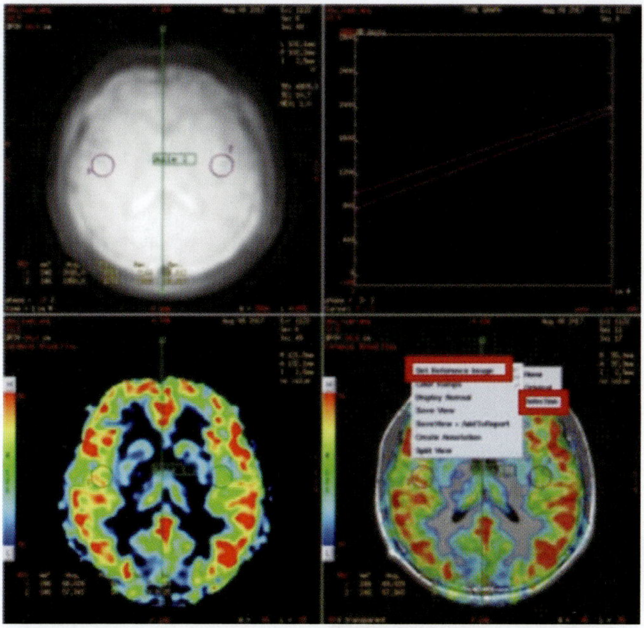

图 1-3-1-4 Set reference image，selection 按钮（红框）

## 三、DTI 后处理

扩散张量成像（diffusion tensor imaging，DTI）是利用组织中水分子扩散运动的各向异性，探测组织微观结构的无创性功能成像方法，部分各向异性分数（fractional anisotropy，FA）用于定量分析组织的各向异性程度。扩散张量纤维束成像（diffusion tensor tractography，DTT）是利用扩散张量数据进行纤维跟踪的成像方法。DTI 后处理过程如下。

1. 选择 DTI 序列，单击“Functool”进入 DTI 后处理界面。

2. 单击“Diffusion Tensor”按钮进行 DTI 后处理设置（图 1-3-1-5A）。

3. 图像存在移动或失真，单击“Apply cborrection”对图像进行平面回波成像（echo planar imaging，EPI）校正

(图 1-3-1-5B)。

4. 调整阈值，移动左侧最小滑块，保证所有脑实质被绿线覆盖（图 1-3-1-5C）。

5. 单击“Compute”（图 1-3-1-5D），得到 FA 图、ADC 图、T2-weighted trace 图像。

6. 右击鼠标“Fractional Aniso”选择不同参数图像（图 1-3-1-5E）。

7. 在 FA 图白质纤维束走行区域点击“ROI”，再点击“Set Seed ROI，Tracking”，显示白质纤维束（图 1-3-1-5F）。

8. 获取彩色 FA 图单击左上角图像窗口，选择“Show Structral View”（图 1-3-1-6）。

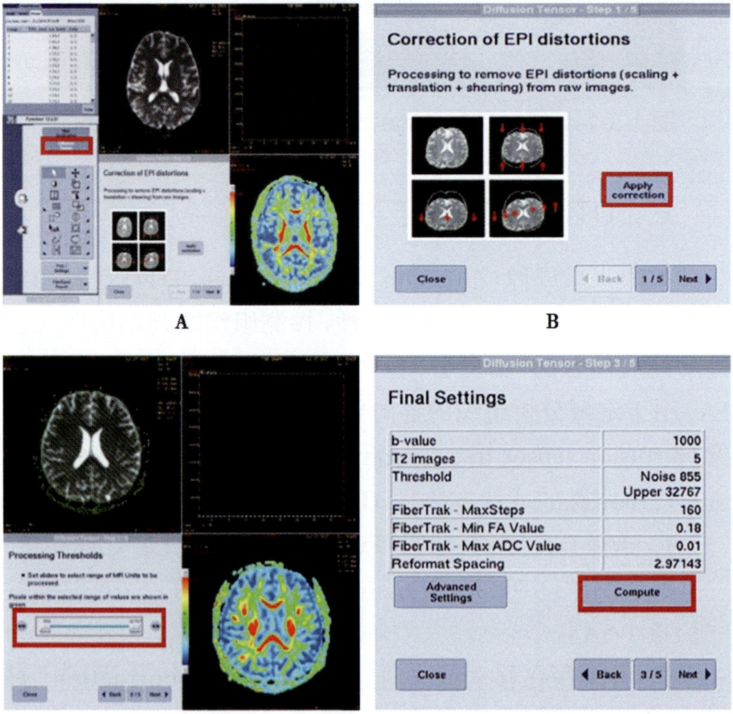


A B

C D

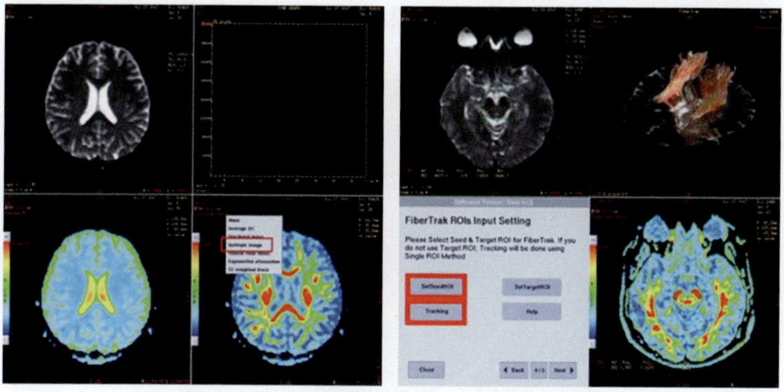


E　　　　　　　　　　F

图 1-3-1-5　DTI 后处理

A. “Diffusion Tensor”按钮（红框）；B. “Apply correction”按钮（红框）；C. 调整阈值按钮（红框）；D. “Compute”按钮（红框）；E. 后处理参数图像：Isotropic Image（各向同性图）；Volume Ratio Anisotropic Images（容积率各向异性图）；Average DC（平均弥散系数）；Fractional Anisotropic Images（部分各向异性图）；T2-weighted trace（T2 权重轨迹图）；Exponential attenuation（指数衰减图）；F. 重建白质纤维束，“Set Seed ROI，Tracking”按钮（红框）

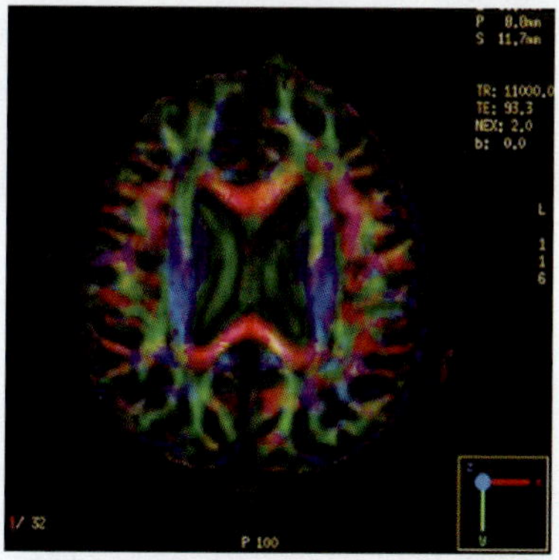


图 1-3-1-6　FA 维彩图，纤维束前后走行为绿色，左右走行为红色，上下走行为蓝色

9. 白质纤维束与解剖图像的融合，选择 3D T1 图，在 DTI 图右键单击“Set reference image，selection”（图 1-3-1-7）。

单击“Show Slice”可以选择不同断面的图像。

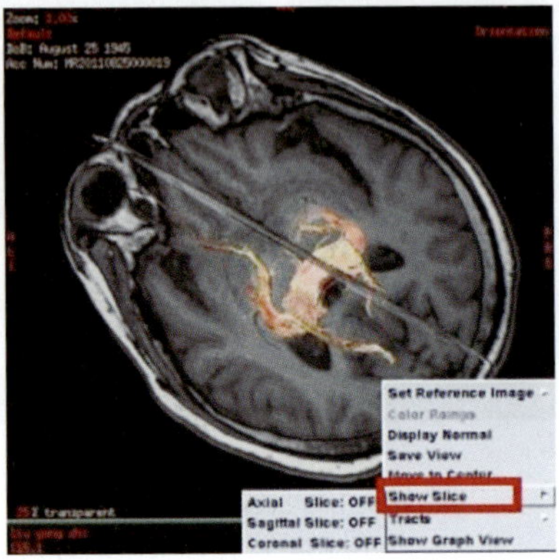


图 1-3-1-7　白质纤维束与解剖图像融合图，“Show Slice”按钮（红框）

10. 白质纤维束颜色设置单击“Default”（图 1-3-1-8）。

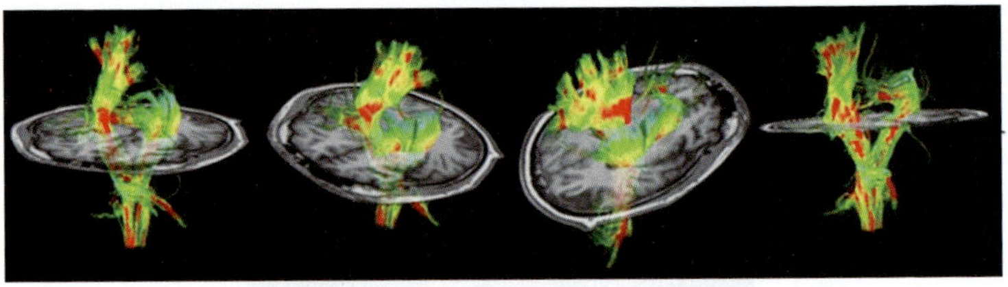

图 1-3-1-8　设置白质纤维束颜色

## 四、PWI 后处理

灌注加权成像（perfusion weight image，PWI）是在静脉团注顺磁性对比剂的同时，对选定层面进行连续动态扫描，对比剂通过组织产生的信号变化，获取感兴趣区的灌注参数图，包括脑血流量（cerebral blood flow，CBF）、脑血容量（cerebral blood volume，CBV）、平均通过时间（mean transit time，MTT）、达峰时间（time to peak，TTP）等。PWI 后处理如下：

1. 选择 PWI 序列，单击“Functool”进入 PWI 后处理界面。

2. 单击“New Application”进入软件列表界面后选择“BrainStat AIF”（图 1-3-1-9 A）。

3. 进入后点击 BrainStat 按钮，使用 Apply Registration 校正扫描期间头动伪影（图 1-3-1-9 B）。

4. 调整阈值，移动左侧最小滑块，保证所有脑实质被绿线覆盖（图 1-3-1-9 C）。

5. 点击“Next”进入下一步，选择“Auto Vessel Selection”，选择血管，自动检测并显示动脉（图 1-3-1-9 D）。

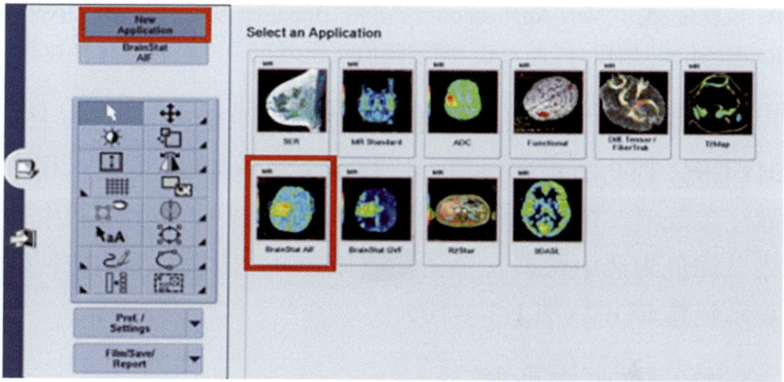


A

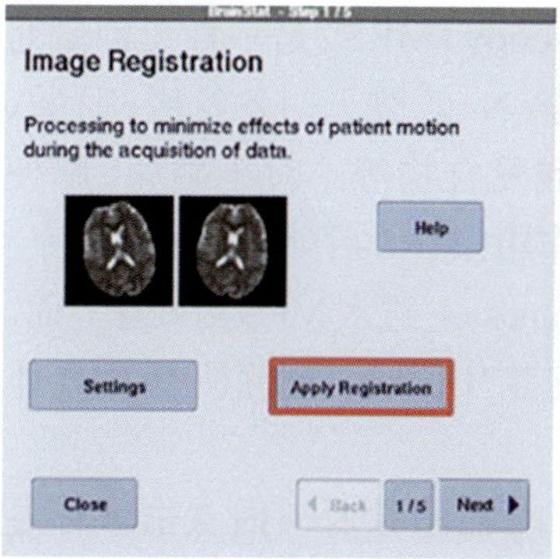


B

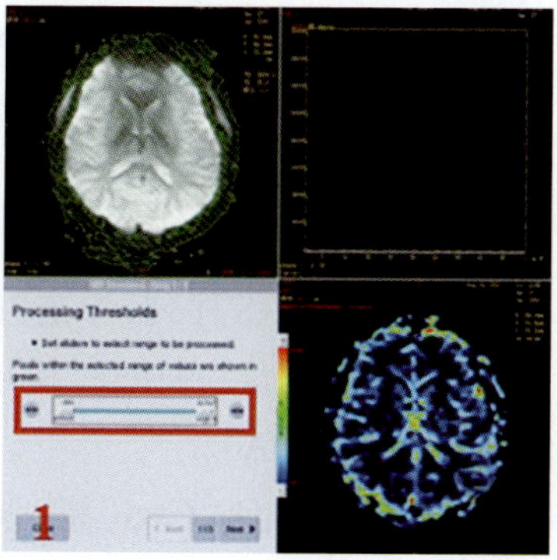


C

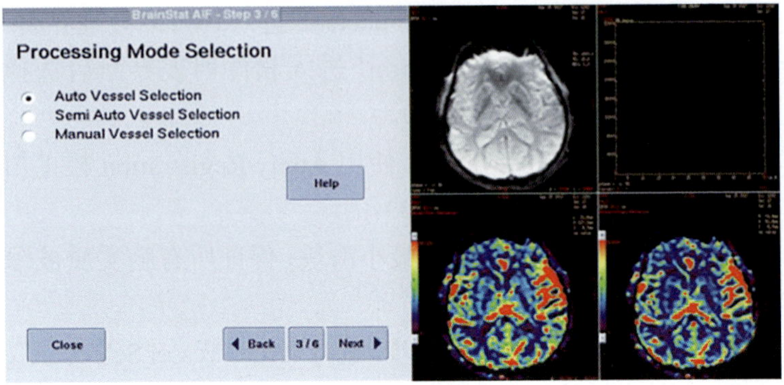


D

图 1-3-1-9 PWI 后处理

A. 红框依次为“New Application”按钮和“BrainStat AIF”按钮；B. “Apply Registration”按钮（红框）；C. 调整阈值按钮（红框）；D. 自动选择血管

6. 单击“Compute”按钮生成参数图（CBF 图、CBV 图、MTT 图、TTP 图），单击“ROI”移动至测量区域，可显示相应灌注参数值。单击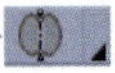出现中轴线，同时选中“ROI 1 和中轴线”（绿色为选中状态），单击和 ROIs，即在对侧相应区域显示镜像 ROI 2（图 1-3-1-10）。

## 五、MRS 后处理

磁共振波谱（MR Spectroscopy，MRS）是一种无创研究活体组织代谢产物的方法，包括 N- 乙酰天门冬氨酸、肌酸、胆碱、肌醇、谷氨酰胺 - 谷氨酸复合物等。对于癫痫、脑梗死、肿瘤等疾病的诊断有重要作用，MRS 后处理过程如下：

1. 选择 MRS 序列，单击“Functool”进入 MRS 后处理界面。

2. 单击键盘“Delete”键或者“Ctrl+X”删除所有 ROI 体素（图 1-3-1-11 A）。

3. 按住键盘“Ctrl”键，同时在图像窗口内点击鼠标左键，放置一个体素，敲击键盘空格键，可显示所选体素的谱线（图 1-3-1-11 B）。

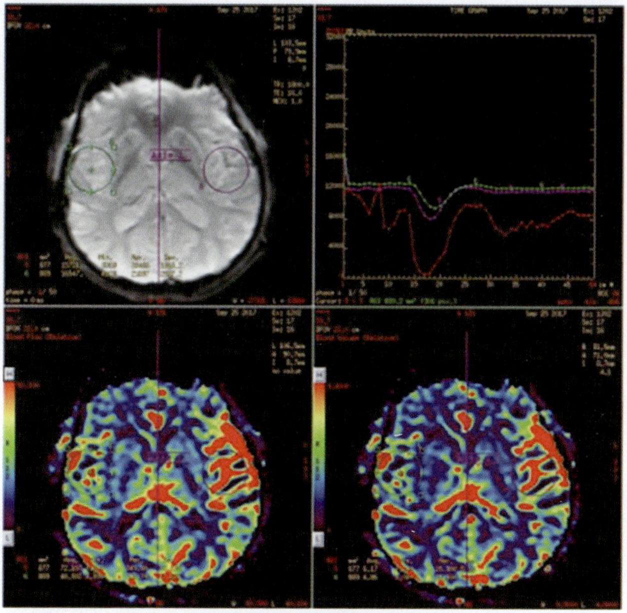

图 1-3-1-10　选取 ROI 示意图

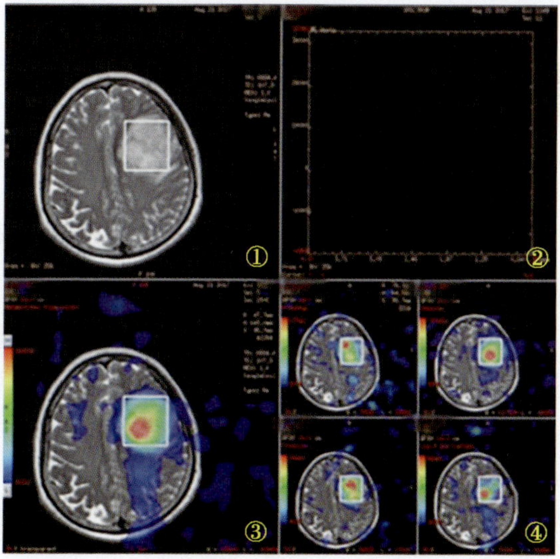


A

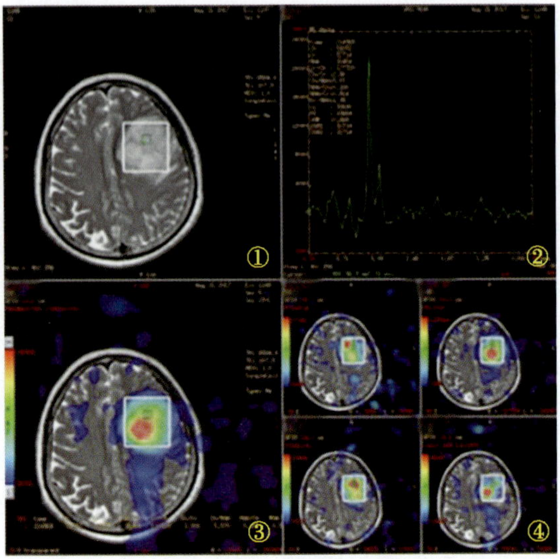
B

图 1-3-1-11 MRS 后处理

A. ①结构像；②图表区；③和④MRS 融合图。B. ①结构像；②图表区，显示所选择体素的波谱；③和④MRS 融合图

## 六、乳腺信号增强率（signal enhancement ratio，SER）后处理

1. 选择乳腺“VIBRANT+C”序列，单击“Functool”进入乳腺 SER 后处理界面。

2. 单击“SER”按钮，调整阈值，移动左侧最小滑块，保证所有乳腺组织被绿线覆盖（图 1-3-1-12 A）。

3. 在病灶强化最明显的区域放置 ROI，单击键盘空格键生成曲线，观察动态增强曲线进行参数的设定；第一个滑动条上下限均为一，该参数用于定义基线；第二个滑动条 Wash-in 图像指强化峰值图像，拖动至曲线峰值期；第三个滑动条 Wash-out 指对比剂流出图像，一般设置为最后一期（图 1-3-1-12 B）。

4. 单击“Computer”得到 SER 图和 MSI 图（图 1-3-1-12 C）。

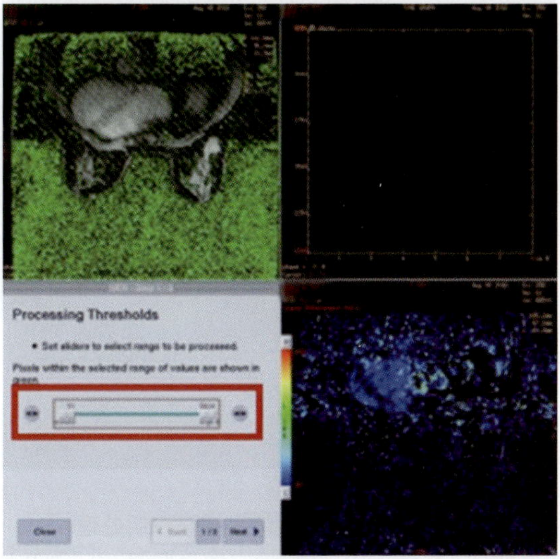


A

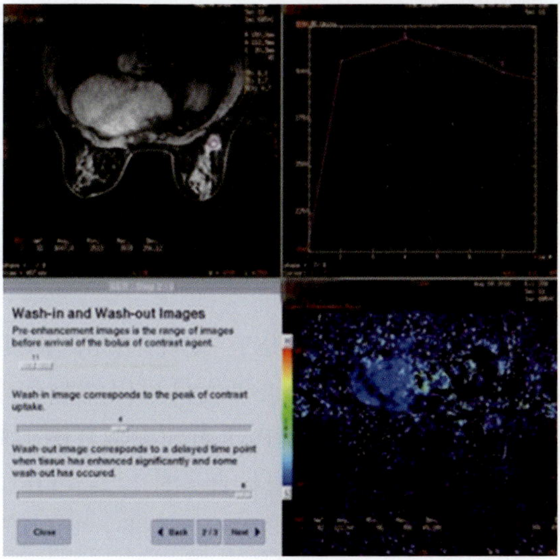


B

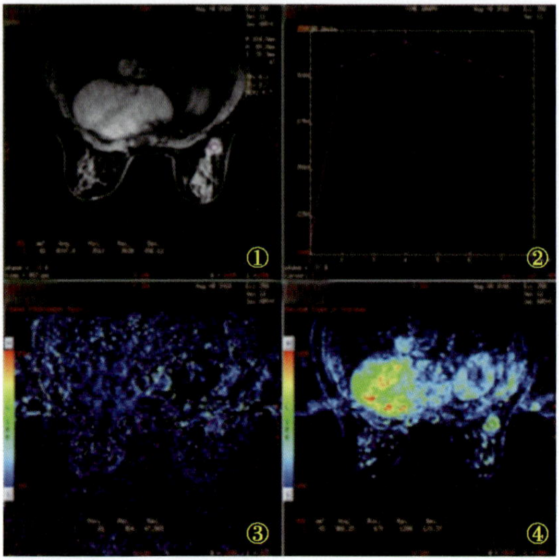

C

图 1-3-1-12 乳腺信号增强率后处理

A. 调整阈值按钮（红框）；B. 乳腺动态增强曲线；C. ①结构像；②图表区；③和④功能图像

（张 苗 卢 洁）

## 第二节 PET 图像后处理

PET 图像后处理主要包括原始数据切割及参数修改，处理步骤如下：

1. 从患者列表中选择“LIST”文件，单击“PET Recon/Replay”进行 PET 数据重建（LIST 文件可以切割和修改 PET 重建参数，RAW 文件只能修改 PET 重建参数）（图 1-3-2-1A）。

2. 单击“Scan Type”红框按钮（图 1-3-2-1B），可以对 PET 进行调整（图 1-3-2-1C）。VPFX Mode：TOF 模式为 On（默认）；VIP Mode：Replay 为回放模式（默认）；Scan Type 选择 Dynamic 进行动态重建。

3. 单击“Scan Time”紫框按钮(图 1-3-2-1B)对扫描时间进行调整。动态回放的总扫描时间不能超过初始静态时间(图 1-3-2-1D)。#of Phases：输入相位数；#of Frames：输入帧数；Time Per Frame：输入每帧的时间长度；Pre-Frame Delay：每帧的延迟时间。

4. 单击 Recon 选项卡绿框按钮(图 1-3-2-1B)，可以更改 PET 参数(图 1-3-2-1E)。VUE Point FX：TOF 模式；VUE Point HD：非 TOF 模式；Cardiac 3D：心脏 3D；SharpIR；Z-Axis Filter：Z 轴过滤器；Filter Cutoff：过滤器截止；Subsets：子集；Iterations：迭代。

5. 单击“Recon Option”蓝框按钮(图 1-3-2-1B)，调整重建选项(图 1-3-2-1F)。Attenuation Type：Measured 为开启衰减校准；Truncation Completion：on 为截断完成。

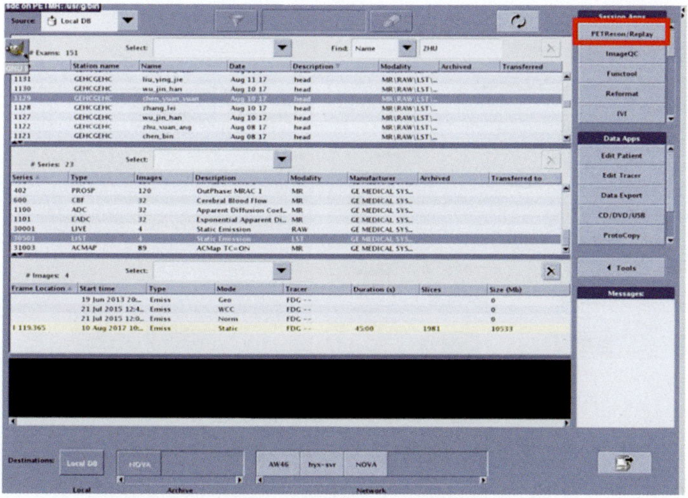

A

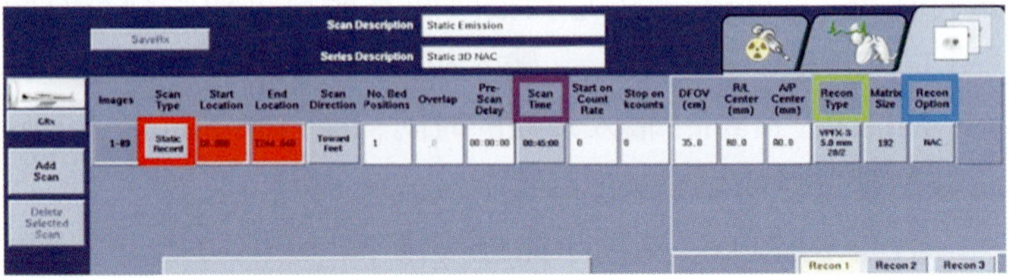


B

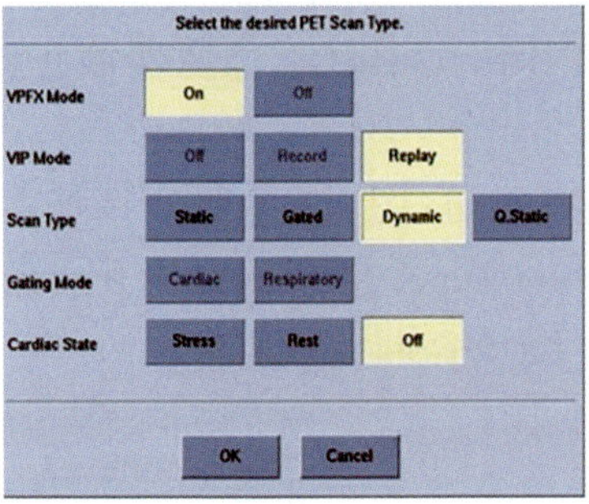


C

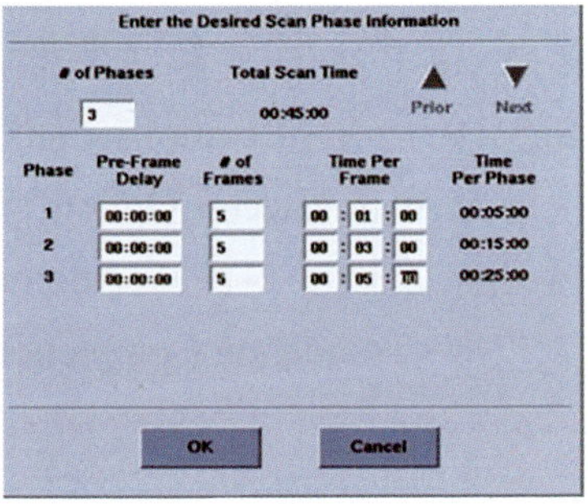


D

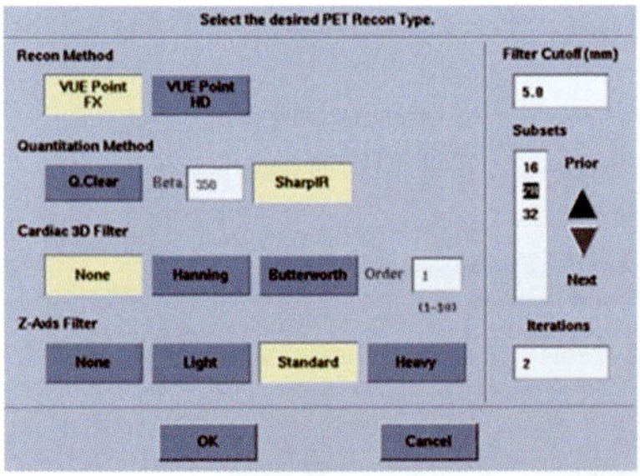


E

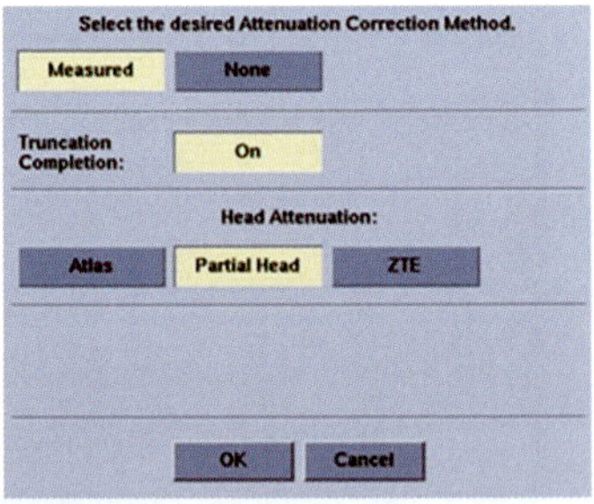


F

图 1-3-2-1 PET 后处理

A. “PET Recon/Replay”按钮（红框）；B. “Static Record”按钮（红框），“Scan Time”按钮（紫框），“Recon Type”按钮（绿框），“Recon Option”按钮（蓝框）；C. PET 扫描类型；D. 扫描相位数信息；E. PET 重建类型；F. PET 重建选项

6. 参数修改完毕后命名新 PET 数据，在 Series Description 输入文件名。单击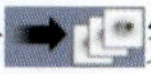完成 PET 重建（图 1-3-2-2）。

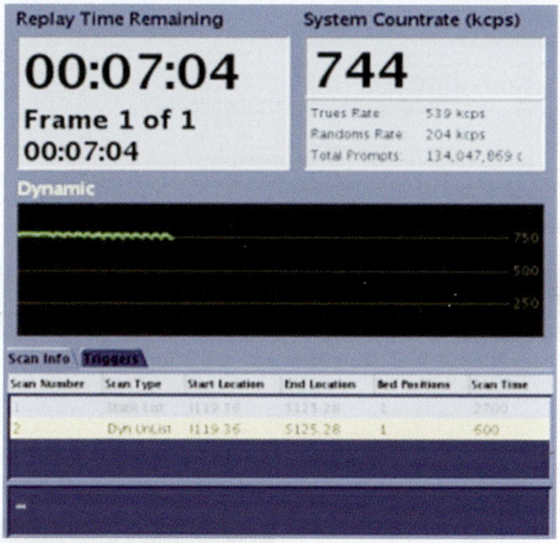

图 1-3-2-2 PET 后重建

（崔碧霄 张 春）

## 第三节 一体化 Signa PET/MR 图像融合

1. 从患者列表中选择 PET 和 MR 序列，单击“Image QC”进行图像融合（图 1-3-3-1A）。NAC 为非衰减校正 PET，MAC 为衰减校正 PET（图 1-3-3-1B）。

2. 单击左上角“Volume”选择 PET 或 MR 序列（图 1-3-3-1C）。

3. 单击左上角“3D”选择视图类型（图 1-3-3-1D）。

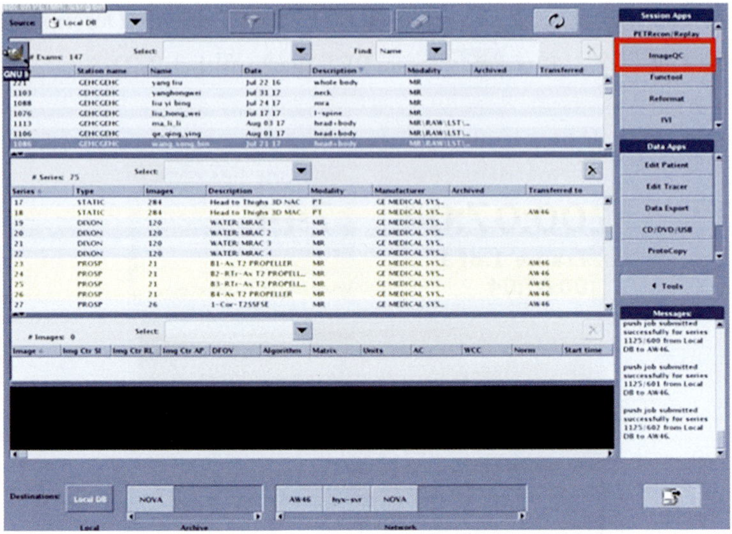
Session Apps
PETRecon/Replay
ImageQC
Functool
Reformat
IVI
Data Apps
Edit Patient
Edit Tracer
Data Export
CD/DVD/USB
ProtoCopy
Tools
Messages
Local DB
NOVA
AW46
Local
Archive
Network

A

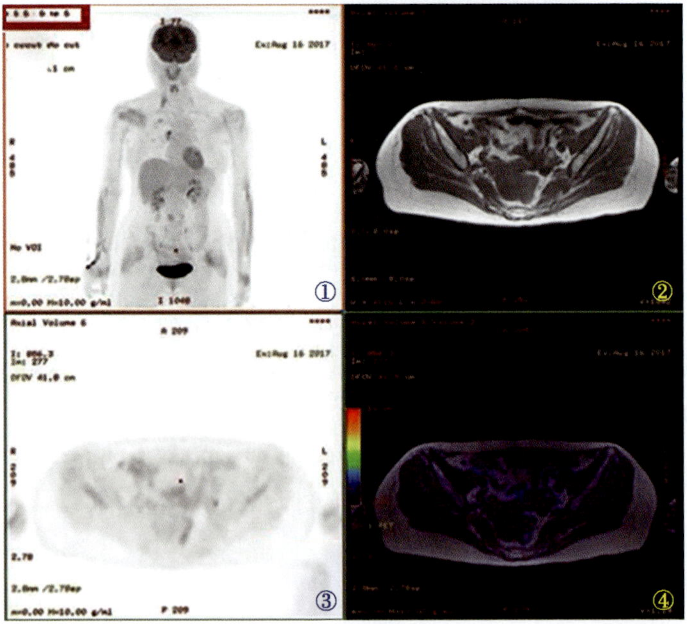
①
②
③
④

B

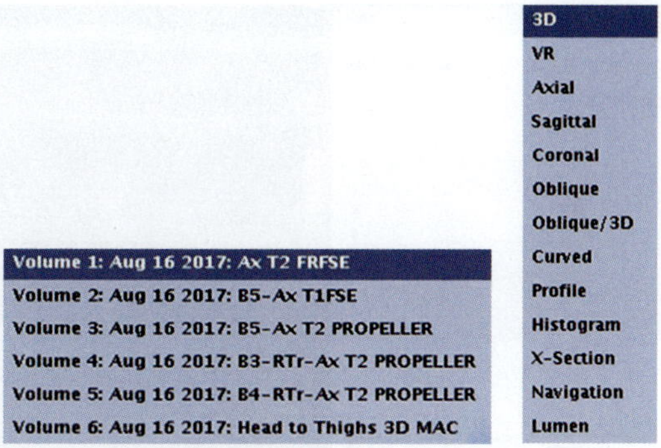


C　　D

图 1-3-3-1　PET/MR 图像融合

A. “Image QC”按钮（红框）。B. ①3D 原始图像；②MR 图像；③PET 图像；④PET/MR 融合图像。C. 选择序列。D. 选择视图类型

4. 从 Volume 调出需要融合的 PET 与 MR 图像，将 PET 图像拖至 MR 图像 Drop here to mix the views 区域完成融合（图 1-3-3-2）。

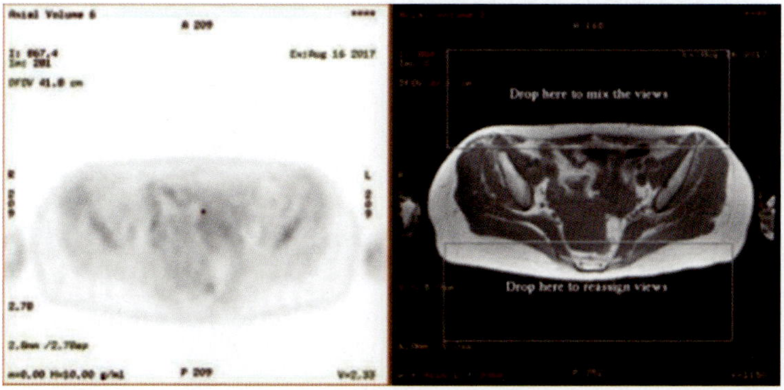


图 1-3-3-2　将 PET 图像拖至 MR 图像 Drop here to mix the views 区域

5. PET 图像 2D 层面放置 ROI 测得 SUV 值（图 1-3-3-3）。

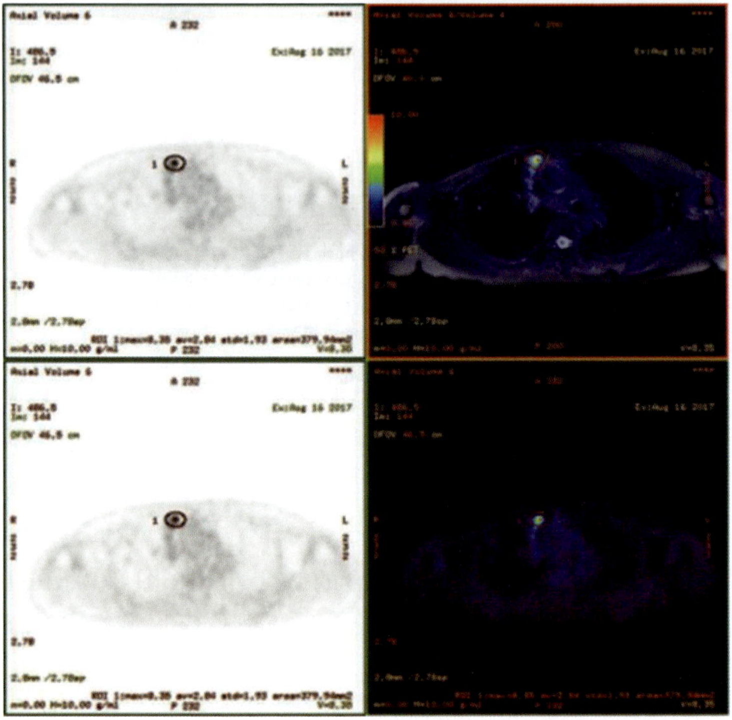

图 1-3-3-3 PET 图像及 PET/MR 融合图测量 SUV 值

（董 硕 吴 航）

# 第二篇

## 一体化 Biograph PET/MR

第一章

# 一体化 Biograph PET/MR 简介

## 第一节　一体化 Biograph PET/MR 设备

Biograph mMR 设备主要组件由控制装置、检查床显示器、生理信号显示器（Physiological Measurement Unit，PMU）和检查床等组成（图 2-1-1-1）。

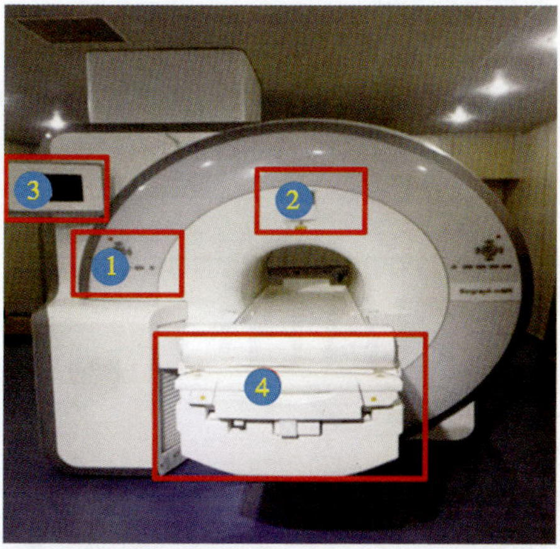


图 2-1-1-1　mMR PET/MR

①控制装置；②检查床显示器；③ PMU 显示器；④检查床

### 一、控制装置

mMR 控制装置位于磁体外壳检查床左右两侧（图 2-1-1-2），用以控制检查床移动。

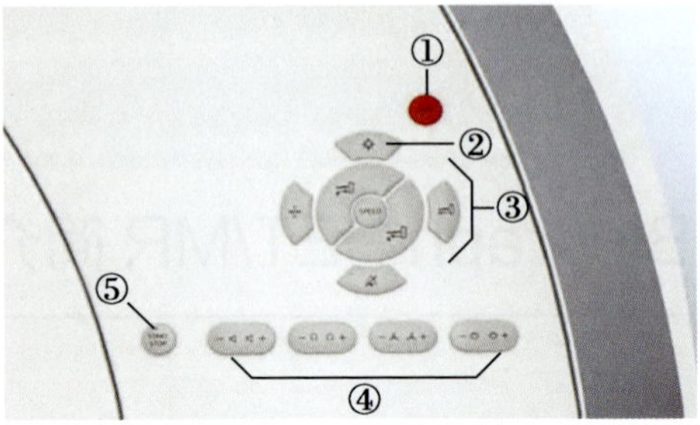


图 2-1-1-2 控制装置

①检查床停止按钮；②激光定位灯按钮；③移动检查床按钮：为向上 / 向内移动检查床；为向下 / 向外移动检查床；速度按钮：按下可加速检查床移动；为中心位置按钮，可将检查床移进磁体，直到待测量断层位于磁体中心处；原始位置按钮，检查床完全移出磁体，使正在进行的检查终止；④磁体腔和音乐设置按钮；⑤启动 / 停止按钮

## 二、检查床显示器

检查床显示器位于磁体外壳正面的磁体开口上方，显示通过控制装置执行功能的状态（图 2-1-1-3）。文本输出行显

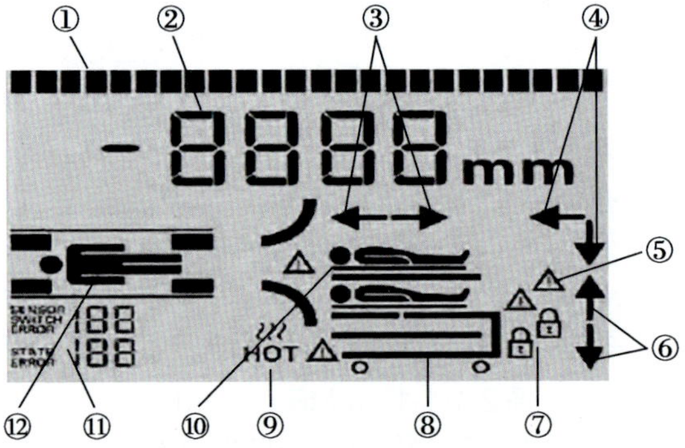


图 2-1-1-3 检查床显示器

①文本输出行；②检查床位置；③检查床水平运动的方向箭头；④组合方向箭头（垂直、水平）；⑤垂直移动检查床的碰撞；⑥检查床垂直运动的方向箭头；⑦可更换式床面的锁定机制；⑧可更换式床面（选件）和推车（选件）；⑨过热制动闸；⑩检查床上的受检者；⑪受检者及检查床的错误代码；⑫线圈插座分配

示通道照明亮度、通道通风风速、对讲系统和耳机音量、上次连接线圈名称（建立连接后短暂显示）、错误提示等。

### 三、PMU 部件及显示器

mMR 使用无线蓝牙连接的 PMU 部件检测受检者的生理信号，从而控制设备的检查，其组件包括：无线蓝牙 PERU（生理 ECG 和呼吸单元）：ECG 和呼吸传感器（图 2-1-1-4A）；无线蓝牙 PPU（外周脉搏单元）：脉搏传感器（图 2-1-1-4B）。

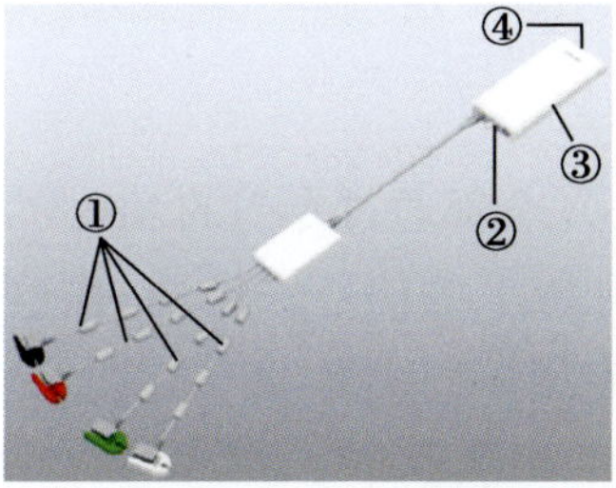


A

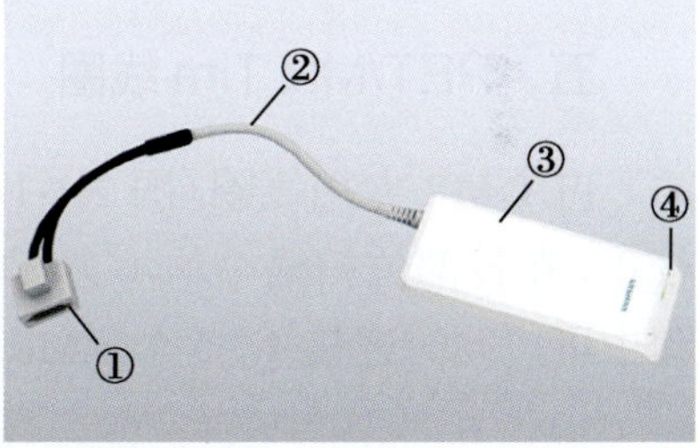


B

图 2-1-1-4　PMU 部件

A. 无线蓝牙 PER：①带夹钳的 ECG 导联；②呼吸垫插头；③发射装置；④控制 LED 指示灯。B. 无线蓝牙 PPU：①指夹装置；②光缆；③发射装置；④控制 LED 指示

PMU 测量数据以图形方式显示受检者的生理信息，包含 ECG 信号和频率、脉搏信号和频率、呼吸信号和频率、外部触发信号等。ECG 信号、呼吸信号和脉搏信号分别以实时曲线形式呈现于显示器。

### 四、检查床

检查床包含多个 Tim 插座和接口，最大承重为 200kg，磁体线圈直径为 70cm，加入 PET 探测器后直径为 60cm，PET 轴向范围 25.8cm（图 2-1-1-5），MR 与 PET 的采集范围均为 200cm。

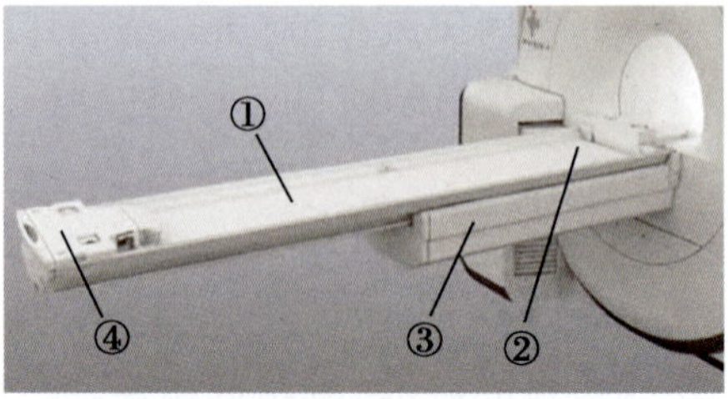


图 2-1-1-5 PET/MR 检查床

①检查床面；②头端；③支架；④足端

## 五、PET/MR Tim 线圈

PET/MR 专用线圈（图 2-1-1-6），全部通过专门的 MRAC 校正，在各部位扫描中均不会影响 PET 的信号采集，扫描过程中可以同时连接 4～5 个 mMR 专用体部线圈。

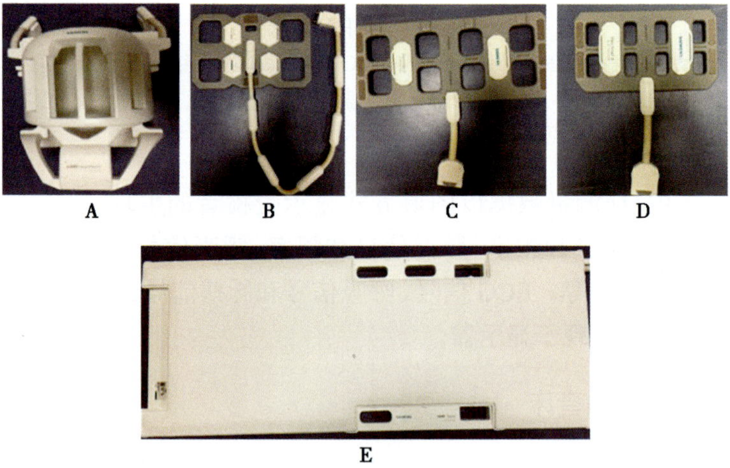


图 2-1-1-6 PET/MR 线圈

A. mMR Head/neck 线圈；B. mMR Body 线圈；C. Flex Large 线圈；D. Flex Small 线圈；E. mMR Spine 线圈

## 六、键盘及附件

1. 操作系统　Windows 键盘可以更改图像窗宽窗位和浏览图像，功能按键见表 2-1-1-1。

表 2-1-1-1　功能按键

| 按键 | 功能 |
|---|---|
| 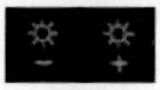 | 增大 / 减少图像亮度（设置窗位） |
| 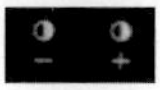 | 升高 / 降低对比度（设置窗宽） |
|  | 自动设置对比度和亮度 |
| 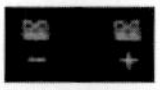 | 检查中向前 / 后翻页 |
| 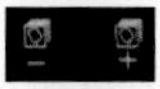 | 序列中向前 / 后翻页 |
| 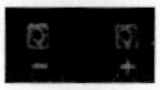 | 图像中向前 / 后翻页 |
|  | 打开受检者登记 |
|  | 选择受检者浏览器 |
|  | 高亮显示 |
|  | 复制到底片 |
|  | 发送到节点 |

2. 对讲系统　对讲系统可以让操作人员在检查操作期间与受检者相互交流（图 2-1-1-7），此外还可以控制某些重要操作，例如停止检查床等。

## 七、放射源及支架

$^{68}$Ge 放射源用于 PET 探测器的质量控制（Daily QC），即对 PET 探测器响应情况的各种变化进行标准化维护。质量控制结果将确定系统的稳定性，明确扫描准备是否做好或是

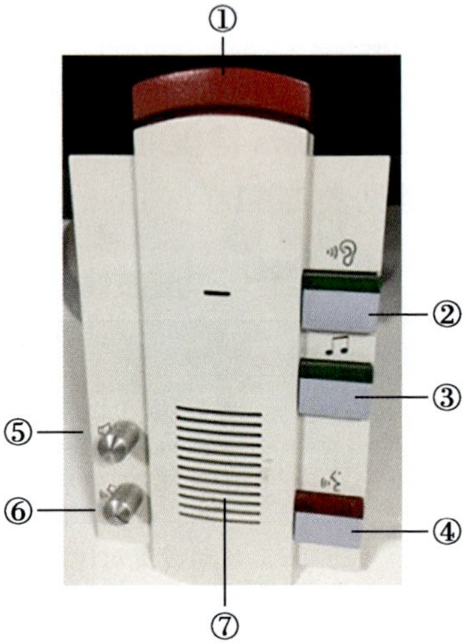


图 2-1-1-7 对讲系统

①检查床停止按钮；②监听按钮；③播放音乐；④讲话按钮；⑤监听模式音量控制；⑥受检者指令音量控制；⑦扬声器

否需要检修，推荐每周至少执行一次 PET QC 检查。

Biograph mMR 的放射源，包括 1 个统一规格的 $^{68}$Ge 质控桶源，放射活度为 3.0mCi（111.5 MBq）；4 个 $^{68}$Ge 棒源，每个源放射活度为 1.5mCi（55.5 MBq）。此外还有放置桶源的模型支架和用于 PET 质量控制的体模（图 2-1-1-8）。

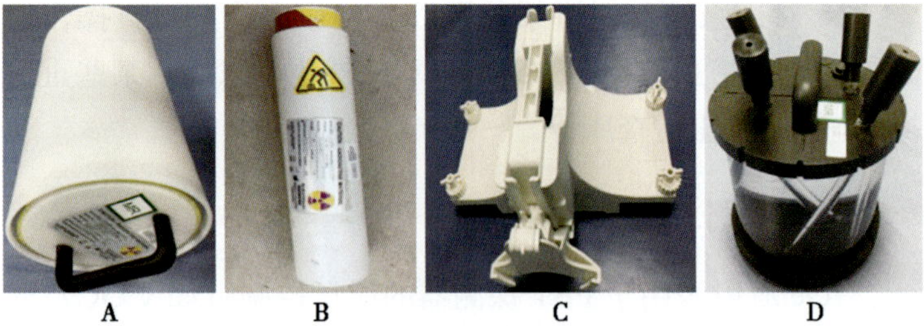


图 2-1-1-8 放射源与支架

A. $^{68}$Ge 桶源；B. $^{68}$Ge 棒源（内装 4 根）；C. 体模支架；D. 体模

## 八、体模

MR 质量控制建议每 3 个月进行一次。瓶状体模用于线圈质量控制，蓝色球形体模用于 MR 系统质控（图 2-1-1-9）。

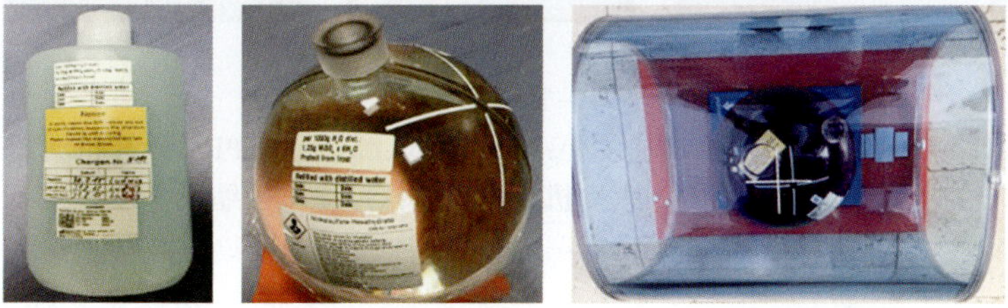

A　　B　　C

图 2-1-1-9　体模

A. 瓶状体模；B. 球形体模；C. 蓝色体部体模腔套 + 蓝色球形体模

## 九、设备机柜室

设备机柜室内放置 MR 射频柜、MR 梯度柜、PET 电子柜、水冷及电力等部件（图 2-1-1-10）。MR 射频柜主要控制 MR 射频部分，包括射频的发射与接收；MR 梯度柜控制梯度系统。PET 机柜包含 PET 图像重建组件、PET 电源组件等，水冷组件控制 MR 与 PET 部分的冷却及液氦压缩。

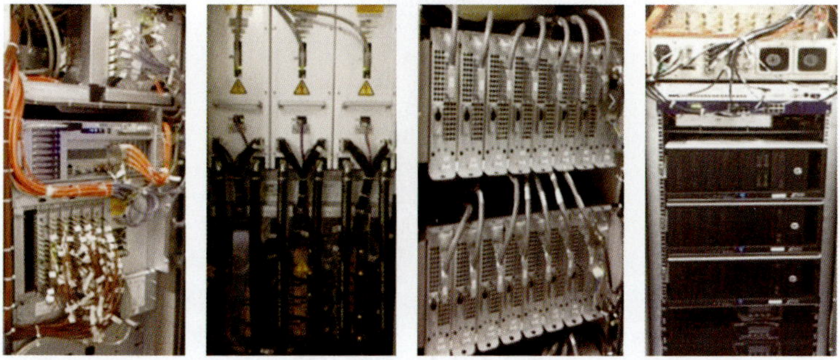

A　　B　　C　　D

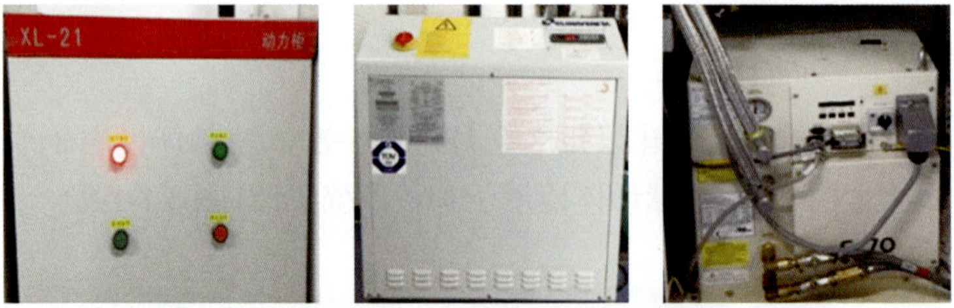


E F G

图 2-1-1-10 设备机柜室

A. MR 射频柜；B. MR 梯度柜；C. PET 电源柜；D. PET 计算机重建柜；E. 主系统配电柜；F. 水冷机室内组件；G. 氦气压缩机

（张 微 袁梦晖）

## 第二节 一体化 Biograph PET/MR 系统操作

### 一、系统开机、关机和重启

1. 开机

（1）先把报警盒上的钥匙旋转到开锁位置，然后轻按“system on”按钮，设备通电开始启动（图 2-1-2-1）。

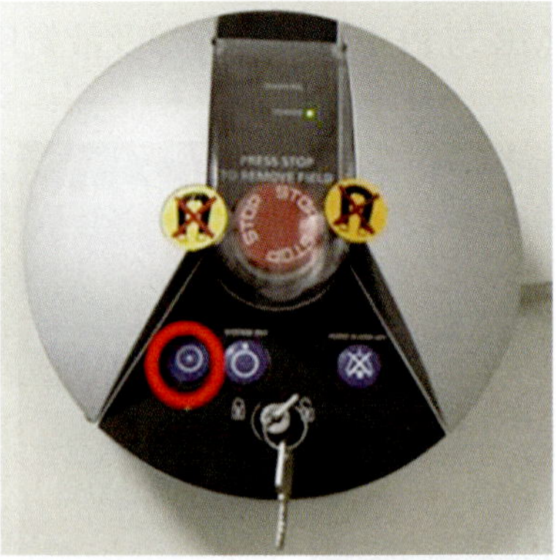

图 2-1-2-1 系统开机

（2）在主计算机屏幕上，可看到 Syngo 的启动界面，Syngo 软件启动时间大约需要 3～5min。

（3）系统硬件启动时间大约需要 20min。

（4）软件和硬件都启动正常后，会听到梯度自检声音，说明整个系统启动全部正常。

2. 关机

（1）确认检查床位于 home 位置，拔除检查床上额外的表面线圈。

（2）从主菜单中选择：system → end session → shut down system，点击“shut down”后，系统将会弹出对话框“do you really want to shut down the system”进行确认后，系统将进入关机程序（图 2-1-2-2）。

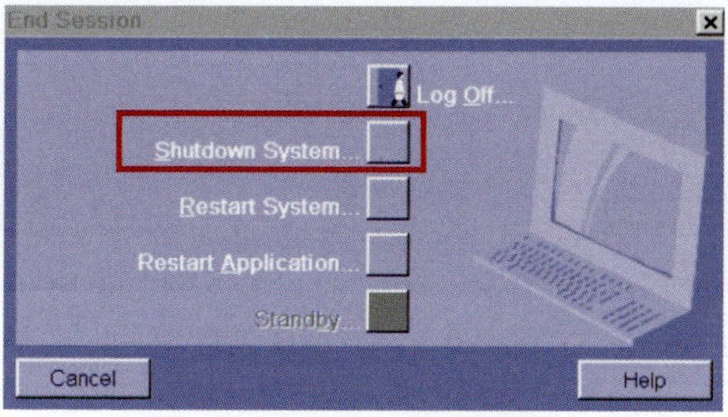


图 2-1-2-2　软件关机

（3）当确定 shut down 后，主机硬件的电源将会先切断，然后等待 syngo 软件自动关闭，大约 3min 后，屏幕上会出现“it is now safe to turn off your computer”。

（4）轻按 alarm box 上的“system off”按钮，然后将钥匙旋转到锁住的位置，关机完成（图 2-1-2-3）。

3. 重启　从主菜单中选择：system → end session → shut down system，点击“Restart System”或“Restart Application”后，即重启系统或者软件（图 2-1-2-4）。

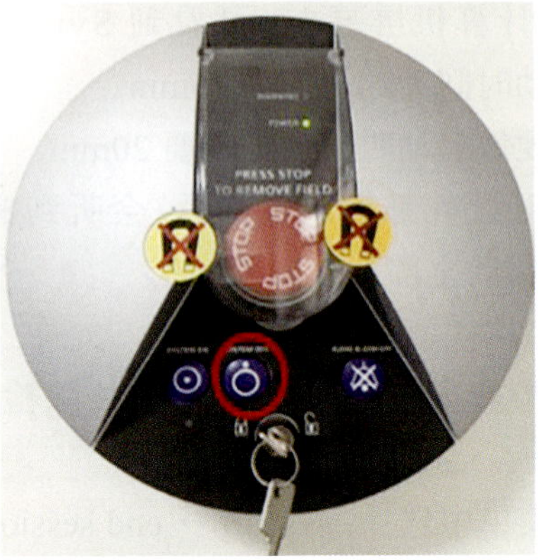


图 2-1-2-3 系统关机

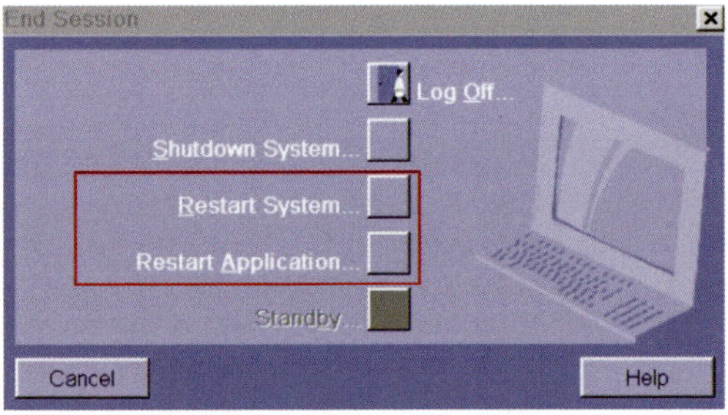


图 2-1-2-4 系统重启

## 二、用户界面

1. 受检者登记界面　受检者登记界面（图 2-1-2-5）包括受检者姓名、ID、出生年月日、性别、身高、体重、检查部位、受检者体位等的信息栏，输入后点击“Exam”，即进入扫描界面。

2. 扫描界面　扫描界面由 MR 图像查看区、序列列表区、检查部位序列选择区和工具栏组成（图 2-1-2-6）。工具栏由工具箱、图像自动查看、PET 采集监视、生理数据、序列库和受检者 SAR 值信息栏等组成。其中工具箱操作包括控制图像放大缩小、添加饱和带、更改层厚和层间距；PET 采集监视能查看机架状态和采集信息；生理数据显示门控 PET 重建的所有波形和触发信息。

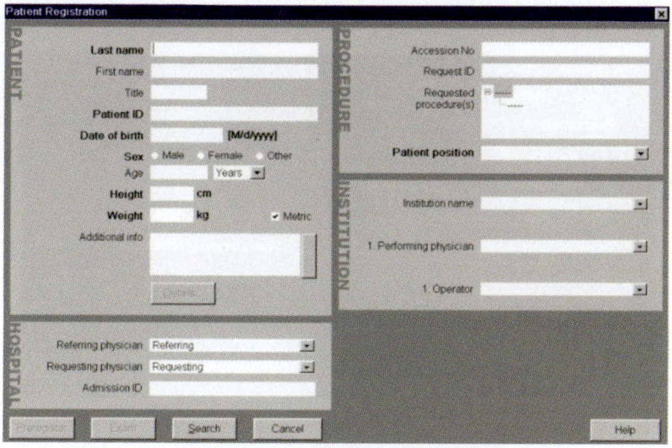


图 2-1-2-5　受检者登记界面

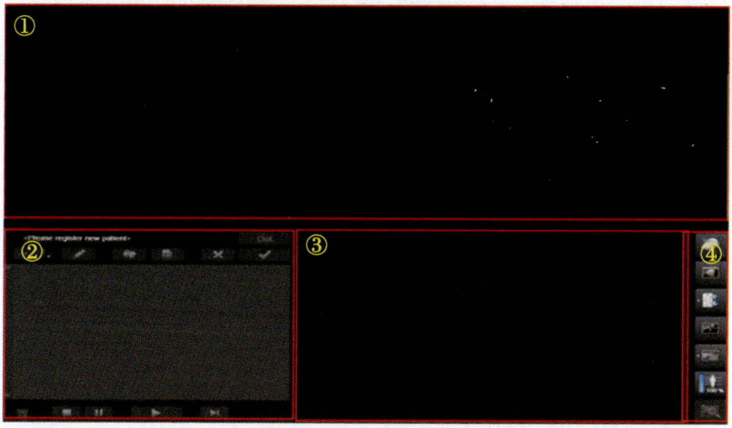


图 2-1-2-6　扫描界面

①MR 图像查看区；②序列列表区；③检查部位序列选择区；④工具栏：工具箱（position Toolbar）；图像自动查看（Inline Display）；检查床位置（Table Positioning）；生理数据（physiological Display）；序列库（Program Card）；受检者 SAR 值信息（SAR information）；参数卡信息（Details View）

3．PET 参数选项卡 PET/MR 检查时，双击“Pet Acquisition”序列，出现 PET 参数选项卡（图 2-1-2-7）。

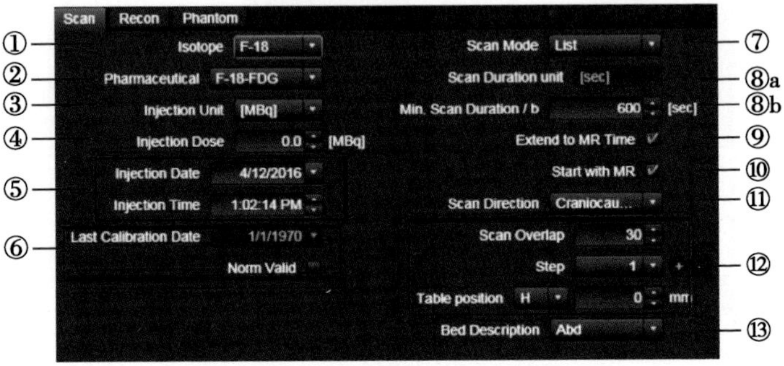


图 2-1-2-7 PET 参数选项卡

①同位素。②选择检查所用放射性药物。③选择放射性药物剂量单位，包括毫居里（mCi）或兆贝克（MBq）。④注射剂量，注意选取的放射性药物剂量单位。⑤注射日期和时间，注意日期和时间的格式与状态栏的显示格式一致。⑥标准化有效复选框必须选中，已启动衰减矫正的 PET 图像重建。⑦扫描模式包括 Sinogram（正弦图）和 List（列表）模式，列表模式：仅原始数据；正弦图模式：创建特定角度的所有相应线的直方图。触发扫描和动态扫描需要选择列表模式。⑧a：扫描时间单位，⑧b：每床扫描时间，两者决定 PET 每个床位的扫描时间，达到此时间后，PET 将停止扫描。⑨扩展至 MR 时间。⑩首先选择 MR 时间。⑪扫描方向可选择足头位或头足位。⑫多床 / 多步检查的扫描重叠、床位数和检查床位置。⑬床位描述，包括头、头颈、颈、胸、胸腹、腹、腹盆腔、大腿、小腿、足、乳腺、前列腺

4．MRAC（MR BasedAttenuation Correction）参数 MRAC 是基于 MR 图像的衰减矫正，采用 MR 信号信息对 PET 成像过程中 γ 射线在组织细胞中的衰减进行衰减矫正，通过 MRAC 参数选项卡可更改 MRAC 参数图（图 2-1-2-8）。

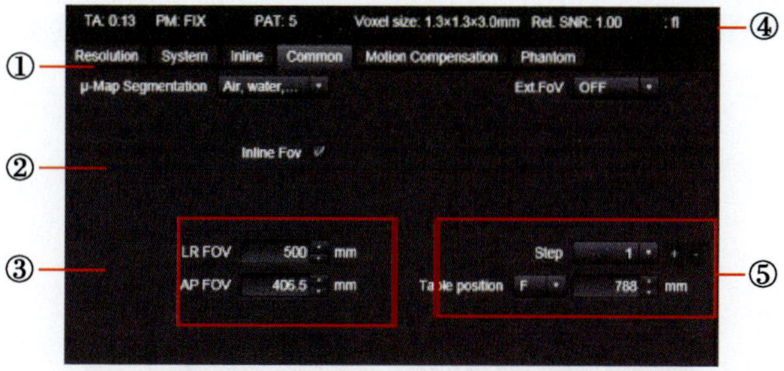


图 2-1-2-8　MRAC 参数卡

①μMap 分割：设置分割模式，在 μMap 创建中包含不同的组织类别；②内嵌 FOV：可根据受检者身材限定允许的 AC FOV 限值，以避免伪影；③MR 在左右、前后方向扫描 FOV；④扩展 FOV：MRAC Fov 以外的解剖结构（如肩膀较宽的受检者手臂）可利用扩展 FOV 功能包含在重建图像中，关闭可为所有检查床取消激活基于 PET 的 FOV 扩展；⑤检查床位置

（张　微　袁梦晖）

## 第三节　一体化 Biograph PET/MR 质量控制

PET 质量控制是对探测器响应情况的各种变化进行维护，其结果将确定系统是否做好扫描准备，是否需要维修。质量控制包括每日标准化和 PET 探测器设置，具体操作步骤如下：

### 一、准备 mMR $^{68}$Ge Daily QC 体模

将装置下方的两个固定支架从下方插入体模的环形插口，第三个固定支架从上方滑入导轨，直至固定支架锁定于体模的环形插口（图 2-1-3-1）。

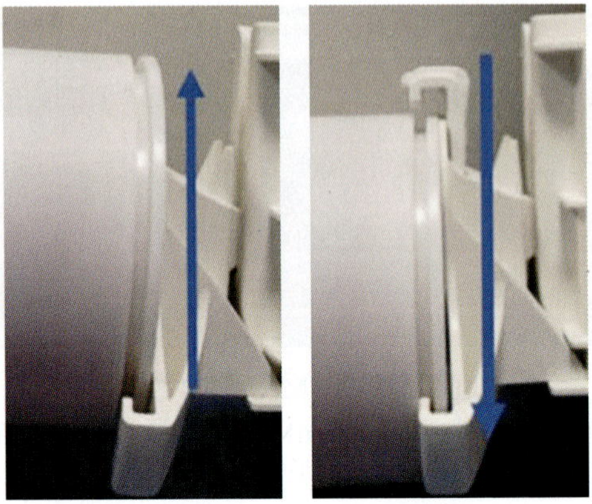
A B

图 2-1-3-1 准备体模

A. 两个固定支架从下方插入体模的环形插口；B. 第三个固定支架从上方滑入安装装置导轨

## 二、定位 mMR $^{68}$Ge Daily QC 体模

定位 mMR $^{68}$Ge Daily QC 体模的前提条件是移除床上的所有射频线圈和护垫（图 2-1-3-2），具体步骤如下：①将 PET/MR 体模支架置于检查床的头侧端；②将锁销插入 T 形凹槽内，将体模支架向上滑动至末端挡板，即与检查床的燕尾榫接头结合锁定；③固定体模支架，将锁销旋转 90°，然后使用自锁螺母固定；④将检查床移入磁体腔，直至末端挡板处；⑤在磁体背面将体模的安装装置滑入体模支架的导轨中并卡好；⑥和⑦将 mMR $^{68}$Ge Daily QC 体模置于体模支架的最低位置；⑧将检查床移出磁体腔；⑨将激光定位灯对准 PET/MR 体模支架的中心标记。

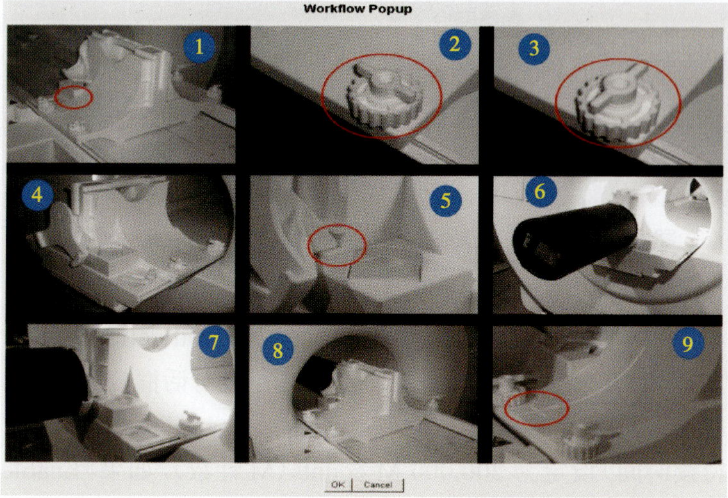


图 2-1-3-2 定位 mMR $^{68}$Ge Daily QC 体模

1. 选择菜单栏 options → service → customer Quality Assurance（QA），进入 QA 菜单（图 2-1-3-3）。

2. 选择屏幕左侧菜单栏“Body”→选择“PET Quality Check and Normalization”（PET 质量控制检查和标准化）→ GO → OK（图 2-1-3-4）。

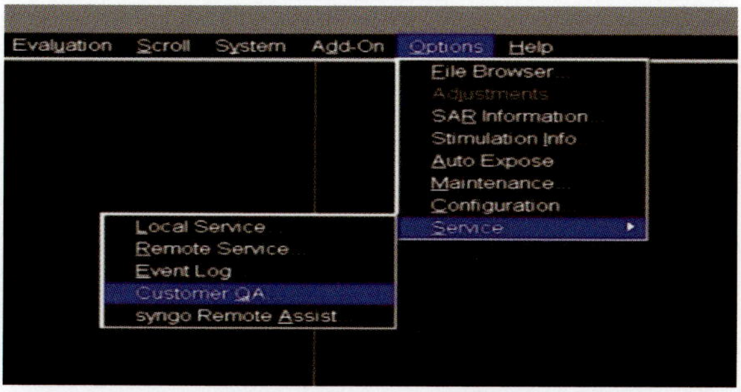


图 2-1-3-3 QA 菜单

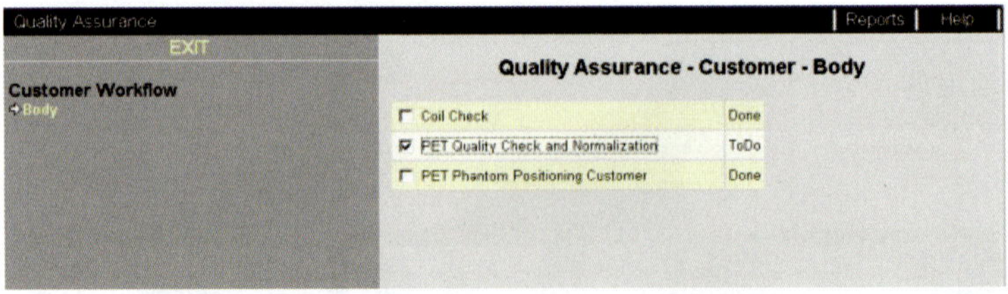


图 2-1-3-4 PET Quality Check and Normalization 选项

3. 选择“PET Quality Check and Normalization”，点击“GO”后 Assay date input（检测数据输入）对话框打开，显示所使用的体模数据（图 2-1-3-5），确保 Scan duration（扫描持续时间）设定为 200.000 M counts（M 计数），如果“Enable

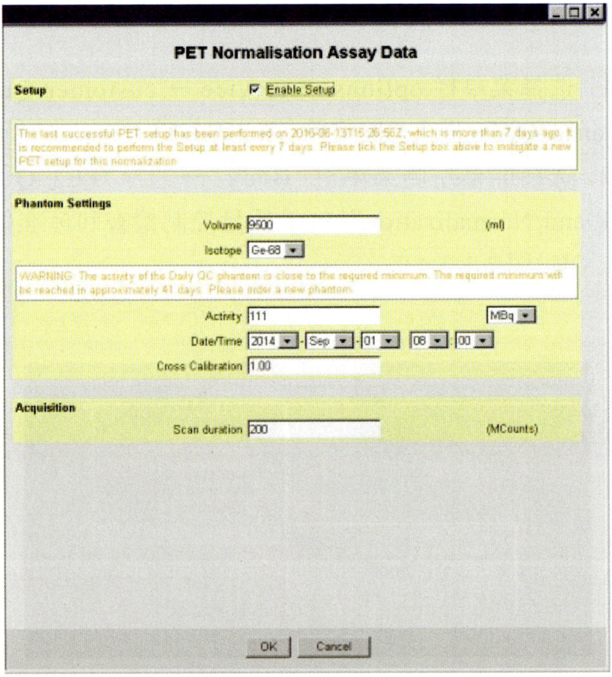


图 2-1-3-5 PET 标准化检测数据

Setup"复选框被激活(默认)，PET 探测器设置将在标准化测量前进行。探测器设置应至少每周进行一次，以获得最佳 PET 性能。点击确定继续程序体模自动移入磁体中心，扫描开始。根据模体内放射性活度不同，大约 20min 达到所需计数后，PET QA 完成(图 2-1-3-6)。

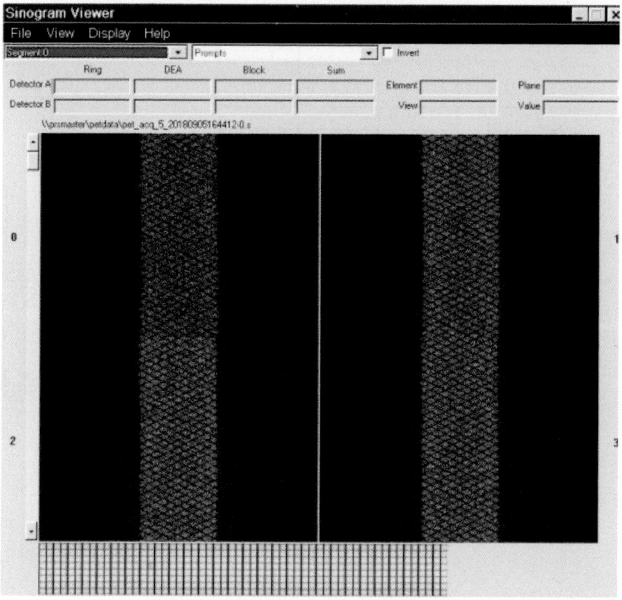


图 2-1-3-6　完成 PET QA

4. 标准化完成后，正弦图查看器和报告窗口自动打开(图 2-1-3-7)，所有状态显示 OK 即为标准化完成，如果失败重新标准化扫描，如果仍然失败建议联系工程师。成功完成后新的标准化将适用于所有后续检查，在 MRAC PET 协议中和当前日期一起显示。关闭质量保证窗口后，PET Quality Check and Normalization 的状态为 Done(完成)。

**PET Detailed System Quality Report**

| | UpperBound | LowerBound | Value | OK |
|---|---|---|---|---|
| Block Noise | 3 crystal | 0 crystal | 0 blocks out of range | OK |
| BlockEfficiency | 120 % | 80 % | 0 blocks out of range | OK |
| Measured Randoms | 115 % | 85 % | 103.8 % | OK |
| Scanner Efficiency | 62.4 (count/sec)/(Bq/cc) | 33.6 (count/sec)/(Bq/cc) | 48.4 (count/sec)/(Bq/cc) | OK |
| Scatter Ratio | 38.5 % | 31.5 % | 33.3 % | OK |
| ECF | 2.8e+007 Bq*s/ECAT counts | 1.4e+007 Bq*s/ECAT counts | 2.145e+007 Bq*s/ECAT counts | OK |
| Plane Efficiency | 5 % | 0 % | 0 planes out of range | OK |

**Crystal Map**

**ECF Trendline of valid former ECFs**

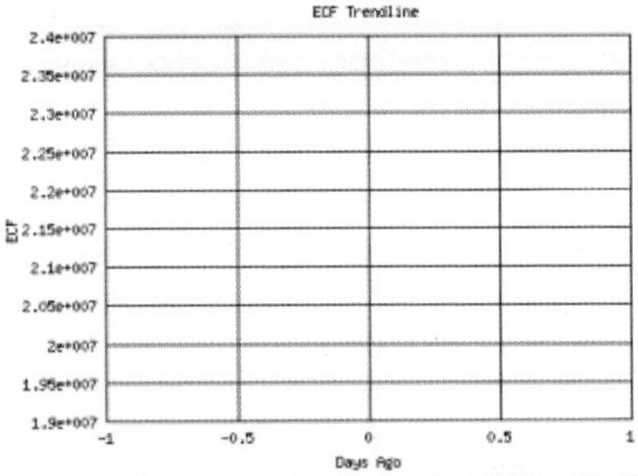


图 2-1-3-7 PET QA 报告窗口

（张 微 袁梦晖）

# 第二章

# 一体化 Biograph PET/MR 扫描规范

## 第一节　一体化 Biograph PET/MR 全身扫描

### 一、一体化 Biograph PET/MR 全身扫描受检者摆位

1．扫描前移除受检者身上所有金属物品，建议更换专用检查服装。

2．全身扫描前需佩带耳塞，以降低检查噪声。

3．受检者仰卧，头先进，肩部紧贴头线圈下缘，头部左右居中，双手放置于身体两侧，身体长轴与检查床长轴平行，上腹部加呼吸门控。

4．使用头颈线圈和全身表面线圈，用固定带固定好线圈，线圈松紧应适度，以能较好地固定受检者又不妨碍呼吸。

5．定位中心位于下颌。送入磁场中心时，当激光灯经过受检者眼睛时嘱其闭眼。

6．检查前受检者手握报警球，检查过程中如有不适手捏报警球通知扫描人员。

### 二、一体化 Biograph PET/MR 全身扫描序列

PET/MR 躯干及颅脑具体扫描序列及其参数分别见表 2-2-1-1、表 2-2-1-2。

表 2-2-1-1 一体化 Biograph PET/MR 全身扫描序列

| 序列 | TE/ms | TR/ms | 层厚/mm | 层间距/mm | FOV/cm | TE/ms | 注释 |
| --- | --- | --- | --- | --- | --- | --- | --- |
| T2_Blade_tra_fs | 86 | 2 200 | 6 | 0 | 40×40 | 320×320 | 横轴位 T2WI 抑脂 |
| DWI b=800 | 78 | 6 400 | 6 | 0 | 40×30 | 96×128 | 横轴位扩散加权成像 |
| T1_vibe_dixon_tra | 1.24 | 4.04 | 3.2 | 0 | 42×32 | 175×320 | 横轴位 T1WI |
| T2_haste_cor | 95 | 1 000 | 6 | 1.2 | 40×40 | 256×256 | 全身 T2WI 冠状位成像 |

注：tra：横轴位；cor：冠状位

表 2-2-1-2 一体化 Biograph PET/MR 颅脑基本扫描序列

| 序列 | TE/ms | TR/ms | 层厚/mm | 层间距/mm | FOV/cm | TE/ms | 注释 |
| --- | --- | --- | --- | --- | --- | --- | --- |
| T2_tra_tse | 91 | 5 000 | 5 | 1 | 24×24 | 288×384 | 横轴位 T2WI |
| T1_tra_flair | 13 | 2 000 | 5 | 1 | 24×24 | 256×256 | 横轴位 T1 FLAIR |
| T2_tra_flair_trim | 94 | 9 000 | 5 | 1 | 24×24 | 256×256 | 横轴位脂肪抑制 T2 FLAIR |
| DWI b=1 000 | 85 | 5 900 | 5 | 1 | 24×24 | 146×146 | 横轴位扩散加权成像 |
| T2_tse_sag | 95 | 5 500 | 5 | 1 | 24×24 | 307×384 | 矢状位 T2WI |

注：tra：横轴位；sag：矢状位

## 三、一体化 Biograph PET/MR 全身扫描流程

1. 受检者信息录入　在受检者界面（图 2-2-1-1）输入受检者基本信息，包括姓名、Patient ID、出生日期、身高体

重、Study 以及 Patient position。选择“Whole body MR-PET”（图 2-2-1-2），点击“Exam”进入扫描界面。

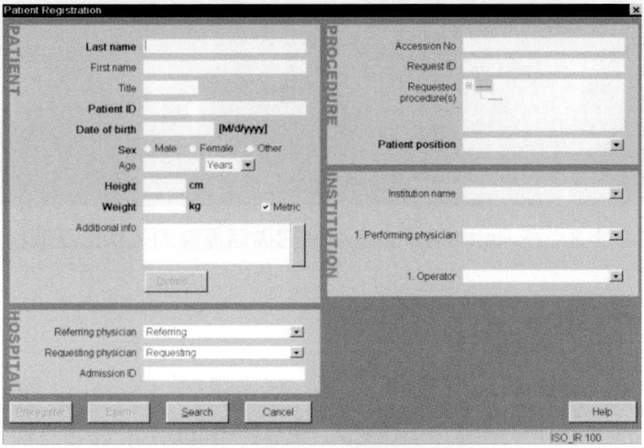


图 2-2-1-1　受检者信息

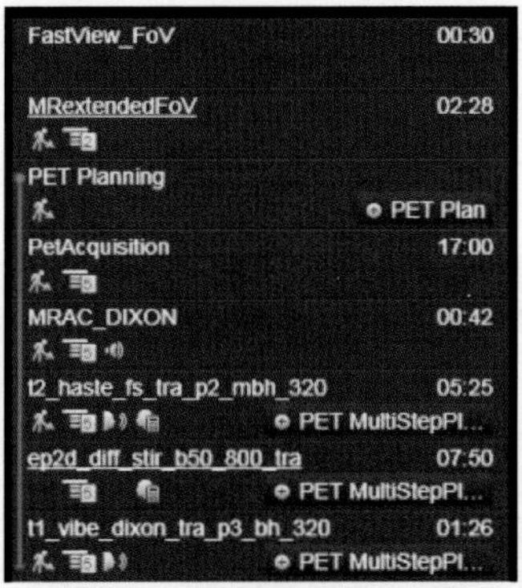


图 2-2-1-2　全身扫描序列

2. Fastview 全身快速定位像扫描　激光灯定位下颌，检查床匀速前进并且不间断扫描，全身扫描范围一般从头顶到膝关节以上。扫描完成后自动重建出矢状位及冠状位图像，并自动装载到检查界面（图 2-2-1-3）。

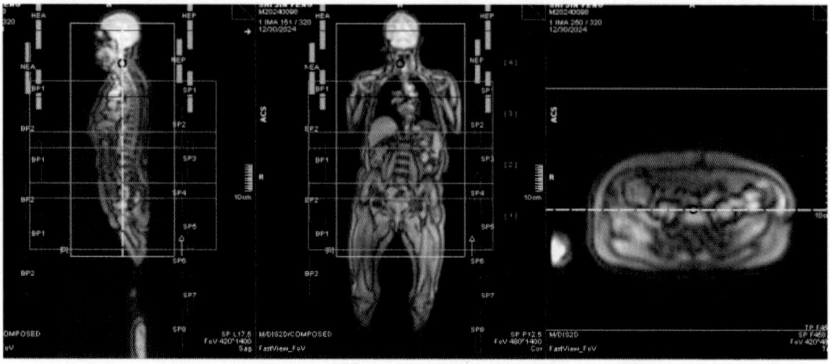

图 2-2-1-3 在 Fsatview 全身快速扫描后重建的矢状位及冠状位定位像

3. PET 成像

（1）Fastview 扫描完成后，双击 PET Planning 输入放射性药物相关信息及床段数。PET Planning 包含 Tracer、Planning、Coil 等信息，需在子参数卡（图 2-2-1-4）Tracer 中填写药物注射剂量和注射时间，这些信息会自动跟随到 Pet Acquisition 相关参数卡：所有绿色线范围内的 MR 及 MRAC 将跟随 PET 的床位逐段执行。在 PET 采集的过程中，MR 同时采集，扫描期间床位不能随意更改、移动，避免中断 PET 的采集。

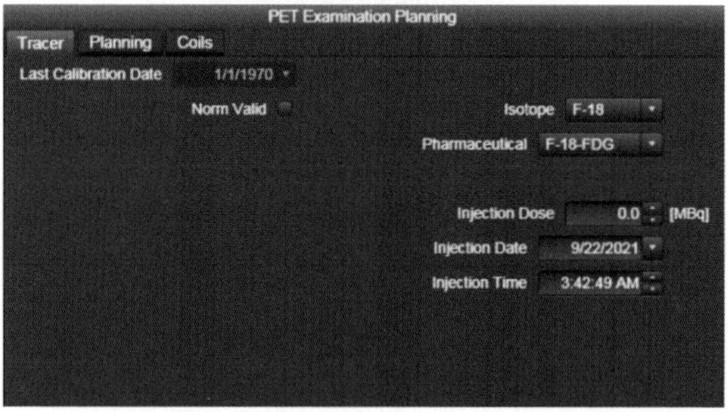


图 2-2-1-4 PET Planning Tracer 参数卡

（2）双击 PET Acquisition 序列，确定 PET 扫描参数（图 2-2-1-5）：Scan 选项卡 Pharmaceutical 选择放射性药物

的种类、剂量以及注射时间等相关参数，可自动跟随 PET Plan 参数；勾选 Norm Valid，自动关联最近的 QC 数据；Scan Mode 选择 Sinogram 模式；Scan Duration/bed 4～5min，基本和每个床位的 MRI 序列所需时间一致；Scan Direction（扫描方向）为 Caudocranial（从足侧到头侧扫描），确保在检查过程中先扫膀胱；Scan Overlap（扫描重叠）一般选择 30，代表为两个床位之间的重叠范围，单位为 mm。Bed 为床位，通过点击 + 或者 – 可以增加或减少床位，在 Bed Description 处可以为增加的床位命名。确定每个床位的 PET 扫描后，MR 序列自动复制 PET 床位位置，扫描中心与相应的床位中心一致。MRAC_PET 序列的前后左右位置不能移动，MR 序列的上下范围不能移动，但可以前后、左右移动。每一床位都先行 MRAC 序列扫描，然后开始同一床位 PET 和 MR 序列的同步扫描，MR 序列或 PET 扫描无论谁先完成，另一个将继续进行直至完成扫描。

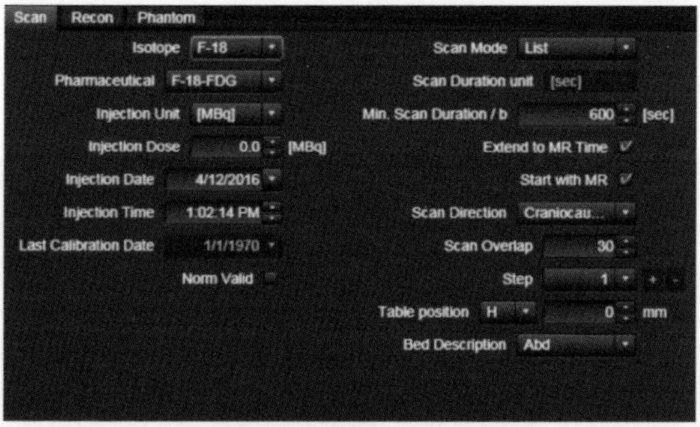


图 2-2-1-5　PET 扫描参数

（3）PET 扫描定位（图 2-2-1-3 和图 2-2-1-6）：全身扫描分为头颅和躯干两部分，躯干扫描范围一般由颅底至髋关节。根据受检者身高，通常 4～5 个床位，如果范围不够，可增加床位。拖动定位线调整 PET 检查床上下位置。

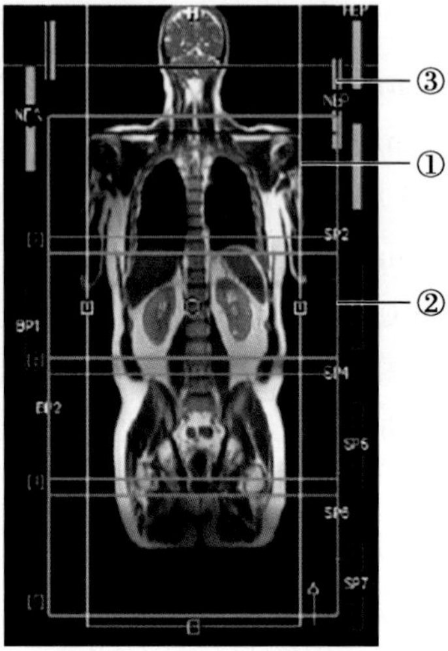


图 2-2-1-6 全身扫描定位像

①MRAC FOV（黄框）；②PET FOV（绿框）；③所选床位的 FOV（蓝框）

（4）MRAC 参数（图 2-2-1-7）：MR 衰减矫正序列 MRAC 是 VIBE DIXON 序列。冠状位扫描能重建水信号图像、脂肪信号图像和正相位、反相位图像，实现空气、肺部、脂肪、肌肉的区别，用于 PET 图像的衰减矫正。

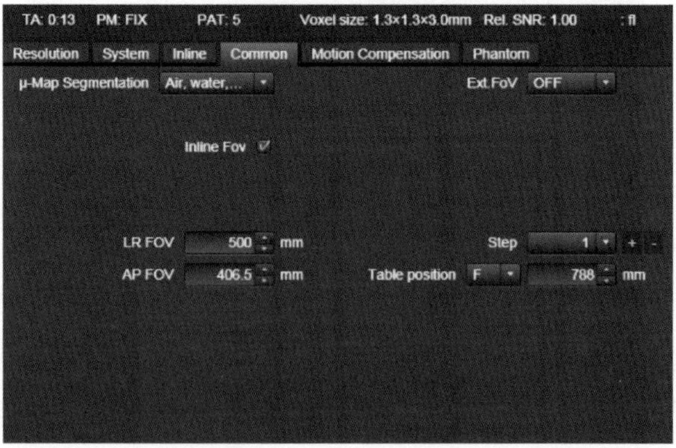


图 2-2-1-7 MRAC_DIXON 序列衰减校正（attenuation correction，AC）选项卡

（5）选择 PET 重建参数（图 2-2-1-8）：Recon Method（重建类型）为 HD PET，iteration（迭代次数）为 4，Image Matrix（矩阵）为 256，Zoom 选择 1，FWHM（full width at half maximum，半峰全宽）为 3.0，Scatter Correction（散射校正）选择 Relative。

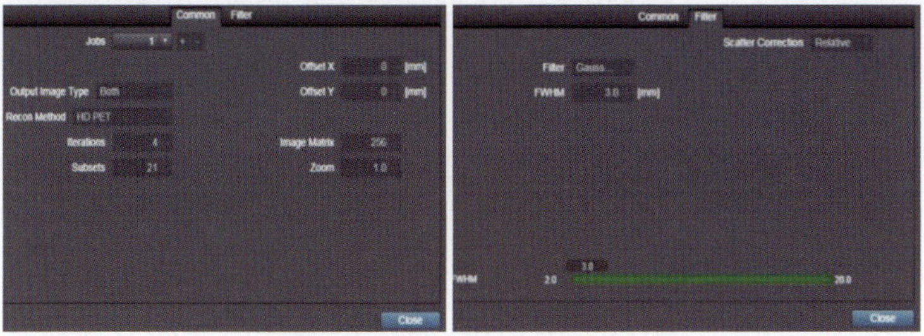


图 2-2-1-8　PET 重建类型

4. MR 成像　MR 成像序列跟随 PET Planning 定义的床位，扫描期间跟随 PET 的床位锁定。MR 扫描以横轴位和冠状位为主，横轴位扫描 T1 VIBE、T2 BLADE FS、DWI 序列，冠状位扫描 T2 HASTE 序列。横轴位 T1 VIBE，需要呼气末屏气扫描，采用 VIBE-DIXON 序列，一次扫描得到水像、脂像、同相位、反相位四组图像。DIXON 序列的抑脂技术是将 in/opp phase 的图像进一步计算、重建而得到水像和脂像，其中水像就是抑脂图像，该序列在 T1 VIBE 序列参数卡 Contrast 选项卡，下拉 DIXON 选择重建水像或重建水像 + 脂像，可选择是否需要原始图像，若选择是，则最多可得到四组图像，分别为 in phase/opp phase/water image/fat image，分别以后缀 _in/_opp/_W/_F 标识。横轴位 T2_BLADE_FS 序列采用刀锋技术（blade），配合呼吸门控或者膈肌导航技术，均匀规律呼吸可以显著减轻呼吸伪影，采用绝热翻转脂肪抑制方式，扫描到胸部时由于胸部入口及纵隔处局部磁场不均匀，局部抑脂效果不佳，可以采用不抑脂或者 STIR 抑脂序列，从而提高图像质量。横轴位 DWI 序列采用自由呼吸扫描，双 b 值成像，b 值一般为 50、800，可以即时生成 ADC 图。HASTE 序列扫描速度快无需屏气，常规为不抑脂扫描方式，根据受检者情况也可选择脂肪抑制扫描，可以更好显示骨转移病灶。

（1）双击选择 MR 扫描序列进行参数修改，单击“Apply”保存定位像，右键点击“copy parameter Groups”复制已定位序列的定位图像。

（2）MR 与 PET 同步扫描，MR 序列自动复制 PET 床位位置，扫描中心与相应的 PET 检查床位中心一致，MR 横轴位序列扫描定位的位置自动复制 PET 位置。全身冠状位序列扫描定位，一般分三段扫描，每一段冠状位之间有部分重叠区域，易于图像拼接。

（3）躯干扫描完成后，选择颅脑 PET/MR 扫描。

（4）全身扫描完成后，根据病情需要可对局部病变增加 MRI 扫描或对比剂增强扫描，如发现肝脏占位，增加针对肝脏的 MR 序列；发现前列腺可疑病变，局部增加前列腺高 b 值弥散成像及前列腺波谱序列等。

（张　徽　郭　坤）

## 第二节　一体化 Biograph PET/MR 颅脑扫描

### 一、一体化 Biograph PET/MR 颅脑扫描受检者摆位

1. 扫描前移除受检者身上所有金属物品，建议更换专用检查服装。

2. 头部扫描前需佩带耳塞，以降低检查噪声。

3. 受检者取仰卧位，头先进，双手自然置于身体两侧，建议扫描时受检者下颌内收。

4. 使用头颈线圈，肩部紧贴线圈，左右居中，头部不能旋转，同时三角垫固定头部。婴幼儿因头颅较小，需在其枕背部加软垫，以确保受检者头颅中心与线圈中心一致，同时注意保暖。

5. 定位中心位于眉间，送入磁场中心时，当激光灯经过受检者眼睛时嘱其闭眼。

6. 检查前受检者手握报警球，检查过程中如有不适手捏报警球通知扫描人员。

## 二、一体化 Biograph PET/MR 颅脑扫描序列

PET/MR 头颅基本序列及参数见表 2-2-2-1，根据检查需要可以进一步选三维时间飞跃法血管成像、扩散加权成像、扩散张量成像等特殊序列，具体扫描序列及其参数见表 2-2-2-2。

表 2-2-2-1　一体化 Biograph PET/MR 颅脑扫描基本序列

| 序列 | TE/ms | TR/ms | 层厚/mm | 层间距/mm | FOV/cm | 矩阵 | 注释 |
| --- | --- | --- | --- | --- | --- | --- | --- |
| T2_tra_tse | 91 | 5 000 | 5 | 1 | 24×24 | 288×384 | 横轴位 T2WI |
| T1_tra_flair | 13 | 2 000 | 5 | 1 | 24×24 | 256×256 | 横轴位 T1 FLAIR |
| T2_tra_flair_trim | 94 | 9 000 | 5 | 1 | 24×24 | 256×256 | 横轴位脂肪抑制 T2 FLAIR |
| DWI b=1 000 | 85 | 5 900 | 5 | 1 | 24×24 | 146×146 | 横轴位扩散加权成像 |
| T2_tse_sag | 95 | 5 500 | 5 | 1 | 24×24 | 307×384 | 矢状位 T2WI |
| sag 3D MPRAGE | 2.36 | 1 900 | 1 | 0 | 25×25 | 256×256 | 全脑三维 T1 扫描 |

注：tra：横轴位；sag：矢状位

表 2-2-2-2 一体化 Biograph PET/MR 颅脑扫描特殊序列

| 序列 | TE/ms | TR/ms | 层厚/mm | 层间距/mm | FOV/cm | 矩阵 | 注释 |
|---|---|---|---|---|---|---|---|
| 3D-TOF-MRA | 3.69 | 20 | 0.5 | 0 | 23×23 | 299×384 | 三维时间飞跃法 MR 血管成像 |
| REST BOLD | 30 | 3 000 | 3 | 1 | 22×22 | 64×64 | 静息态脑功能成像 |
| DTI | 95 | 3 600 | 4 | 0 | 22×22 | 128×128 | 扩散张量成像 |
| 3D SWI | 20 | 26 | 1.2 | 0 | 24×24 | 256×320 | 磁敏感加权成像 |
| 3D ASL | 13 | 2 500 | 8 | 2 | 25×252 | 64×64 | 全脑三维动脉自旋标记成像 |
| PWI | 31 | 1 550 | 5 | 1.5 | 24×24 | 128×128 | 动态磁敏感灌注加权成像 |
| Csi_se_135 | 135 | 1 700 | 15 | / | 16×16 | / | 多体素波谱 TE=135ms |

## 三、一体化 Biograph PET/MR 颅脑扫描流程

1. 受检者信息录入 同第二篇第二章第一节“一体化 Biograph PET/MR 全身扫描”，选择头部扫描序列（HEAD MR-PET），点击“Exam”进入扫描界面。

2. Localizer 进行三维平面定位像扫描 扫描完成后自动重建冠状位、矢状位及横轴位图像，并装载到检查界面。

3. PET 成像

（1）确定 PET 扫描参数（图 2-2-2-1）：PetAcquisition 选项卡 Pharmaceutical 选择放射性药物种类、剂量以及注射时间等相关参数；勾选 Norm Valid，自动关联最近的 QC 数据；Scan Mode 选择 Sinogram 模式；Scan Duration/bed 根据 MR 序列需要扫描的时间输入 15～20min。Scan Direction 为 Caudocranial。

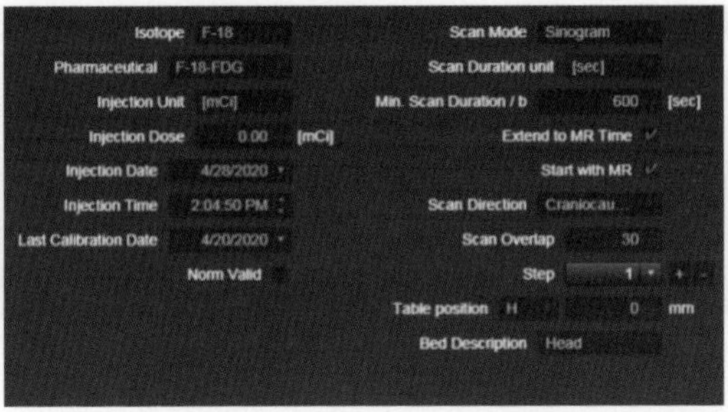


图 2-2-2-1　PET 扫描参数

（2）PET 扫描定位（图 2-2-2-2）：双击 PET Planning，三维平面像定位 PET 检查床位，拖动定位线调整 PET 检查床上下范围，确定 PET 序列扫描范围，MR 序列自动复制 PET 位置，扫描中心与颅脑中心位置一致。

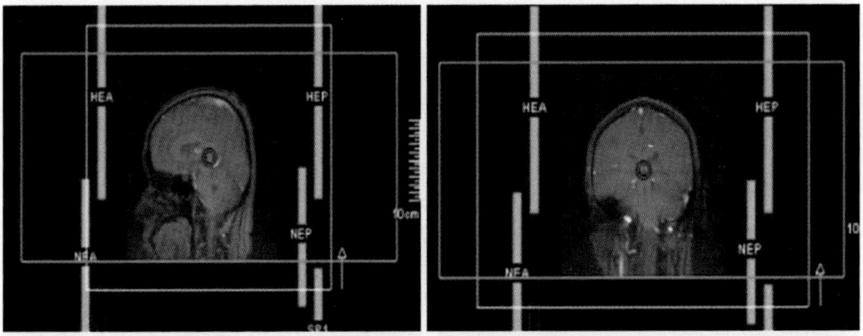


图 2-2-2-2　颅脑 PET/MR 扫描 PET 定位

（3）调整 MRAC 参数：MRAC 可使用内置 DIXON 的 MRAC 序列，也可采用内置 UTE 的 MRAC 序列。UTE 超短回波序列可分割出骨骼，对于 PET 图像衰减矫正更加准确。

（4）选择 PET 重建参数（图 2-2-2-3）：Recon Method 为 HD PET，iteration 为 8，Image Matrix 为 512，Zoom 选择 2.0，FWHM 为 4.0，Scatter Correction 选择 Relative。

4．MR 成像　颅脑常规扫描序列以横轴位和矢状位为主，横轴位包括 T2 TSE、T1 TSE dark fluid、T2 TSE dark

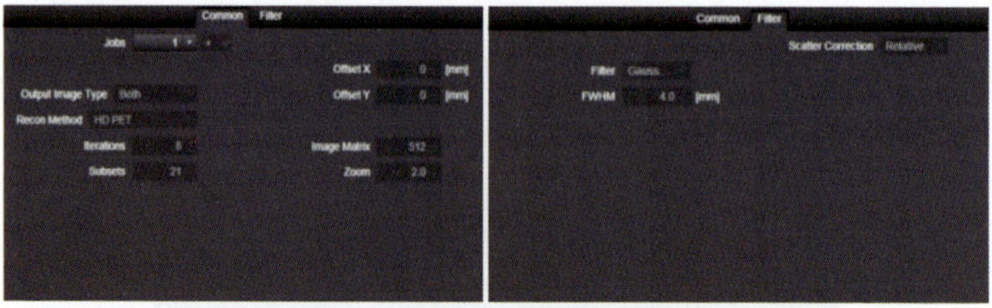


图 2-2-2-3　PET 重建类型

fluid、DWI 序列，矢状位包括 T2 TSE 序列。T1WI 与 T2WI 层面及间隔必须相同，出现 T1WI 高信号病变时，建议进行 T1WI 脂肪抑制序列扫描，以鉴别病变含脂肪或出血。

（1）双击选中 MR 扫描序列进行定位，单击“Apply”保存定位像并开始准备扫描。在 PET 序列启动采集时，MR 序列与 PET 序列同步采集。扫描中心均自动复制 PET 的床位中心，可调节层厚、层间隔、扫描矩阵等参数，也可三方位旋转任意角度。

（2）常规 MR 序列定位

1）横轴位扫描定位（图 2-2-2-4）：定位线应平行于前、后联合的连线，相位编码方向为左右，FOV 为 22～24cm，层厚

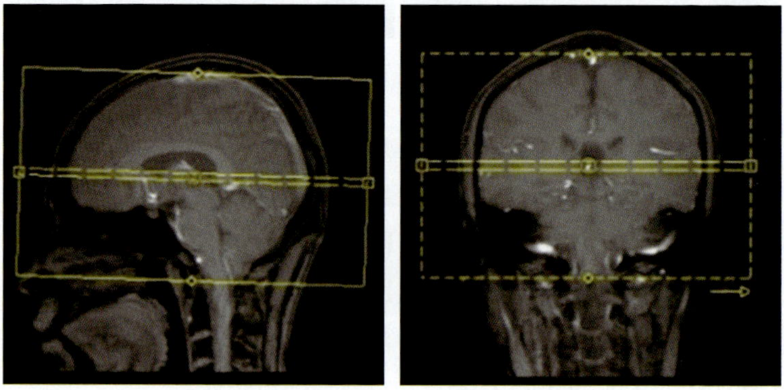

A　　B

图 2-2-2-4　颅脑 MR T2 TSE TRA 序列横轴位定位

A. 矢状位上进行定位；B. 冠状位上进行定位

5～6mm，层间距 1～2mm，右键点击“copy parameter Groups”复制已定位序列的定位信息。

2）矢状位扫描定位（图 2-2-2-5）：定位线与大脑纵列及脑干平行，扫描范围根据头颅左右径和病变大小设定，编码方向为前后。FOV 为 24cm，层厚 4～5mm，层间距 0～2mm。

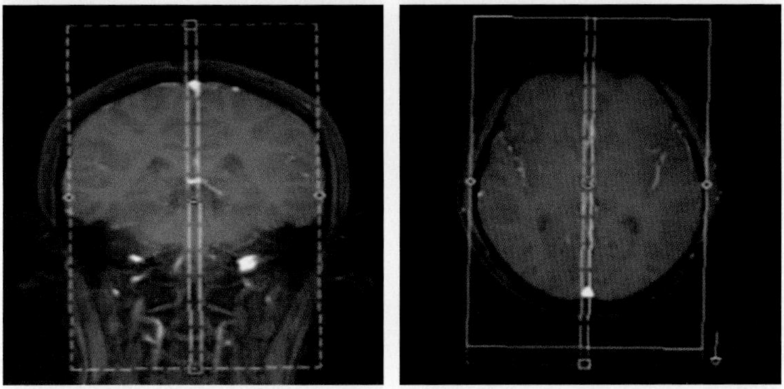

A　　　　B

图 2-2-2-5　颅脑 MR T2 TSE SAG 序列矢状位定位

A. 冠状位上进行定位；B. 横轴位上进行定位

3）冠状位扫描定位（图 2-2-2-6）：定位线在横轴位定位像与大脑纵裂垂直，矢状位定位像与脑干平行。扫描范围由受检者的头颅前后径和病变大小设定。相位编码方向为左右。FOV 为 22～24cm，层厚 4～6mm，层间距 0～2mm。某些部位的冠状面扫描有特殊要求，如海马的冠状位应垂直于海马前后长轴；垂体冠状位应垂直于垂体窝底等。

（3）特殊 MR 检查序列定位

1）TOF MRA：是一种无创血管检查技术，基于流动血液与周围相对静止组织 MR 信号存在差异而获得对比图像，是目前颅内血管疾病的首选检查方法，尤其是脑血管病筛查。Ax 3D-TOF-MRA 序列定位图像为横轴位扫描，扫描范围以 Wills 环为中心，自小脑蚓部至胼胝体上缘（图 2-2-2-7）。

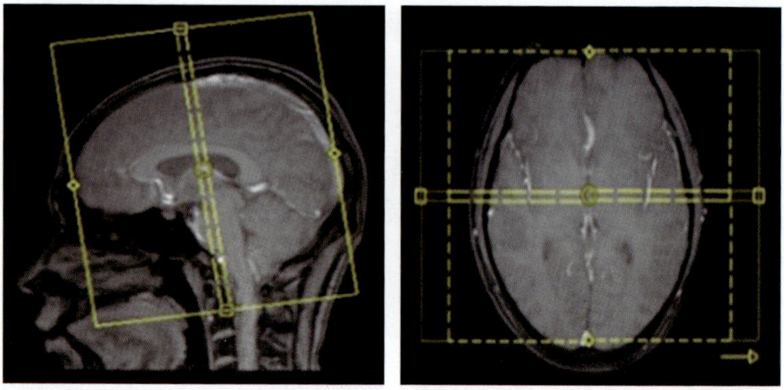

A　　B

图 2-2-2-6　颅脑 MR T2 TSE COR 序列冠状定位

A. 矢状位上进行定位；B. 横轴位上进行定位

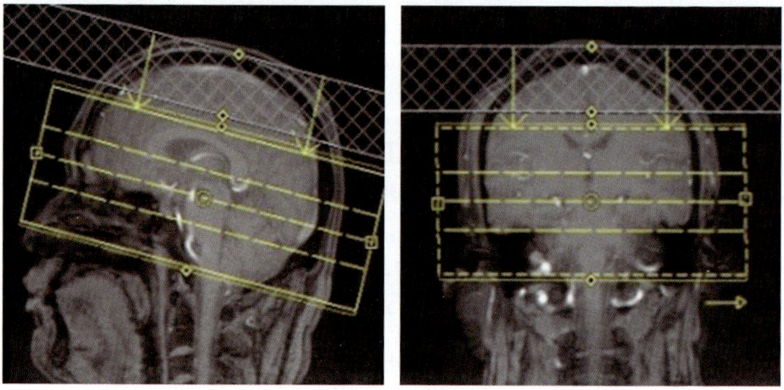

A　　B

图 2-2-2-7　颅脑 MR 3D-TOF-MRA 序列定位

A. 矢状位上进行定位；B. 冠状位上进行定位

2）血氧水平依赖成像（blood-oxygen-level-dependent，BOLD）：是通过脑动脉内去氧血红蛋白含量变化对脑皮质局部功能活动进行成像。BOLD 序列扫描范围为小脑蚓部下缘至颅顶部（图 2-2-2-8）。

3）扩散张量成像（diffusion tensor image，DTI）：是利用组织中水分子扩散的各向异性，探测组织微观结构的 MRI 方法，是脑白质的无创性在体研究。Ax DTI 序列扫描范围由小脑蚓部下缘至颅顶部（图 2-2-2-9）。

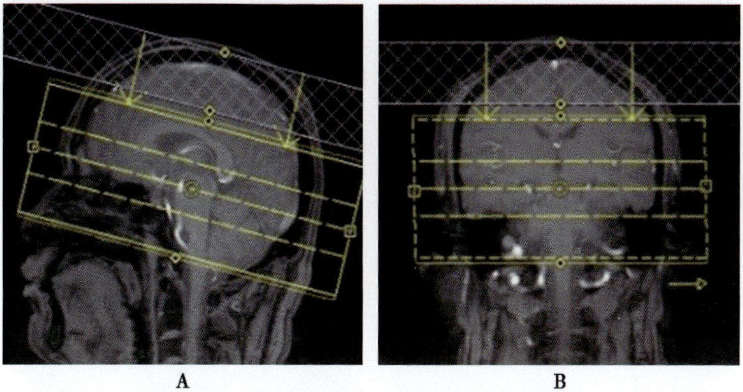


图 2-2-2-8　颅脑 MR BOLD 序列定位

A. 矢状位上进行定位；B. 冠状位上进行定位

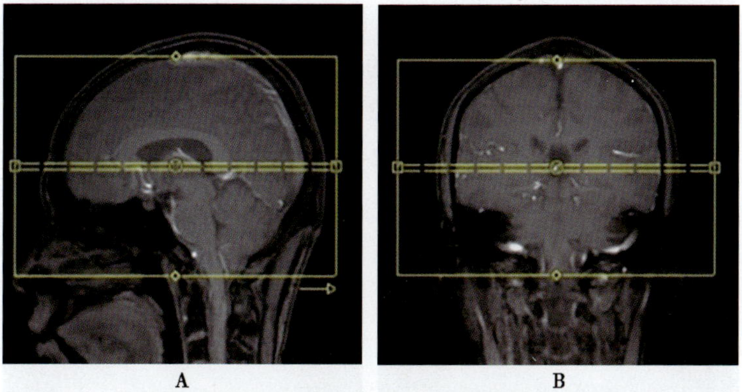


图 2-2-2-9　颅脑 MR DTI 序列定位

A. 矢状位上进行定位；B. 冠状位上进行定位

4）磁敏感加权成像（susceptibility weighted imaging, SWI）：分别采集强度数据（magnitude date）和相位数据（phase date），在此基础上进行数据后处理，将相位信息叠加至强度信息，显示组织磁敏感差异。由于 SWI 对去氧血红蛋白等顺磁性成分敏感，因此显示小静脉有独特优势。扫描范围由小脑蚓部下缘至颅顶部（图 2-2-2-10）。

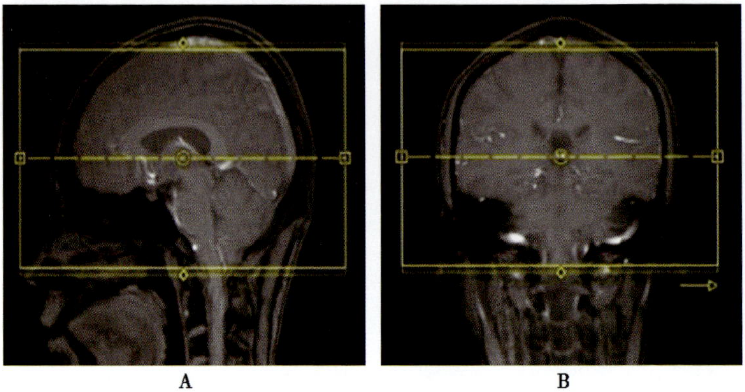

图 2-2-2-10 颅脑 MR SWI 序列定位
A. 矢状位上进行定位；B. 冠状位上进行定位

5）动脉自旋标记（arterial spin labeling，ASL）：是利用反转恢复脉冲序列在成像平面的近端标记动脉血中的水质子，产生血流依赖的灌注对比图像。3D ASL 序列扫描范围由小脑蚓部下缘至颅顶部（图 2-2-2-11）。

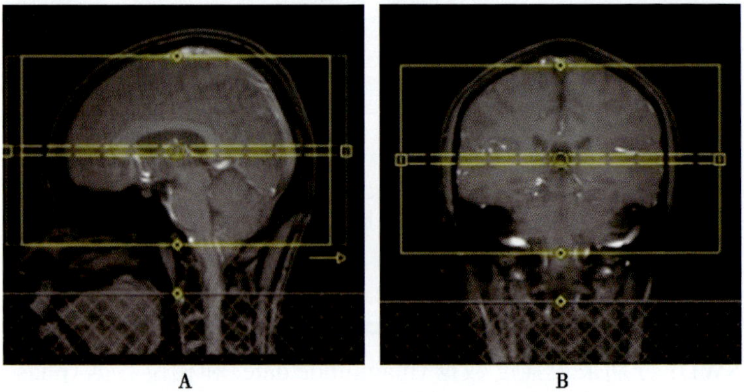

图 2-2-2-11 颅脑 MR ASL 序列
A. 矢状位上进行定位；B. 冠状位上进行定位

6）MR 灌注加权成像（perfusion weighted imaging，PWI）：描述血流通过组织血管网的情况，通过测量一些血流动力学参数，无创地评价组织的血流灌注状态。扫描范围由小脑蚓部下缘至颅顶部（图 2-2-2-12）。

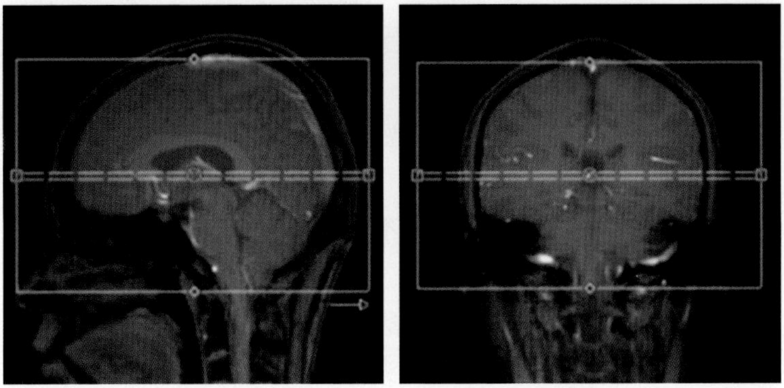

A　　　　B

图 2-2-2-12　颅脑 MR PWI 序列定位

A. 矢状位上进行定位；B. 冠状位上进行定位

7）磁共振波谱（magnetic resonance spectroscopy，MRS）：对特定原子核及其化合物的含量进行定量分析，以显示组织代谢和生化改变。为保证局部磁场均匀，定位时注意避开颅骨、气体、脂肪、大血管等组织（图 2-2-2-13）。

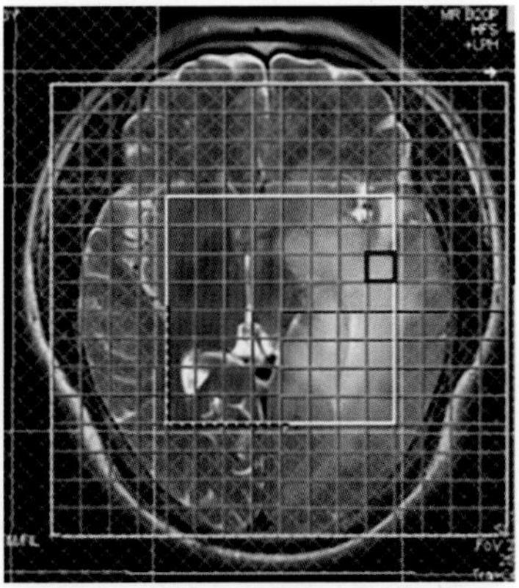

图 2-2-2-13　颅脑 MRS 定位

（张　微　郭　坤）

# 第三节 一体化 Biograph PET/MR 颈部扫描

## 一、一体化 Biograph PET/MR 颈部扫描受检者摆位

1. 扫描前移除受检者身上所有金属物品，建议更换专用检查服装。

2. 颈部扫描前需佩带耳塞，以降低检查噪声。

3. 受检者仰卧，头先进。下颌紧收，必要时垫高背部或枕部，嘱受检者在扫描过程中不做吞咽动作、不转动头部、不说话以减少运动伪影。

4. 使用头颈线圈，肩部紧贴线圈，左右居中，头部不能旋转，同时必须用三角垫固定头部。

5. 激光定位中心位于下颌下缘。送入磁场中心时，当激光灯经过受检者眼睛时嘱其闭眼。

6. 检查前受检者手握报警球，检查过程中如有不适手捏报警球通知扫描人员。

## 二、扫描序列

PET/MR 颈部具体扫描序列及其参数见表 2-2-3-1。

表 2-2-3-1 一体化 Biograph PET/MR 颈部扫描基本序列

| 序列 | TE/ms | TR/ms | 层厚/mm | 层间距/mm | FOV/cm | 矩阵 | 注释 |
|---|---|---|---|---|---|---|---|
| T2_tirm_cor | 46 | 2 200 | 4 | 0.4 | 24×24 | 224×320 | 冠状位 T2WI 抑脂 |
| T2_tse_fs_dixon_tra | 73 | 4 460 | 4 | 0.4 | 24×21 | 216×320 | 横轴位 T2 dixon 抑脂 |
| T2_tse _tra | 66 | 5 000 | 4 | 0.4 | 24×21 | 261×384 | 横轴位 T2WI |

续表

| 序列 | TE/ms | TR/ms | 层厚/mm | 层间距/mm | FOV/cm | 矩阵 | 注释 |
|---|---|---|---|---|---|---|---|
| T1_tse_fs_dixon_tra | 15 | 764 | 4 | 0.4 | 24×21 | 184×256 | 横轴位 T1 dixon 抑脂 |
| DWI b=800 | 73 | 14 100 | 4 | 0.4 | 31×18 | 80×136 | 横轴位扩散加权成像 |

注：tra：横轴位；cor：冠状位

## 三、一体化 Biograph PET/MR 颈部扫描流程

1．受检者信息录入　同第二篇第二章第一节“一体化 Biograph PET/MR 全身扫描”。

2．Fastview 快速三维平面定位像扫描

3．PET 成像

（1）确定 PET 扫描参数（图 2-2-3-1）：在 PetAcquisition 选项卡 Pharmaceutical 选择放射性药物种类、剂量以及注射时间等相关参数；勾选 Norm Valid，自动关联最近的 QC 数据；Scan Mode 选择 sinogram 模式；Scan Duration/bed 根据 MR 序列需要扫描的时间输入 15～20min。Scan Direction 为 Caudocranial。

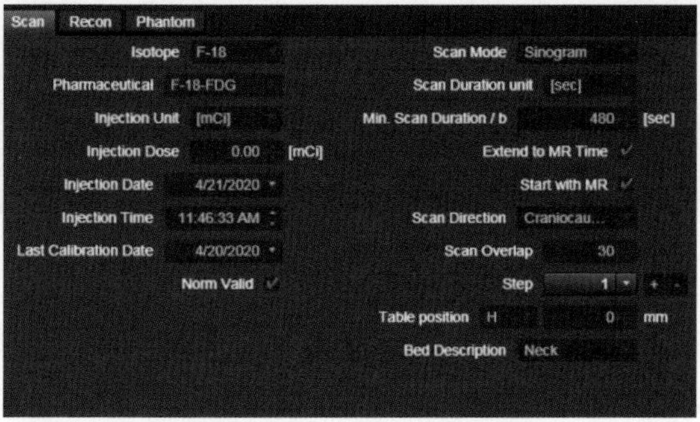


图 2-2-3-1　PET 扫描参数

（2）PET 扫描定位（图 2-2-3-2）：双击 PET Planning，在三维平面像定位 PET 检查床位，拖动定位线调整 PET 检查床上下范围，确定 PET 序列扫描范围，MR 序列自动复制 PET 床位置，扫描中心与相应床段 PET 检查床位中心一致。

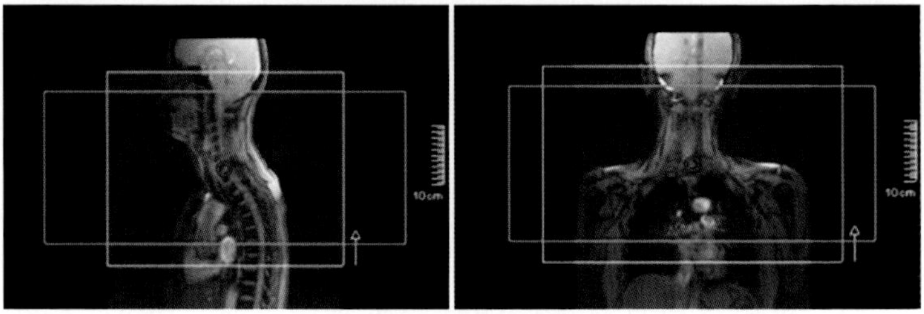


图 2-2-3-2　颈部 PET/MR 扫描 PET 检查床位

（3）MRAC 参数：MRAC 是 VIBE DIXON 序列，冠状位扫描时间 10s，呼气后屏气扫描，重建出水像、脂像和正相位、反相位图像，实现空气、肺部、脂肪、肌肉的区分，用于 PET 图像的衰减矫正，确保 PET 扫描上下范围覆盖颈部。

（4）选择 PET 重建参数（图 2-2-3-3）：Recon Method 为 3D Iterative，iteration 为 3，Image Matrix 为 172，Zoom 选择 1.0，FWHM 为 4.0，Scatter Correction 选择 Relative。

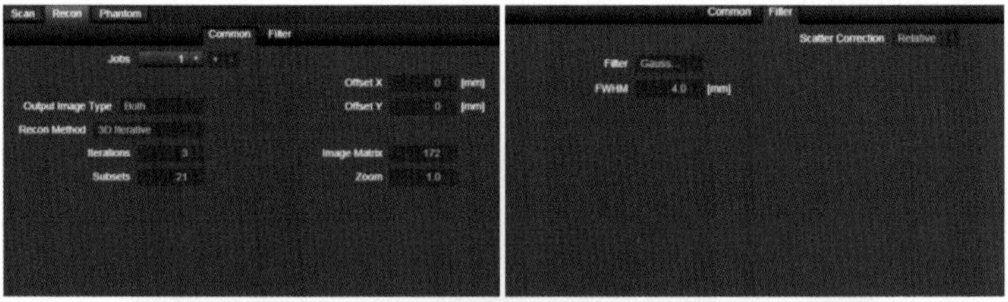


图 2-2-3-3　PET 重建类型

4. MR 成像　颈部 MR 成像常规选用横轴位，辅以冠状位，必要时加用矢状位。MR 扫描序列包括横轴位 T2_tse_fs-dixon、T2_tse、T1_tse_fs-dixon、DWI 和冠状位 T2_tirm

（表 2-2-3-1）。由于颈部结构的复杂性，首选 STIR 抑脂序列，其对运动伪影比较敏感，扫描时间较长。TSE 序列一般采用导航触发或者呼吸门控的扫描方式，可以同时采用 Blade 技术，能更好地控制呼吸运动伪影。DWI 序列 b 值可扫描 2～3 个甚至更多，低 b 值可选 0 或 50，高 b 值可在 400～1 000 范围内选择，如 400/800 或 500/1 000，ADC 图可在弥散选项卡中勾选。

（1）双击 MR 扫描序列进行定位，单击"Apply"保存定位像并开始准备扫描。在 PET 序列启动采集时，MR 序列与 PET 序列同步采集。扫描中心均自动复制 PET 的床位中心。可以调节层厚、层间隔、扫描矩阵等参数，也可以三方位旋转任意角度。

（2）常规 MR 序列定位

1）冠状位脂肪抑制 STIR 序列（图 2-2-3-4）：在横轴位和矢状位定位像上进行冠状位的定位，覆盖颈前软组织，在矢状位上定位线平行于气管。

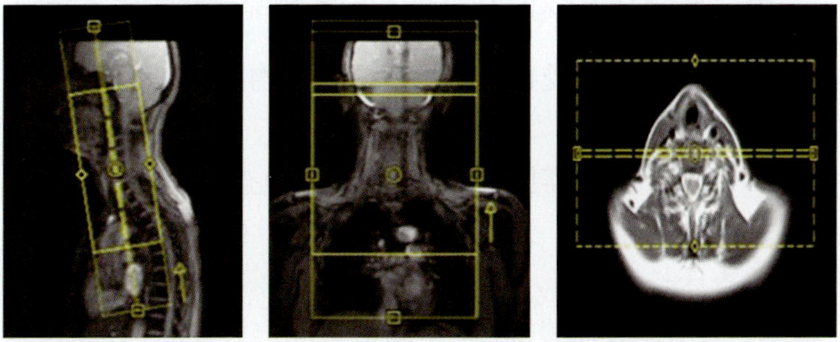

A　B　C

图 2-2-3-4　颈部 PET/MR 冠状位定位

A. 矢状位上进行定位；B. 冠状位上进行定位；C. 横轴位上进行定位

2）横轴位 T2WI TSE 和 STIR 序列（图 2-2-3-5）：在冠状面图像定位横轴位，以病灶为中心，矢状位定位像上调整前后位置，横轴位定位像上调整旋转角度。对检测口腔以上部位者基线应与硬腭平行，口腔以下者则与下颌骨下缘平行。

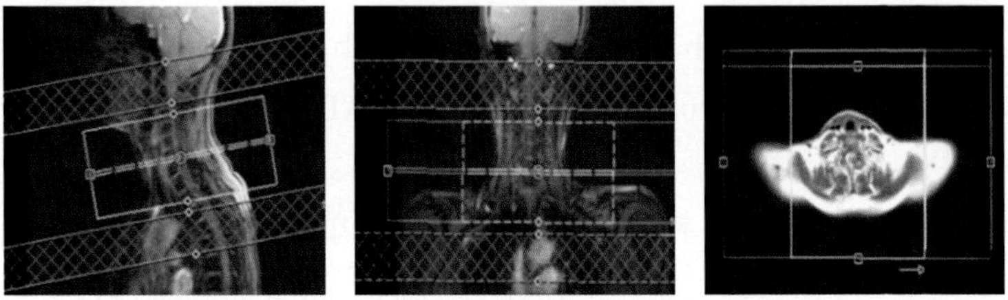

A　　　　B　　　　C

图 2-2-3-5 颈部 PET/MR 横轴位定位

A. 矢状位上进行定位；B. 冠状位上进行定位；C. 横轴位上进行定位

（郭　坤　张　微）

## 第四节 一体化 Biograph PET/MR 胸部扫描

### 一、一体化 Biograph PET/MR 胸部扫描受检者摆位

1. 扫描前移除受检者身上所有金属物品，建议更换专用检查衣服。

2. 胸部扫描前需佩带耳塞，以降低检查噪声。

3. 受检者仰卧，头先进，双手放置于身体两侧，身体长轴与检查床长轴平行，上腹部加呼吸门控。

4. 选用体表面线圈，使用固定带固定好线圈，线圈松紧应适度，以能较好地固定受检者又不妨碍呼吸。

5. 激光灯定位胸骨角与剑突连线中线。送入磁场中心时，当激光灯经过受检者眼睛时嘱其闭眼。

6. 检查前受检者手握报警球，检查过程中如有不适手捏报警球通知扫描人员。

## 二、一体化 Biograph PET/MR 胸部扫描序列

PET/MR 胸部各序列扫描时应注意与呼吸配合，具体扫描序列及其参数见表 2-2-4-1。

表 2-2-4-1　一体化 Biograph PET/MR 胸部扫描基本序列

| 序列 | TE/ms | TR/ms | 层厚/mm | 层间距/mm | FOV/cm | 矩阵 | 注释 |
|---|---|---|---|---|---|---|---|
| T2_haste_cor | 96 | 1 400 | 5 | 1 | 38×38 | 320×320 | 冠状位 T2WI |
| T2_blade_tra_fs | 86 | 2 000 | 5 | 1 | 40×40 | 320×320 | 横轴位 T2 抑脂 |
| DWI b=800 | 72 | 8 300 | 5 | 1 | 40×30 | 96×134 | 横轴位扩散加权成像 |
| T1_vibe_dixon_tra | 1.31 | 4.13 | 3 | 0 | 38×30 | 188×320 | 矢状位 T2WI |

注：tra：横轴位；cor：冠状位

## 三、一体化 Biograph PET/MR 胸部扫描流程

1. 受检者信息录入　同第二篇第二章第一节“一体化 Biograph PET/MR 全身扫描”。

2. Fastview 快速三维平面定位像扫描

3. PET 成像

（1）确定 PET 扫描参数：PetAcquisition 选项卡（图 2-2-4-1）“Pharmaceutical”选择放射性药物种类、剂量以及注射时间等相关参数；勾选 Norm Valid，自动关联最近的 QC 数据；Scan Mode 选择 LIST；Scan Duration/bed 根据 MR 序列需要扫描的时间输入 15～20min，Scan Direction 为 Caudocranial，在 PET 与 MR 同步采集基础上，利用 MR 的门控信息协调 PET 的采集，即协同

采集，可以依据 MR 的门控信息进行 PET 数据重建。

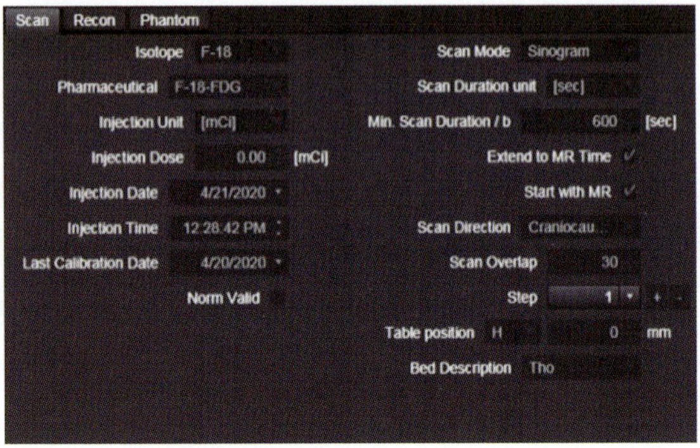

图 2-2-4-1 PET 扫描参数

（2）PET 扫描定位（图 2-2-4-2）：双击 PET Planning，三维平面定位像定位 PET 检查床位，拖动定位线调整 PET 检查床上下范围，确定 PET 序列扫描范围，MR 序列自动列自动复制 PET 床位位置，扫描中心与相应床位 PET 检查床位中心一致。

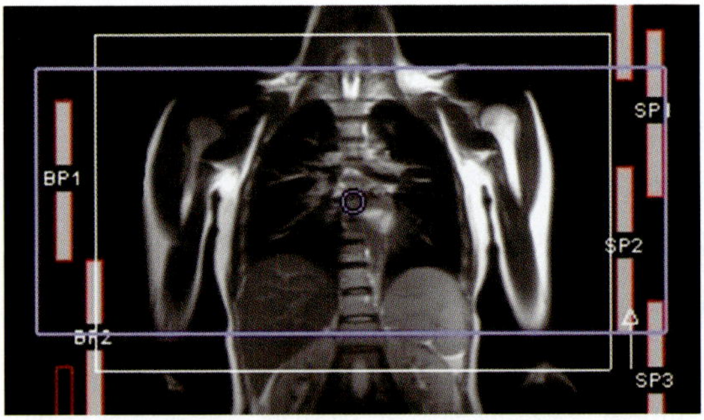

图 2-2-4-2 胸部 PET/MR 扫描 PET 定位

（3）MRAC 参数：衰减矫正 MRAC 是 VIBE DIXON 序列，冠状位。扫描时间 10s 呼气后屏气扫描，重建出水像、脂像和正相位、反相位图像，实现空气、肺、脂肪、肌肉的区分，用于 PET 图像的衰减矫正，确保 PET 扫描上下范围覆盖胸部。

（4）选择 PET 重建参数（图 2-2-4-3）：Recon Method 为 3D Iteration，iteration 为 3，Image Matrix 为 172，Zoom 选择 1.0，FWHM 为 4.0，Scatter Correction 选择 Relative。

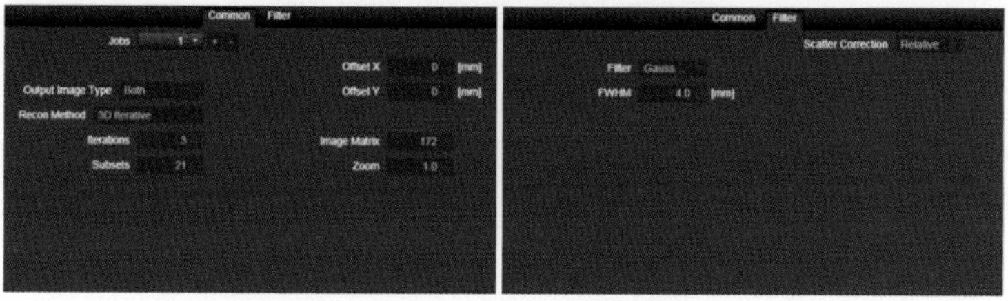


图 2-2-4-3　PET 重建类型

4．MR 成像　MR 胸部扫描以横轴位、冠状位为主。MR 扫描序列包括横轴 T2_blade _fs、T1_vibe_dixon、DWI 和冠状位 T2_haste。Haste 序列为单次激发半傅立叶采集的快速自旋回波序列，该序列单次激发可采集一幅图像，故扫描速度较快，常采用屏气扫描，屏气两次可覆盖胸部的前后方向。可以扫描不抑脂或抑脂的图像，也可两者都扫描。TSE 序列为快速自旋回波序列，一般采用导航触发或者呼吸门控的扫描方式，可以同时采用 Blade 技术，能更好地控制呼吸运动伪影，为缩短扫描时间，可以采用导航的常规 TSE，甚至屏气的 TSE，虽然图像质量减低，但能用于诊断。采用频率选择抑脂方式，由于胸部入口及纵隔处局部磁场不均匀，局部抑脂效果欠佳，因此可以采用 STIR 抑脂方式。扩散成像对运动不敏感，可在自由呼吸下直接扫描，也可采用导航，后者扫描时间较长，图像更清晰。胸部平扫的 T1WI 序列需要呼气末屏气方法采集，应用 VIBE-DIXON 序列；动态增强扫描一般用 VIBE 序列；抑脂方式常选择 FS 或 DIXON，前者的时间较短，后者的信噪较高。预设的增强序列如下：平扫蒙片→扫描暂停→（可选：监测触发技术：care bolus 或 test bolus）→增强（如：动脉期 - 平衡期 - 延迟期等）。

（1）双击选中 MR 扫描序列进行定位，单击“Apply”保存定位像并开始准备扫描。PET 序列启动采集时，MR 序列与 PET 序列同步采集，扫描中心均自动复制 PET 的床位中心，可以调节层厚、层间隔、扫描矩阵等参数，也可以三方位旋转任意角度。

（2）常规 MR 序列定位

1）冠状位 MR 扫描定位（图 2-2-4-4）：横轴位和矢状位定位像定位。扫描前后范围从背部肌肉到胸骨，上下范围从肺尖至横膈。

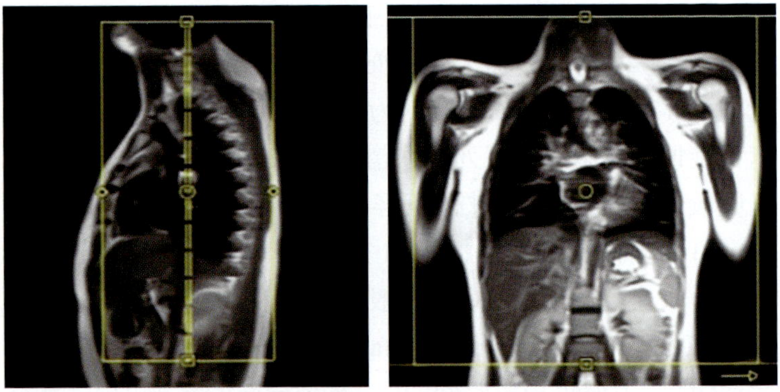

A　　　　B

图 2-2-4-4　胸部 PET/MR 冠状位定位

A. 矢状位上进行定位；B. 冠状位上进行定位

2）横轴位 MR 扫描定位（图 2-2-4-5）：冠状位和矢状位定位像定位。范围从肺尖至肋膈角，注意覆盖病变全部。

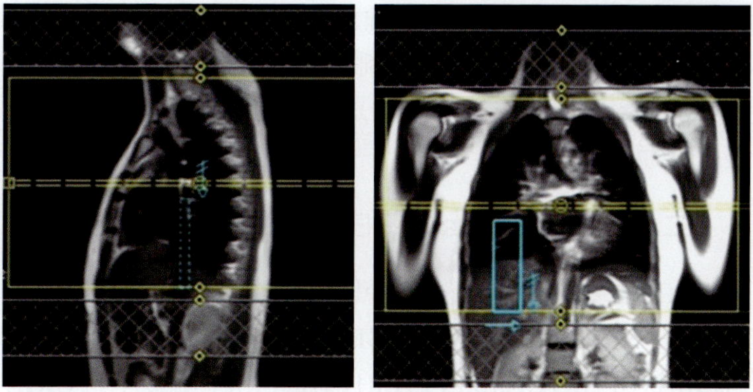

A B

图 2-2-4-5 胸部 PET/MR 横轴位定位

A. 矢状位上进行定位；B. 冠状位上进行定位

（郭 坤 张 微）

# 第五节 一体化 Biograph PET/MR 心脏扫描

## 一、一体化 Biograph PET/MR 心脏扫描受检者摆位

1. 扫描前移除受检者身上所有金属物品，建议更换专用检查服装。

2. 心脏扫描前需佩带耳塞，以降低检查噪声。

3. 受检者仰卧，头先进，双手平放于身体两侧，身体居中，胸前贴 MR 兼容心电电极，红色导联（LL）置于心尖波动最明显处，绿色导联（RL）置于红色导联同一水平的胸骨左缘，白色导联（RA）置于胸骨左缘第二肋间。

4. 调整至 R 波清晰，在心前区覆盖相控阵线圈。由于磁场对心电有影响，因此心电门控及线圈放置完成后不要立即进床，将检查床升高至最高处停留 10s 后，让机器记忆学习在磁体外侧的心电信号优良后再定位、进床。

5. 定位中心位于第 6 胸椎水平，送入磁场中心时，当激光灯经过受检者眼睛时嘱其闭眼。

6. 检查前受检者手握报警球，检查过程中如有不适手捏报警球通知扫描人员。

## 二、一体化 Biograph PET/MR 心脏扫描序列

MR 主要扫描序列包括：黑血序列 TSE（T1WI、T2WI、T1WI+FS、T1WI+FS）、IR-TSE、HASTE；亮血序列 GRE、FLASH（SPGR）、Turbo-FLASH、TrueFISP；电影序列 GRE、FLASH、TrueFISP；心肌灌注序列 Turbo FLASH；对比剂延迟强化序列 PSIR Turbo-FlASH T1WI、PSIR TrueFISP T1WI。心脏扫描流程见图 2-2-5-1。

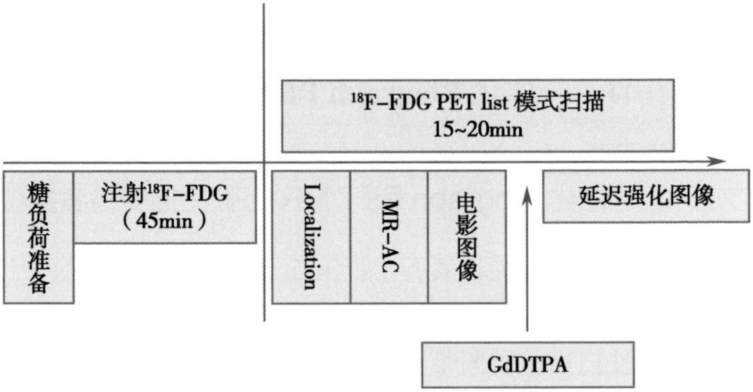


图 2-2-5-1　一体化 PET/MR 心脏扫描流程图

## 三、一体化 Biograph PET/MR 心脏扫描流程

1. 受检者信息录入　同第二篇第二章第一节“一体化 Biograph PET/MR 全身扫描”。

2. Fastview 快速三维平面定位像扫描　首先进行心脏定位像扫描（图 2-2-5-2），确定心脏标准两腔心、四腔心及短

轴位层面位置，然后进行 MRAC 序列扫描，PET 扫描同时进行 MR 扫描。

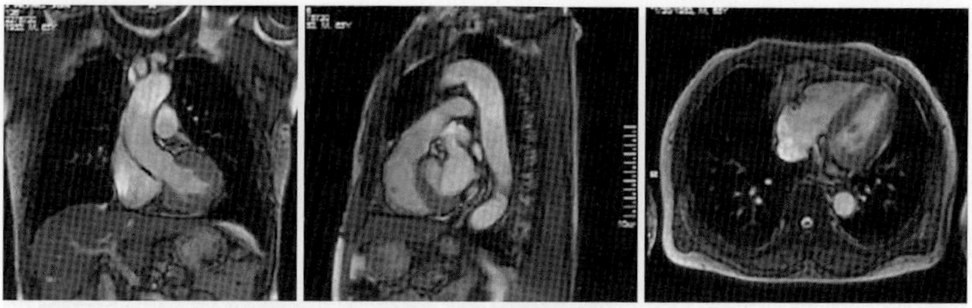

图 2-2-5-2　心脏三维平面定位像

3．PET 成像

（1）确定 PET 扫描参数（图 2-2-5-3）：PetAcquisition 选项卡 Pharmaceutical 选择放射性药物种类、剂量以及注射时间等相关参数，勾选 Norm Valid，自动关联最近的 QC 数据，Scan Mode 选择 LIST，Scan Duration/bed 根据 MR 序列需要扫描的时间输入 30min，Scan Direction 为 Caudocranial。

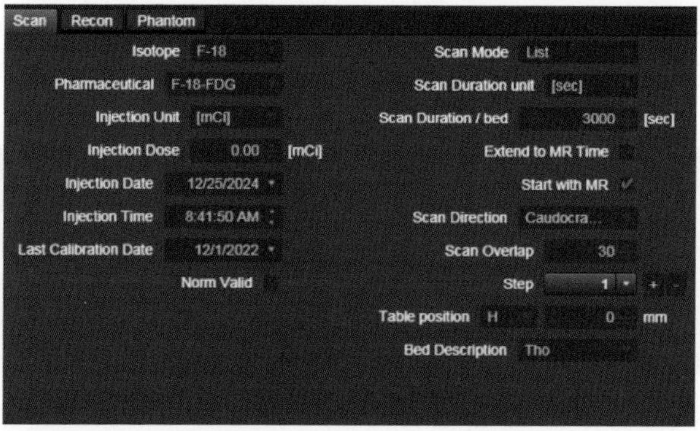


图 2-2-5-3　PET 扫描参数

（2）PET 扫描定位（图 2-2-5-4）：双击 PET Planning，三维平面像定位 PET 检查床位，拖动定位线调整 PET 检查床上下范围内，确定 PET 序列扫描范围，MR 序列自动列自动复制 PET 床位置，扫描中心与相应床位 PET 检查床位中心一致。

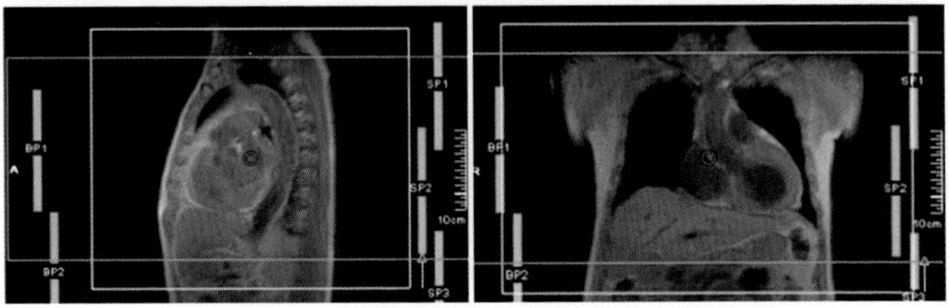


图 2-2-5-4 心脏 PET/MR 扫描 PET 检查床位

（3）MRAC 参数：衰减矫正 MRAC 是 VIBE DIXON 序列，冠状位扫描时间 10s，呼气后屏气扫描，重建出水像、脂像和正相位、反相位图像，实现空气、肺部、脂肪、肌肉的区分，用于 PET 图像的衰减矫正。确保 PET 扫描范围覆盖整个心脏。

（4）选择 PET 重建参数（图 2-2-5-5）：Recon Method 为 3D Iteration；iteration 为 3；Image Matrix 为 344，Zoom 选择 1.0，FWHM 为 4.0；Scatter Correction 选择 Relative。

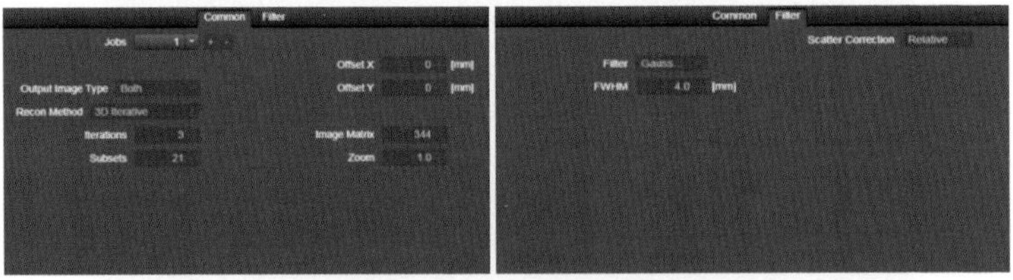


图 2-2-5-5 PET 重建类型

（5）心脏 PET 特殊重建参数：使用心电门控 Gating 技术，可以设置心电触发阈值及 Sampling Gates 数，可以重建出 Gated 为 8 或 16 的 PET 电影“PET_FDG_GATED_16”数据在后处理软件自动分析心脏功能。使用 Dynamic 重建技术，可以对 PET 灌注的 List 数据后处理重建出不同时间分辨率的动态“PET_NH3_Dynamic”数据，在后处理软件中自动分析 MBF CFR 等 PET 定量分析参数。

4. MR 成像序列

（1）形态学成像：形态学成像一般使用黑血和亮血序列，黑血序列使用 TSE 和 HASTE 序列。TSE tirm 序列是在黑血脉冲的基础上添加翻转恢复脉冲，从而抑制心包脂肪信号，显示心肌病变更敏感。亮血序列使用 TrueFisp 和 Flash 序列。黑血序列常用 TSE 的 T1、T2、tirm 序列分别扫描两腔、四腔、短轴位（短轴序列是多层，从心尖向心底方向逐层扫描，每一层屏气一次。定位像扫描使用亮血序列。在扫描结构像时，可以在所需位置图像单击鼠标右键，选 copy image position 复制扫描位置，定位完成后，点击参数卡→ physio → singnall → Captured cycle，捕获实时心率后开始扫描。

（2）基于梯度回波的多时相电影序列（TrueFISP Cine）：通过电影序列观察心脏整体和节段性运动，包括房室腔大小和房室瓣活动等。通常采用左室两腔心、四腔心、左室流入流出道以及短轴位（由心尖至心底逐层扫描）等层面。左室短轴电影一般采集 9～10 层面，其余均为单层电影。扫描电影序列在所需位置图像单击鼠标右键，选择 copy image position 复制扫描位置。电影成像时使用回顾性门控，无需点击 Captured cycle。但 3T 偏共振伪影较严重，需要进行 frequency scout（频率校正），频率校正选择与所扫描电影序列具有相同回波间隙（ES），扫描位置与 TureFisp 电影序列位置相同，分别扫描两腔心、四腔心、短轴位。选择偏共振伪影在图像感兴趣区以外的频率，将这个频率填进电影序列参数卡：Sequence → Part2 → frequence，图像伪影将被移出感兴趣区之外。

（3）心肌首过灌注扫描：团注同时进行扫描，连续采集得到 T1 加权图像，动态跟踪对比剂首过过程，另外注射多巴酚丁胺（dobutamine）或血管扩张药物如腺苷（adenosine）可以进行负荷试验。心肌灌注扫描使用 TurboFLASH，对比剂注射：0.1mL/kg，注射速度 4～5mL/s，一次扫描 4 层图像，可以选择三层短轴位 + 一层四腔心（或两腔心），或选择四层短轴位，屏气扫描，屏气、注射对比剂、扫描同时开始，采集 50～60 个心动周期。扫描时间为 40s，一般受检者不能屏气 40s，因此应提前告知受检者，尽量屏气，当不能屏气时尽量减小呼吸幅度。

（4）对比剂延迟增强扫描：通常于心肌灌注扫描完成后，追加 0.1mmol/kg Gd-DTPA（共约 0.2mmol/kg），流速 2mL/s，同流速追加 20mL 生理盐水，注射完成后让受检者休息 10min 左右再进行延迟扫描。延迟扫描采用心电门控屏气 PSIR（phase sensitivity inversion recovery，翻转恢复）Turbo FLASH 和 TrueFisp，一次屏气完成一个层面扫描。延迟扫描需要设定翻转时间（TI），因此需要进行 TI Scout 扫描，TI Scout 的定位选用短轴位，一次扫描生成不同 TI 时间的一组图像，选择心肌抑制最明显，即心肌显像最黑的图，记录 TI 时间，填在延迟扫描序列参数卡：Contrast → Common → TI。因为 TI 时间会发生相应变化，应该随着时间变化重新进行 TI Scout 的扫描。相位敏感技术对 TI 要求不严格，相位图像不受影响，可以得到很好的对比。

（5）上述常规技术需要多次屏气覆盖整个心脏，比较费时，且受检者不易配合，可以采用分段 3D 序列，PACE 技术，自由呼吸获得延迟强化图像，并且可以和 PET 图像进行融合。

5．MR 成像定位

（1）双击选中 MR 扫描序列进行定位，单击“Apply”保存定位像并开始准备扫描。PET 序列启动采集时，MR 序列与 PET 序列同步采集。扫描中心均自动复制 PET 的床位中心，可以调节层厚、层间隔、扫描矩阵等参数，也可以三方位旋转任意角度。

（2）心脏定位像使用 Turbo-FLASH T1WI 序列。定位顺序为三维平面定位像→假两腔心定位（单斜两腔心，也称假两腔）→假四腔心定位（单斜四腔心，也称假四腔）→短轴位定位→四腔心定位（双斜四腔心，也称真四腔，后统称四腔心）→两腔心定位（双斜两腔心，也称真两腔或左室长轴位）后统称两腔心→左室流入、流出道（三腔心）。

1）假两腔心定位（图 2-2-5-6）：在三维平面定位像获得的横轴位像上定位，定位线与室间隔平行。

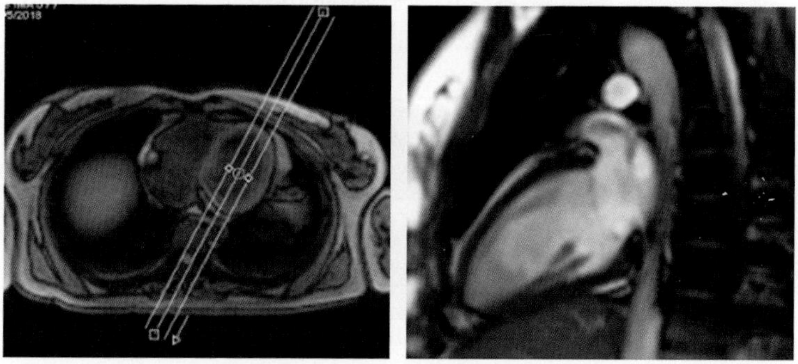

A　　B

图 2-2-5-6　心脏假两腔心定位

A. 心脏假两腔心定位；B. 假两腔心平面

2）假四腔心定位（图 2-2-5-7）：在假两腔心平面上定位，定位线通过心尖和二尖瓣中点连线。

3）心脏短轴位定位（图 2-2-5-8）：在假四腔心及假两腔心平面上定位，定位线平行于二尖瓣开口，范围从心尖至心底，在两腔心平面上，定位线与室间隔垂直。

4）心脏真四腔心定位（图 2-2-5-9）：在心脏短轴位平面及假两腔心平面上定位，在心脏短轴位平面上，定位线通过左右心室中份，穿过右室外侧角，与室间隔垂直。在假两腔心平面上，定位线通过心尖和二尖瓣中点连线。

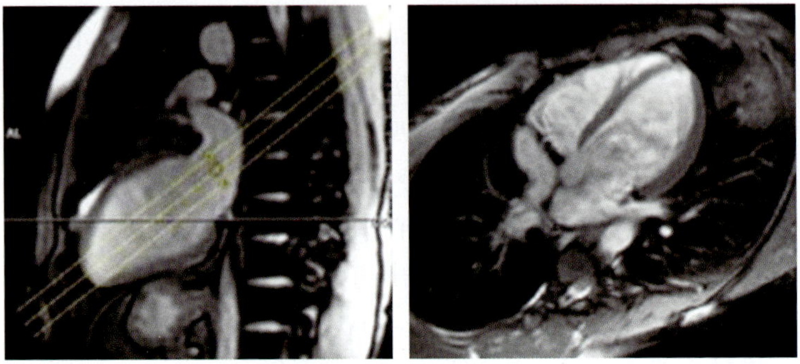

A B

图 2-2-5-7 假四腔心定位

A. 假四腔心定位；B. 假四腔心平面

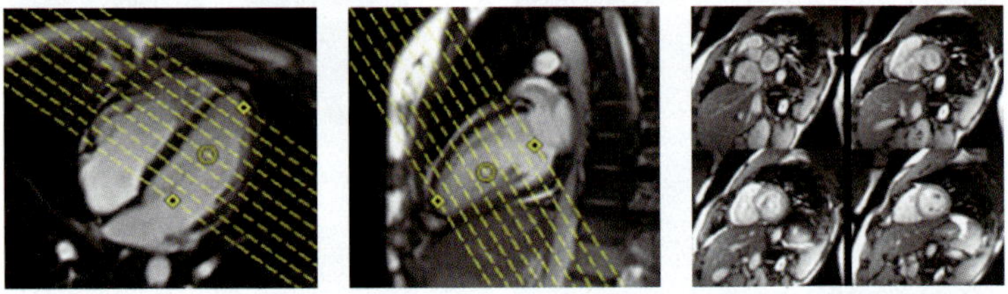

A B C

图 2-2-5-8 心脏短轴位定位

A、B. 心脏短轴位定位；C. 短轴位平面

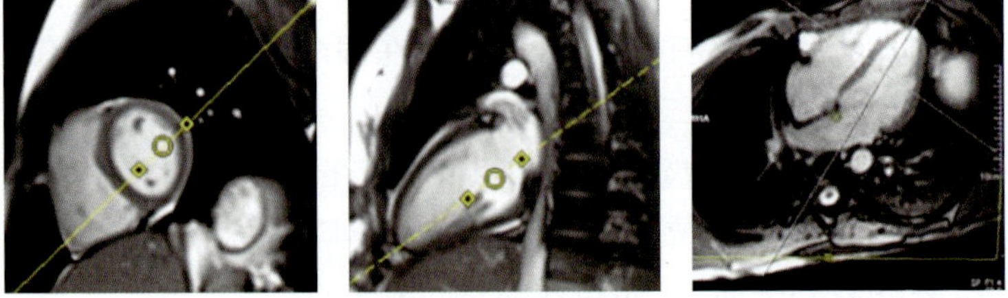

A B C

图 2-2-5-9 心脏真四腔心定位

A、B. 心脏真四腔心定位；C. 心脏真四腔心平面

5）心脏真两腔心定位（图 2-2-5-10）：在心脏真四腔心平面上定位，定位线通过心尖和二尖瓣中点连线。

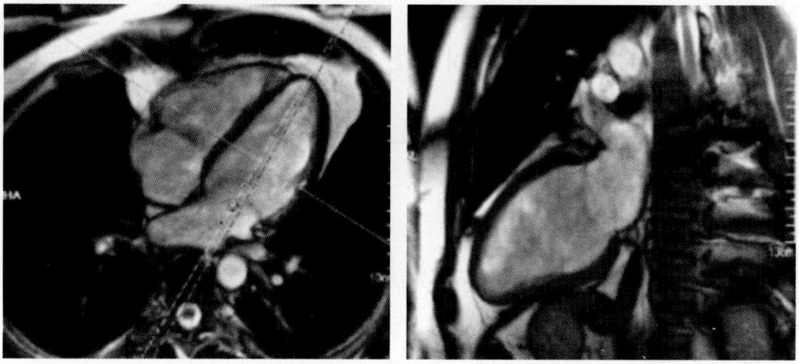

A B

图 2-2-5-10 心脏真两腔心定位

A. 心脏真两腔心定位；B. 心脏真两腔心平面

6）心脏左室流入、流出道（又称三腔心平面）定位（图 2-2-5-11）：在心脏短轴位平面上定位，主动脉基底部及左心房平面，定位线穿过主动脉根部及左心房中份。

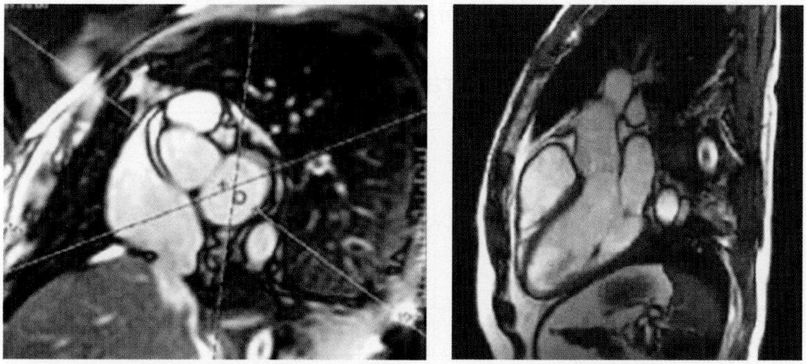

A B

图 2-2-5-11 心脏左室流入、流出道定位

A. 心脏左室流入、流出道定位；B. 左室流入、流出道平面

（郭 坤 张 徽）

# 第六节 一体化 Biograph PET/MR 乳腺扫描

## 一、一体化 Biograph PET/MR 乳腺扫描受检者摆位

1. 扫描前移除受检者身上所有金属物品，建议更换专用检查服装。

2. 乳腺扫描前需佩带耳塞，以降低检查噪声。

3. 受检者取俯卧位，头先进，两侧乳房自然悬垂。

4. 使用乳腺专用线圈，适当固定乳房，但不压迫，两手置于身体两侧，不宜前伸举过头。

5. 定位中心位于乳头。送入磁场中心时，当激光灯经过受检者眼睛时嘱其闭眼。

6. 检查前受检者手握报警球，检查过程中如有不适手捏报警球通知扫描人员。

## 二、一体化 Biograph PET/MR 乳腺扫描序列

PET/MR 乳腺具体扫描序列及其参数见表 2-2-6-1。

表 2-2-6-1 一体化 Biograph PET/MR 乳腺扫描基本序列

| 序列 | TE/ms | TR/ms | 层厚/mm | 层间距/mm | FOV/cm | 矩阵 | 注释 |
|---|---|---|---|---|---|---|---|
| T2_tirm_tra | 61 | 3 800 | 4 | 0.8 | 34×34 | 272×320 | 横轴位 T2WI 抑脂 |
| T1_tra_nonfs | 2.46 | 6.05 | 1.3 | 0 | 34×34 | 307×384 | 横轴位 T1WI |
| DWI b=50，800 | 73 | 8 900 | 4 | 2 | 34×16 | 80×168 | 横轴位扩散加权成像 |
| T2_tse_sag_spair_L | 70 | 5 800 | 4 | 0.8 | 18×18 | 205×256 | 左侧乳腺 T2 矢状位抑脂 |

续表

| 序列 | TE/ms | TR/ms | 层厚/mm | 层间距/mm | FOV/cm | 矩阵 | 注释 |
|---|---|---|---|---|---|---|---|
| T2_tse_sag_spair_R | 70 | 5 800 | 4 | 0.8 | 18×18 | 205×256 | 右侧乳腺 T2 矢状位抑脂 |
| T1-fl3d-tra-spair-dynamic | 2.67 | 5.33 | 1.6 | 0 | 34×34 | 334×384 | 动态增强 |

注：tra：横轴位；sag：矢状位

## 三、一体化 Biograph PET/MR 乳腺扫描流程

1. 受检者信息录入　同第二篇第二章第一节“一体化 Biograph PET/MR 全身扫描”。

2. Fastview 快速三维平面定位像扫描　激光灯定位以双侧乳头连线为中心，扫描结束后，观察图像覆盖范围是否包括乳腺的各个方位，以便于其后续序列的定位。

3. PET 成像

（1）确定 PET 扫描参数（图 2-2-6-1）：PetAcquisition 选项卡 Pharmaceutical 选择放射性药物种类、剂量以及注射时间等相关参数；勾选 Norm Valid，自动关联最近的 QC 数据；Scan Mode 选择 LIST；Scan Duration/bed 根据 MR 序列需要扫描的时间输入 15～20min，Scan Direction 为 Caudocranial。

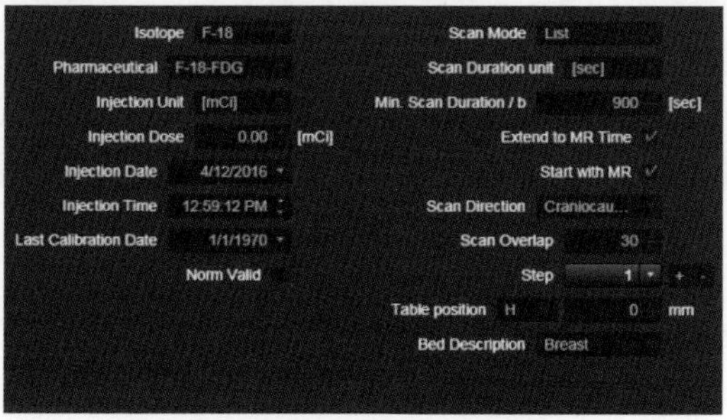


图 2-2-6-1　PET 扫描参数

（2）PET 扫描定位（图 2-2-6-2）：双击 PET Planning，三维平面像定位 PET 检查床位，拖动定位线调整 PET 检查床上下范围，确定 MRAC_PET 序列扫描范围，MR 序列自动列自动复制 PET 床位置，扫描中心与相应床段 PET 检查床位中心一致。

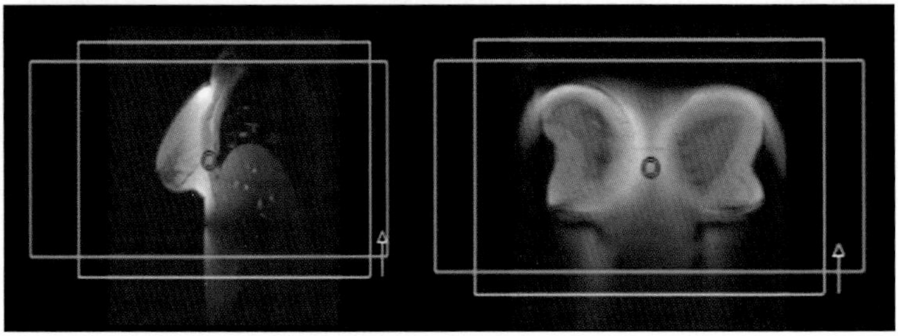

图 2-2-6-2 乳腺 PET/MR 扫描 PET 检查床位

（3）MRAC 参数：衰减矫正 MRAC 是 VIBE DIXON 序列，冠状位扫描时间 10s，呼气后屏气扫描，重建出水像、脂像和正相位、反相位图像，实现空气、肺部、脂肪、肌肉的区分，用于 PET 图像的衰减矫正。确保 PET 扫描上下范围能覆盖乳腺范围。

（4）选择 PET 重建参数（图 2-2-6-3）：Recon Method 为 3D Iteration，iteration 为 3，Image Matrix 为 172，Zoom 选择 1.0，FWHM 为 4.0，Scatter Correction 选择 Relative。

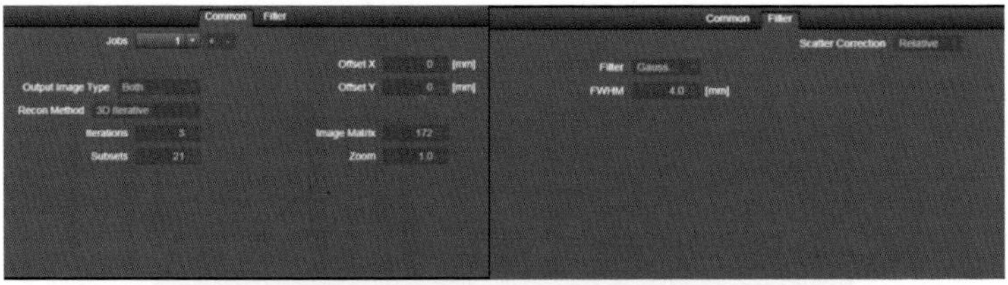


图 2-2-6-3 PET 重建类型

4. MRI 成像 MR 乳腺扫描以横轴位和矢状位为主，包括 T2WI 抑脂、T1WI 和 DWI 扫描，常规 T2WI 可根据具体情况选择。动态增强扫描单期的时间分辨率一般要求小于

2min，先扫描蒙片，蒙片扫描完后暂停 25s，暂停期间注射对比剂，然后顺序进行后续的动态增强扫描，动态全过程应扫描至对比剂注射后 8～10min，之后可以再扫一个更高分辨率的延迟序列。

（1）双击选中 MR 扫描序列进行定位，单击“Apply”保存定位像准备扫描。PET 序列启动采集时，MR 序列与 PET 序列同步采集。扫描中心均自动复制 PET 的床位中心。可以调节层厚、层间隔、扫描矩阵等参数，也可以三方位旋转任意角度。

（2）乳腺 PET/MR 扫描横轴位（图 2-2-6-4）、矢状位（图 2-2-6-5）及 DWI（图 2-2-6-6）定位。

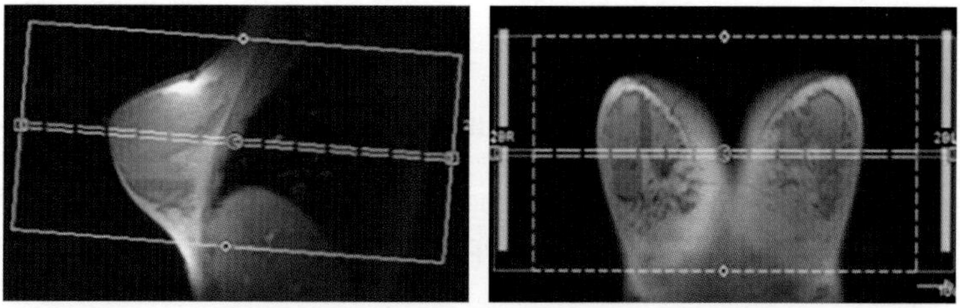

A　　B

图 2-2-6-4　乳腺 PET/MR 横轴位定位

A. 矢状位上进行定位；B. 冠状位上进行定位

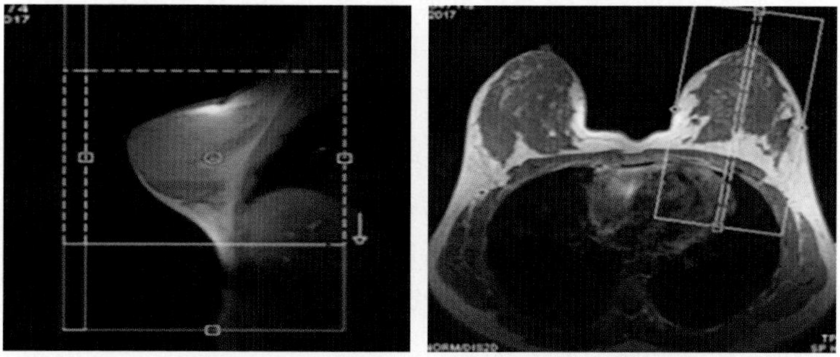

A　　B

图 2-2-6-5　乳腺 PET/MR 矢状位定位

A. 矢状位上进行定位；B. 冠状位上进行定位

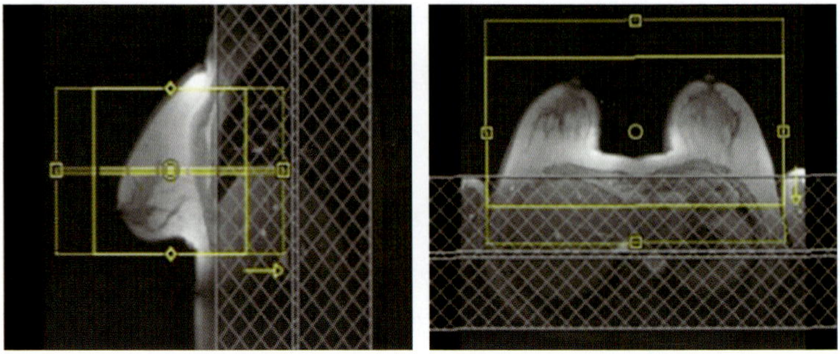


图 2-2-6-6　乳腺 PET/MR DWI 扫描定位
A. 矢状位上进行定位；B. 横轴位上进行定位

（傅　璠　张　微）

## 第七节　一体化 Biograph PET/MR 腹部扫描

### 一、一体化 Biograph PET/MR 腹部扫描受检者摆位

1. 扫描前移除受检者身上所有金属物品，建议更换专用检查服装。

2. 腹部扫描前需佩带耳塞，以降低检查噪声。

3. 摆位时，受检者取仰卧位，头先进，双手放置于身体两侧，身体长轴与检查床长轴平行，上腹部加呼吸垫。

4. 选用体表面线圈，上腹部扫描时线圈中心对准受检者剑突；肾脏扫描时线圈中心对剑突与肚脐连线中点。使用固定带固定好线圈，松紧应适度，以能较好地固定受检者又不妨碍其呼吸为宜。训练受检者呼吸：吸气—呼气—屏气。

5. 定位中心位于剑突下缘，送入磁场中心时，当激光灯经过受检者眼睛时嘱其闭眼。

6. 检查前受检者手握报警球，检查过程中如有不适手捏报警球通知扫描人员。

## 二、一体化 Biograph PET/MR 腹部扫描序列

PET/MR 腹部实际扫描时间与选择 MR 序列、受检者呼吸等因素有关，各序列扫描时应注意与呼吸配合，具体扫描序列及其参数见表 2-2-7-1。

表 2-2-7-1　一体化 Biograph PET/MR 腹部扫描基本序列

| 序列 | TE/ms | TR/ms | 层厚/mm | 层间距/mm | FOV/cm | 矩阵 | 注释 |
|---|---|---|---|---|---|---|---|
| T2_haste_cor | 96 | 1 400 | 5 | 1 | 38×38 | 256×256 | 冠状位 T2WI |
| T2_blade_tra_fs | 86 | 2 000 | 5 | 1 | 40×40 | 320×320 | 横轴位 T2 抑脂 |
| DWI b=800 | 72 | 8 300 | 5 | 1 | 40×40 | 134×134 | 横轴位扩散加权成像 |
| T1_vibe_dixon_tra | 1.31 | 4.13 | 3 | 1 | 38×30 | 188×320 | 矢状位 T2WI |

注：tra：横轴位；cor：冠状位

## 三、一体化 Biograph PET/MR 腹部扫描流程

1．受检者信息录入　同第二篇第二章第一节“一体化 Biograph PET/MR 全身扫描”。

2．Fastview 快速三维平面定位像扫描。

3．PET 成像

（1）确定 PET 扫描参数：PetAcquisition 选项卡（图 2-2-7-1）Pharmaceutical 选择放射性药物种类、剂量以及注射时间等相关参数；勾选 Norm Valid，自动关联最近的 QC 数据；Scan Mode 选择 LIST，Scan Duration/bed 根据 MR 序列需要扫描的时间输入 15～20min，Scan Direction 为 Caudocranial。

（2）PET 扫描定位（图 2-2-7-2）：双击 PET Planning，三维平面像上定位 PET 检查床位，拖动定位线调整 PET 检查

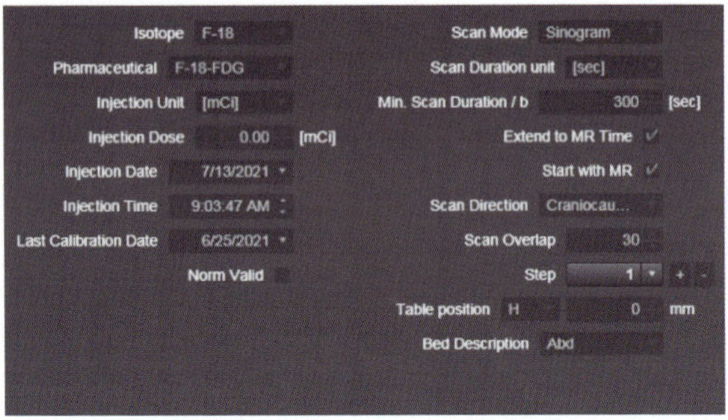


图 2-2-7-1 PET 扫描参数

床上下范围，MRAC_PET 序列扫描范围确定好以后，MR 序列自动列自动复制 PET 床位置，扫描中心与相应床位 PET 检查床位中心一致。

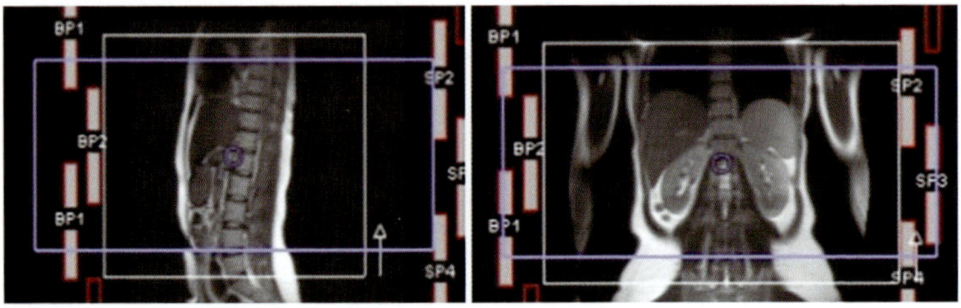


图 2-2-7-2 腹部 PET/MR 扫描 PET 检查床位

（3）MRAC 参数：衰减矫正 MRAC 是 VIBE DIXON 序列，冠状位扫描时间 10s，呼气后屏气扫描，重建出水像、脂像和正相位、反相位图像，实现空气、肺部、脂肪、肌肉的区分，用于 PET 图像的衰减矫正。确保 PET 扫描上下范围覆盖上腹部。

（4）选择 PET 重建参数（图 2-2-7-3）：Recon Method 为 3D Iteration，iteration 为 3，Image Matrix 为 172，Zoom 选择 1.0，FWHM 为 4.0，Scatter Correction 选择 Relative。

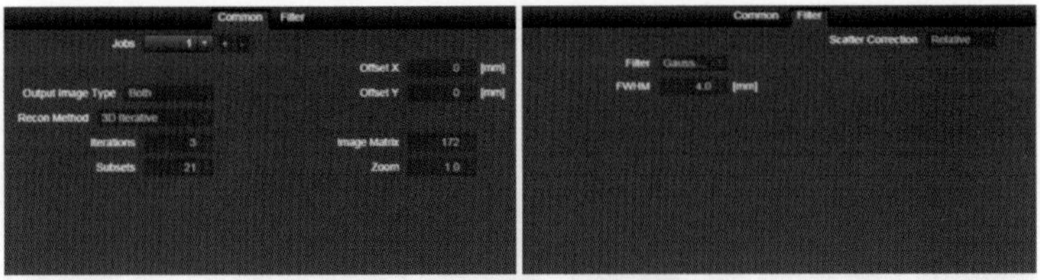


图 2-2-7-3　PET 重建类型

4．MR 成像　MR 腹部扫描以横轴位、冠状位为主。MR 扫描包括横轴位 T2_blade、T1_vibe_dixon、DWI 和冠状位 T2_haste。T2_blade 一般采用导航触发或者呼吸门控的扫描方式，同时采用 Blade 技术可以更好地控制呼吸运动伪影，导航序列参数卡的 TR 只是限定了扫描的最短 TR，真实 TR 由受试者的呼吸节律决定，对于节律不规律的受试者，每幅图像的真实 TR 可能有较大差异，常依据成人 3～4s 的呼吸节律，将 TR 调整在 3 000～3 500ms。DWI 序列对运动不敏感，可在自由呼吸下直接扫描，b 值可扫描 2～3 个甚至更多，低 b 值可选 0 或 50，高 b 值可为 400～1 000。Haste 序列为单次激发半傅立叶采集的快速自旋回波序列，屏气两次可覆盖腹部的前后方向，可以扫描不抑脂或抑脂的图像，也可两者都扫描。

（1）双击选中 MR 扫描序列进行定位，单击“Apply”保存定位像并开始准备扫描。在 PET 序列启动采集时，MR 序列与 PET 序列同步采集。扫描中心均自动复制 PET 的床位中心。可以任意调节层厚、层间隔、扫描矩阵等参数，可以三方位旋转任意角度。

（2）常规 MR 序列定位

1）腹部 PET/MR 扫描 T2WI 冠状位定位（图 2-2-7-4）。

2）腹部 PET/MR 扫描 T2WI 横轴位定位（图 2-2-7-5）。

3）MRCP 序列：常用序列为 2D 的 haste 厚层及 3D 的 SPACE 门控序列，2D haste 扫描基于呼吸控制（吸气末屏气扫描），可对 2～10cm 的厚层块进行容积扫描，一次扫描可

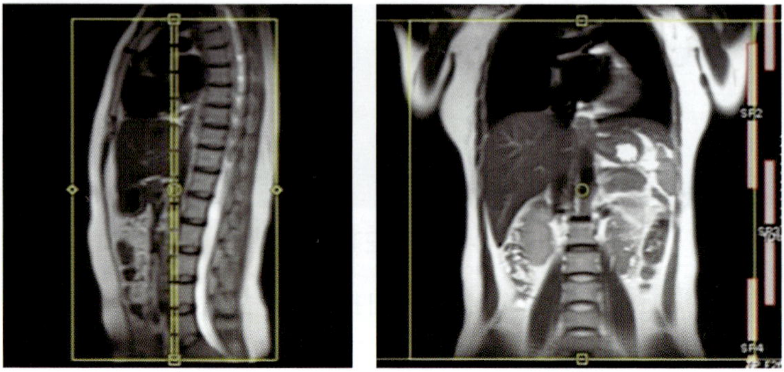

A B

图 2-2-7-4 腹部 PET/MR 冠状位定位

A. 矢状位上进行定位；B. 冠状位上进行定位

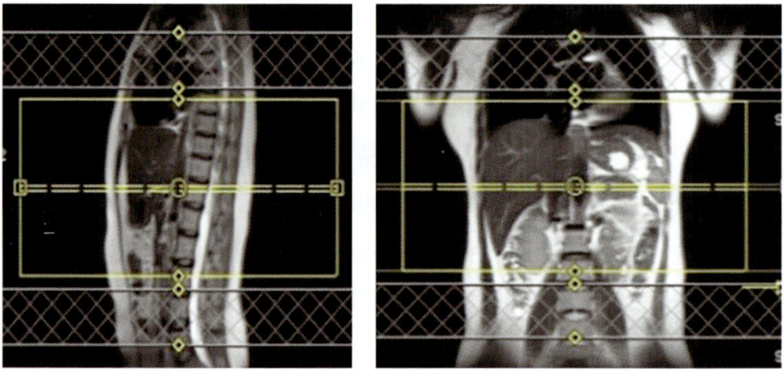

A B

图 2-2-7-5 腹部 PET/MR 横轴位定位

A. 矢状位上进行定位；B. 冠状位上进行定位

以得到一幅厚层块投射容积图像。在轴位像定位，层块包全胆囊并沿胰腺走行调整角度（图 2-2-7-6），定位后发出屏气口令，触发扫描。此序列的优点：扫描速度快，5～7s 便可得到完整的 MRCP 容积图像，由于屏气时间短，大多数受检者可以耐受，且一般不会出现阶梯样伪影。缺点：扫描得到的容积图像无法进行后处理（3D 重建），不能获得薄层原始图像。3D 的 SPACE 是基于快速自旋回波的变角度激发技术，优点为可以获得薄层原始图像，后处理 MIP 重建有助于显示管腔、管壁内的小病变。缺点：扫描时间长，需要配合呼吸触发技术进行扫描，受检者呼吸运动不规律或呼吸周期长短不一，均可导致图像质量下降。

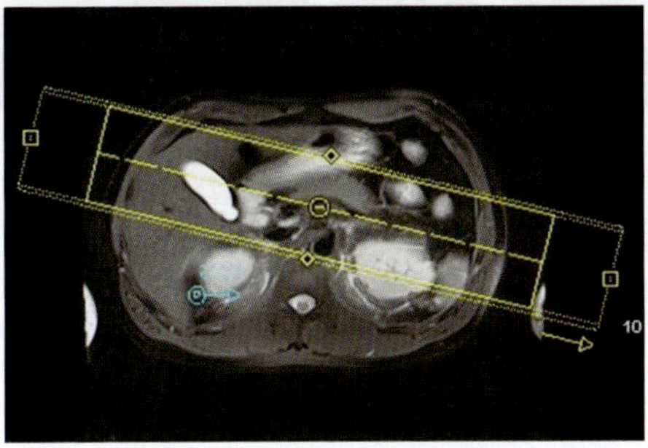

图 2-2-7-6　MRCP 定位

4）动态增强扫描：一般使用 VIBE 序列进行动态增强扫描，抑脂序列常选择 FS 或 DIXON，前者时间较短，后者信噪比较高。预设的增强序列如下：平扫蒙片→扫描暂停→（可选：监测触发技术：care bolus 或 test bolus）→增强（如：动脉期 - 门静脉期 - 平衡期等）。通常只需定位平扫蒙片，后续增强序列都复制蒙片的位置（图 2-2-7-7、图 2-2-7-8）。一般动脉期打药后 15～18s 启动扫描，打药后 50～70s 左右为静脉期或者门静脉期，120～180s 之后为延迟期或平衡期。

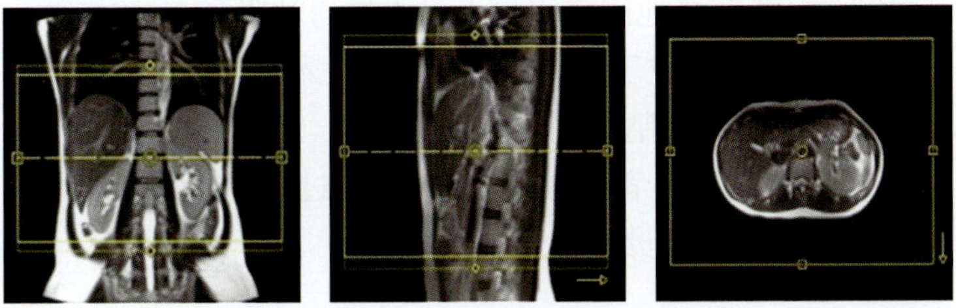

A　　B　　C

图 2-2-7-7　动态增强横轴位定位

A. 冠状位上进行定位；B. 矢状位上进行定位；C. 横轴位上进行定位

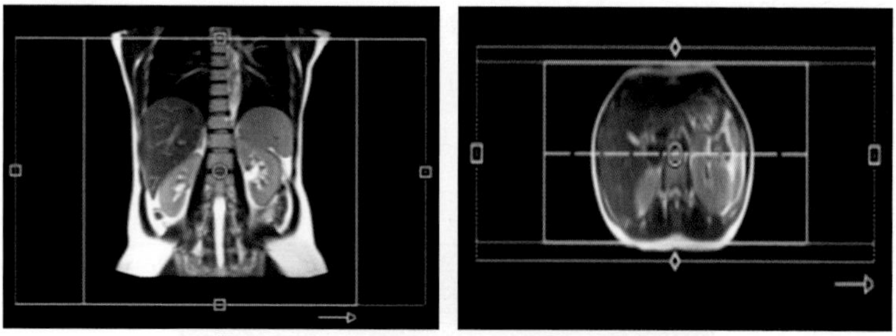

A B

图 2-2-7-8 动态增强冠状位定位

A. 冠状位上进行定位；B. 横轴位上进行定位

（傅 播 郭 坤）

## 第八节 一体化 Biograph PET/MR 盆腔扫描

### 一、一体化 Biograph PET/MR 盆腔扫描受检者摆位

1. 扫描前移除受检者身上所有金属物品，建议更换专用检查服装。

2. 盆腔扫描前需佩带耳塞，以降低检查噪声。

3. 受检者取仰卧位，头先进，双手放置于身体两侧，身体长轴与检查床长轴平行。

4. 选用体表面线圈，使用固定带固定好线圈，线圈松紧应适度，以能较好地固定受检者又不妨碍呼吸。

5. 定位中心位于耻骨联合上缘，送入磁场中心时，当激光灯经过受检者眼睛时嘱其闭眼。

6. 检查前受检者手握报警球，检查过程中如有不适手捏报警球通知扫描人员。

### 二、一体化 Biograph PET/MR 盆腔扫描序列

PET/MR 盆腔扫描时因女性与男性盆腔结构不同，其扫

描参数稍有差异，具体扫描序列及其参数分别见表 2-2-8-1、表 2-2-8-2。

表 2-2-8-1　一体化 Biograph PET/MR 子宫扫描基本序列及成像参数

| 序列 | TE/ms | TR/ms | 层厚/mm | 层间距/mm | FOV/cm | 矩阵 | 注释 |
|---|---|---|---|---|---|---|---|
| T2_tse_fs_sag | 102 | 2 400 | 4 | 0.8 | 25×25 | 320×320 | 矢状位 T2WI 抑脂 |
| T2_tse_cor | 115 | 4 070 | 4 | 0.8 | 30×30 | 240×320 | 冠状位 T2WI |
| T2_tse_tra_fs | 87 | 6 230 | 5 | 1 | 36×36 | 256×320 | 横轴位 T2WI 抑脂 |
| T1_tse_tra | 10 | 600 | 5 | 1 | 35×35 | 256×320 | 横轴位 T1WI |
| DWI b=50，400，800 | 72 | 8 900 | 5 | 1 | 40×28 | 134×134 | 横轴位 DWI 成像 |

注：tra：横轴位；cor：冠状位；sag：矢状位

表 2-2-8-2　一体化 Biograph PET/MR 前列腺扫描基本序列及成像参数

| 序列 | TE/ms | TR/ms | 层厚/mm | 层间距/mm | FOV/cm | 矩阵 | 注释 |
|---|---|---|---|---|---|---|---|
| T2_tse_sag | 101 | 4 800 | 3 | 0.6 | 20×20 | 256×320 | 矢状位 T2WI（小视野） |
| T2_tse_cor | 89 | 4 000 | 3 | 0.6 | 20×20 | 256×320 | 冠状位 T2WI（小视野） |
| T2_tse_tra | 89 | 4 000 | 3 | 0.6 | 20×20 | 256×320 | 横轴位 T2WI（小视野） |
| T2_tse_tra_fs | 87 | 6 230 | 3 | 0.6 | 20×20 | 205×256 | 横轴位 T2WI 抑脂（小视野） |
| T1_tse_tra | 12 | 550 | 3 | 0.6 | 20×20 | 240×320 | 横轴位 T1WI（小视野） |
| DWI b=50，400，1 000 | 79 | 8 900 | 3 | 0.6 | 20×17 | 85×124 | 横轴位扩散加权成像（小视野） |

续表

| 序列 | TE/ms | TR/ms | 层厚/mm | 层间距/mm | FOV/cm | 矩阵 | 注释 |
|---|---|---|---|---|---|---|---|
| T1_tse_tra_lymph | 13 | 700 | 5 | 1.5 | 30×30 | 256×320 | 横轴位 T1WI |
| Csi3d_se | 145 | 750 | | | 7×7 | | 多体素波谱 TE=145ms |

注：tra：横轴位；cor：冠状位；sag：矢状位

## 三、一体化 Biograph PET/MR 盆腔扫描流程

1．受检者信息录入　同第二篇第二章第一节“一体化 Biograph PET/MR 全身扫描”。

2．Fastview 快速三维平面定位像扫描

（1）（女性）三维平面定位像尽可能包全子宫解剖结构，矢状面定位像包括子宫，以便其后序列的定位（图 2-2-8-1）。

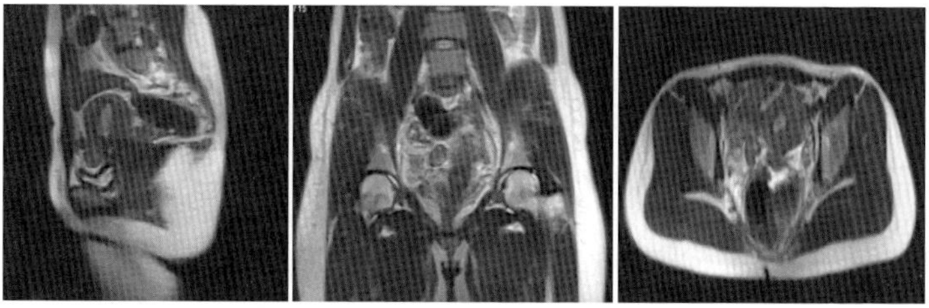

图 2-2-8-1　女性三维平面定位像

（2）（男性）前列腺扫描定位中心位于耻骨联合后方，三维平面定位图像尽可能包全前列腺解剖结构，矢状位定位线要定位于前列腺的中心，以便其后序列的定位（图 2-2-8-2）。

3．PET 成像

（1）确定 PET 扫描参数（图 2-2-8-3）：PetAcquisition 选项卡 Pharmaceutical 选择放射性药物剂种类、剂量以及注射

时间等相关参数；勾选 Norm Valid，自动关联最近的 QC 数据；Scan Mode 选择 Sinogram；Scan Duration/bed 根据 MR 序列需要扫描的时间输入 15～20min，Scan Direction 为 Caudocrania。

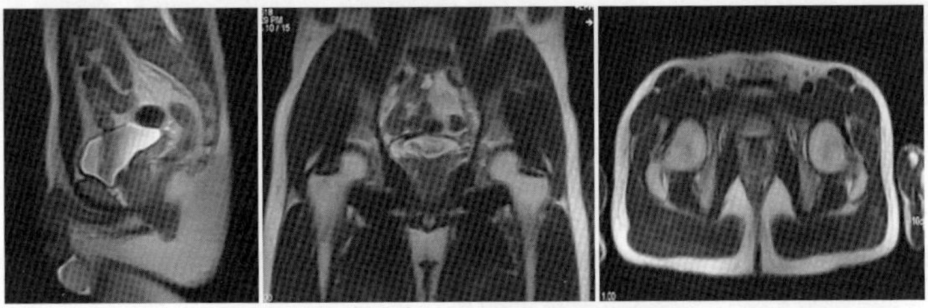

图 2-2-8-2　男性三维平面成像图

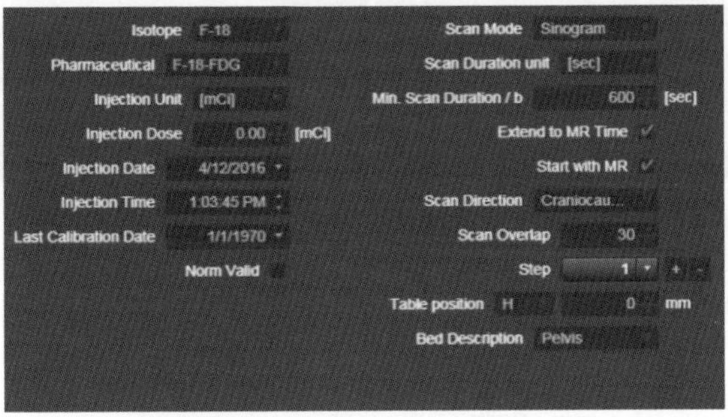


图 2-2-8-3　PET 扫描参数

（2）PET 扫描定位（图 2-2-8-4 和图 2-2-8-5）：双击 MRAC_PET，三维平面像定位 PET 检查床位，拖动定位线调整 PET 检查床上下范围，确定 MRAC_PET 序列扫描范围，MR 序列自动列自动复制 PET 床位置，扫描中心与相应床位 PET 检查床位中心一致。

（3）调整 MRAC 参数：衰减矫正 MRAC 和 PET 集成在一个序列，MRAC 是 VIBE DIXON 序列，冠状位扫描时间 19s，呼气后屏气扫描，重建出水像、脂像和正相位、反相位图

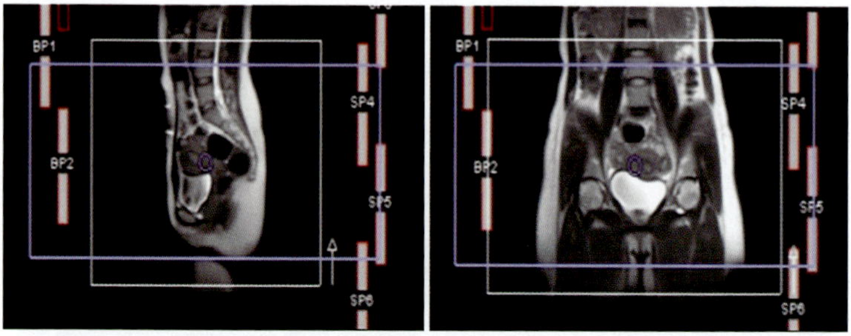


图 2-2-8-4 子宫 PET/MR 扫描 PET 检查床位

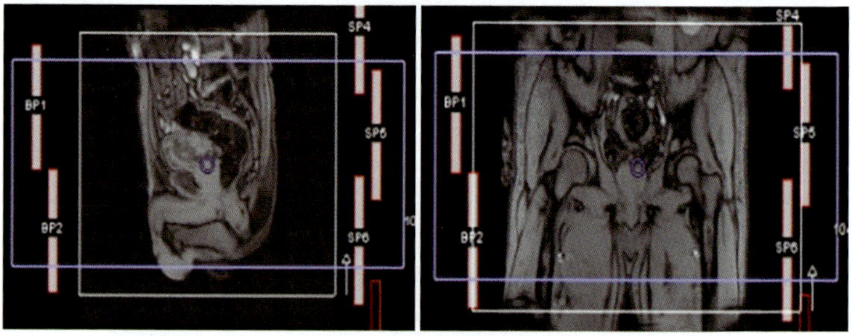


图 2-2-8-5 前列腺 PET/MR 扫描 PET 检查床位

像，实现空气、肺部、脂肪、肌肉的区分，用于 PET 图像的衰减矫正。确保 PET 扫描上下范围覆盖盆腔结构。

（4）选择 PET 重建参数（图 2-2-8-6）：Recon Method 为 3D iteration，iteration 为 3，Image Matrix 为 172，Zoom 选择 1.0，FWHM 为 4.0，Scatter Correction 选择 Relative。

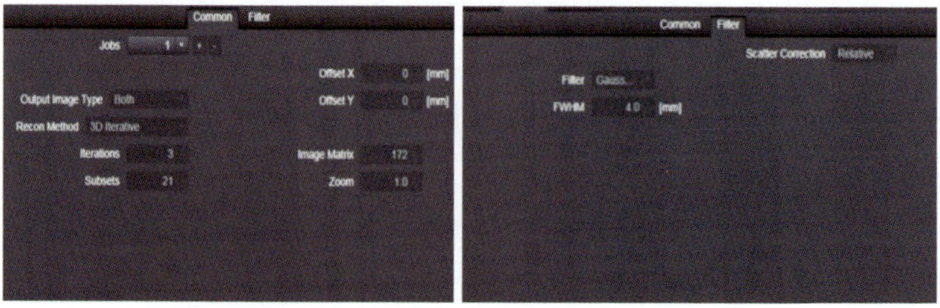


图 2-2-8-6 PET 重建类型

4. MR 成像　MR 盆腔常规扫描横轴位、冠状位、矢状位。MR 扫描序列包括 T2_tse_fs、T1_tse、DWI。常规扫描冠状位（图 2-2-8-7）、矢状位（图 2-2-8-8）、横轴位（图 2-2-8-9）三个方位序列，显示子宫、子宫内膜、宫颈及病变周围情况，也可以根据情况进行不同方位的抑脂序列。如果大范围抑脂，可以选择 STIR 抑脂方式。前列腺扫描使用 FOV 高分辨扫描，扫描定位见图 2-2-8-10～图 2-2-8-13。DWI 序列的 b 值可扫描 2～3 个甚至更多，低 b 值可选 0 或 50，高 b 值位 400～1 000，如 400/800 或 500/1 000。动态增强扫描，一般用 VIBE 序列进行动态增强扫描，一般每期 15～20s，扫描 4～5 期即可。

（1）双击选中 MR 扫描序列进行定位，单击“Apply”保存定位像并开始准备扫描。PET 序列启动采集时，MR 序列与 PET 序列同步采集。扫描中心均自动复制 PET 的床位中心。可以任意调节层厚、层间隔、扫描矩阵等参数，可以三方位旋转任意角度。

（2）常规 MR 序列定位见图 2-2-8-7～图 2-2-8-13。

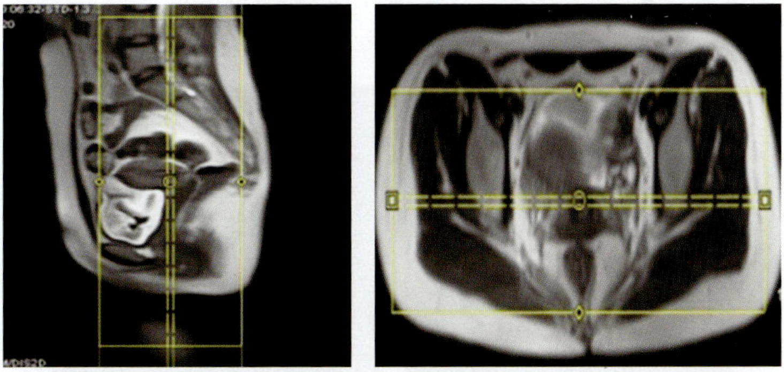

A　　B

图 2-2-8-7　子宫 PET/MR 扫描冠状位定位

A. 矢状位上进行定位；B. 横轴位上进行定位

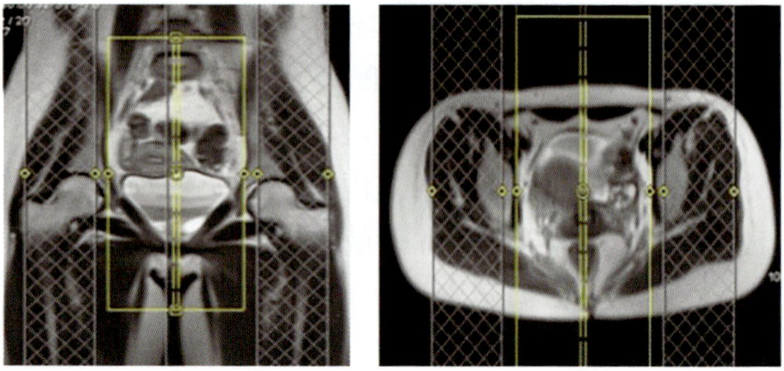

A B

图 2-2-8-8 子宫 PET/MR 矢状位定位

A. 冠状位上进行定位；B. 横轴位上进行定位

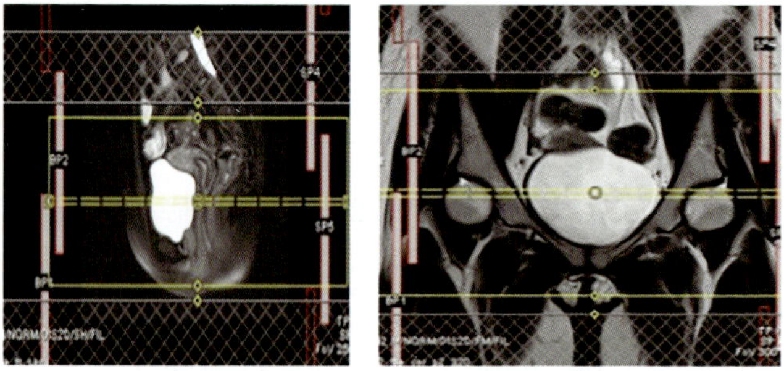

A B

图 2-2-8-9 子宫 PET/MR 横轴位定位

A. 矢状位上进行定位；B. 冠状位上进行定位

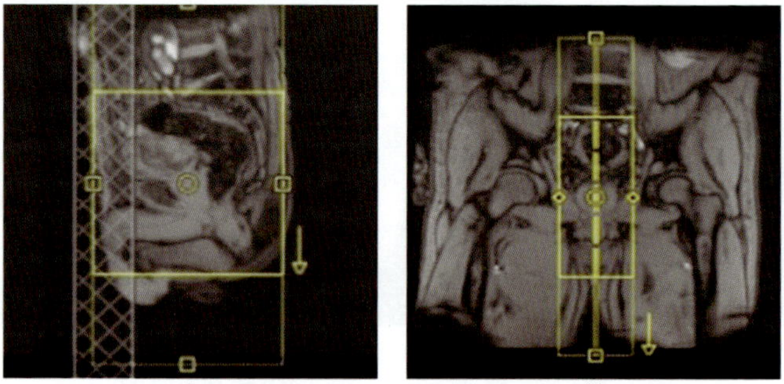

A B

图 2-2-8-10 前列腺 PET/MR 矢状位定位

A. 矢状位上进行定位；B. 冠状位上进行定位

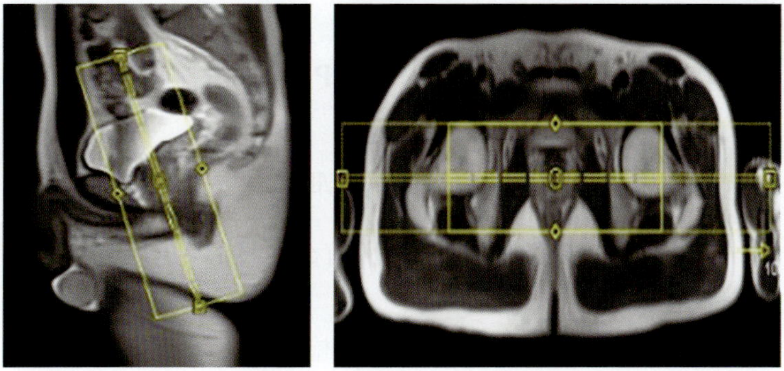

A　　B

图 2-2-8-11　前列腺 PET/MR 冠状位定位

A. 矢状位上进行定位；B. 横轴位上进行定位

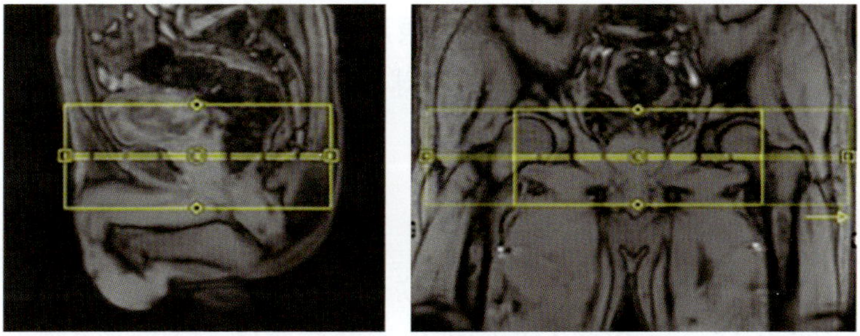

A　　B

图 2-2-8-12　前列腺 PET/MR 横轴位定位

A. 矢状位上进行定位；B. 冠状位上进行定位

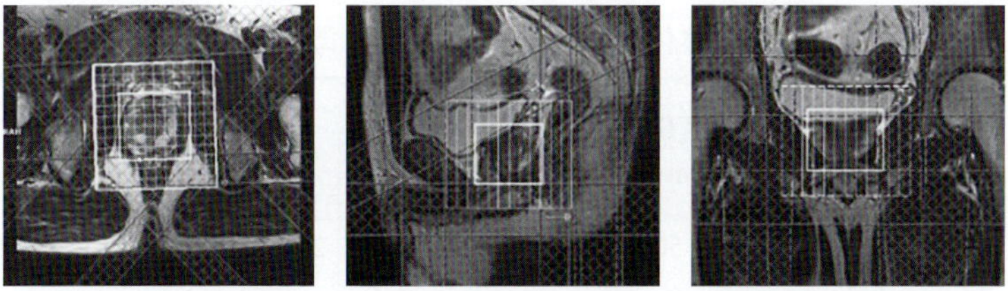

A　　B　　C

图 2-2-8-13　前列腺 PET/MR MRS 定位

A. 小视野横轴位定位；B. 小视野矢状位定位；C. 小视野冠状位定位

（郭　坤　傅　播）

# 第九节 一体化 Biograph PET/MR 脊柱扫描

## 一、一体化 Biograph PET/MR 脊柱扫描受检者摆位

1. 扫描前移除受检者身上所有金属物品，建议更换专用检查服装。

2. 扫描前需佩带耳塞，以降低检查噪声。

3. 受检者头先进、仰卧位。肩部贴近头颈线圈下方，左右居中，颈椎两侧使用海绵垫固定。

4. 激光定位中心位于下颌下缘。送入磁场中心时，当激光灯经过受检者眼睛时嘱其闭眼。

5. 检查前受检者手握报警球，检查过程中如有不适手捏报警球通知扫描人员。

## 二、扫描序列

PET/MR 颈椎使用头颈部联合线圈及脊柱线圈，扫描时间约为 15min；PET/MR 胸椎使用脊柱线圈，扫描时间约为 30min；PET/MR 腰椎使用脊柱线圈，扫描时间约为 15min。具体扫描序列及其参数见表 2-2-9-1。

表 2-2-9-1 一体化 Biograph PET/MR 脊柱扫描基本序列

| 序列 | TE/ms | TR/ms | 层厚/mm | 层间距/mm | FOV/cm | 矩阵 | 注释 |
|---|---|---|---|---|---|---|---|
| T2_tse_sag | 103 | 3 500 | 3 | 0.6 | 22×22 | 269×384 | 矢状位 T2WI |
| T1_tse_dark-fluid_sag | 9 | 1 700 | 3 | 0.6 | 22×22 | 224×320 | 矢状位 T1WI |
| T2_tse_stir_sag | 57 | 3 700 | 3 | 0.6 | 22×22 | 224×320 | 矢状位 T2WI 脂肪抑制 |
| T2_tse_tra | 82 | 3 500 | 4 | 0.4 | 18×18 | 256×320 | 横轴位 T2WI |

续表

| 序列 | TE/ms | TR/ms | 层厚/mm | 层间距/mm | FOV/cm | 矩阵 | 注释 |
|---|---|---|---|---|---|---|---|
| DWI b=800 | 73 | 14 100 | 4 | 0.4 | 31×18 | 80×136 | 横轴位扩散加权成像 |
| T2_tse_cor | 103 | 3 500 | 3 | 0.6 | 22×22 | 269×384 | 冠状位 T2WI |

注：tra：横轴位；cor：冠状位；sag：矢状位

## 三、一体化 Biograph PET/MR 脊柱扫描流程

1．受检者信息录入　同第二篇第二章第一节“一体化 Biograph PET/MR 全身扫描”。

2．Fastview 快速三维平面定位像扫描

3．PET 成像

（1）确定 PET 扫描参数（图 2-2-9-1）：在 PetAcquisition 选项卡 Pharmaceutical 选择放射性药物种类、剂量以及注射时间等相关参数；勾选 Norm Valid，自动关联最近的 QC 数据；Scan Mode 选择 sinogram 模式；Scan Duration/bed 根据 MR 序列需要扫描的时间输入 15min。Scan Direction 为 Caudocranial。

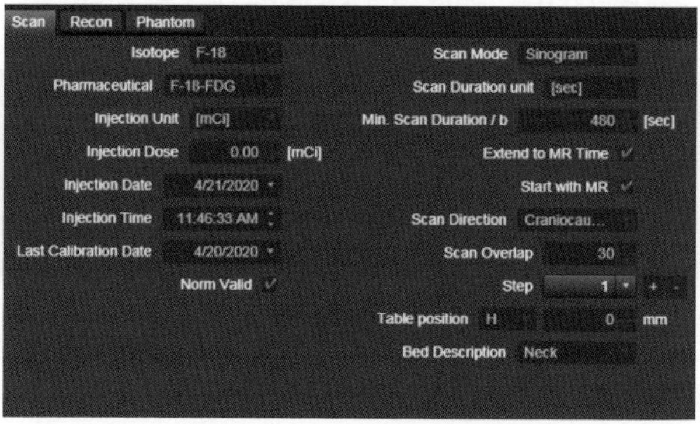


图 2-2-9-1　PET 扫描参数

（2）PET 扫描定位（图 2-2-9-2～图 2-2-9-4）：PET 颈椎扫描为 1 个床位，PET 胸椎扫描为 2 个床位，PET 腰椎扫描为 1 个床位。双击 PET Planning，在三维平面像定位 PET 检查床位，拖动定位线调整 PET 检查床上下范围，确定 PET 序列扫描范围，MR 序列自动复制 PET 床位置，扫描中心与相应床段 PET 检查床位中心一致。

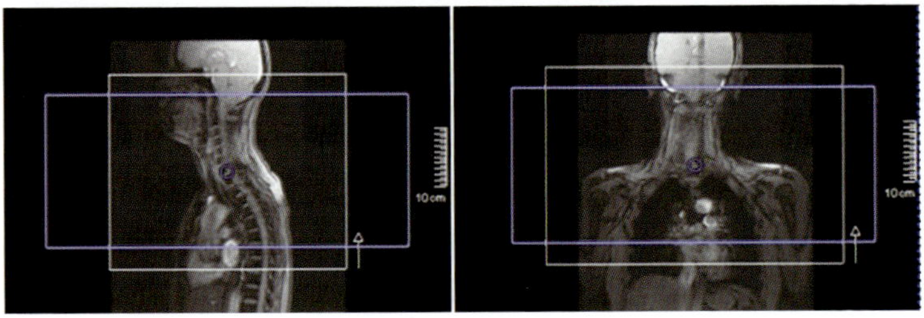


图 2-2-9-2　颈椎 PET/MR 扫描 PET 检查床位

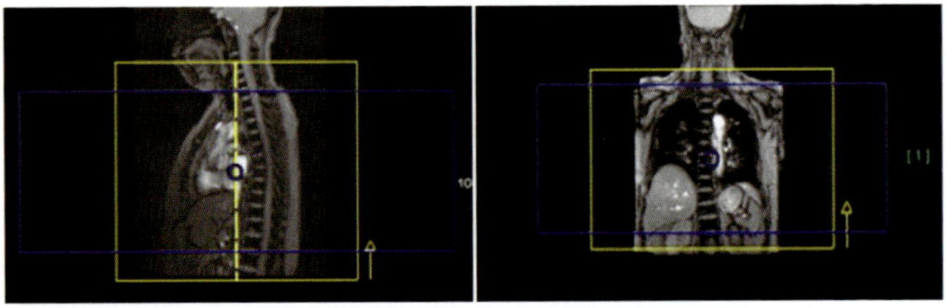

图 2-2-9-3　胸椎 PET/MR 扫描 PET 检查床位

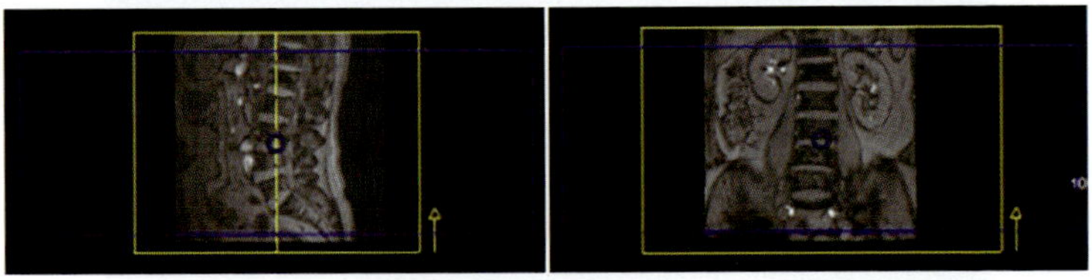

图 2-2-9-4　腰椎 PET/MR 扫描 PET 检查床位

（3）MRAC 参数：MRAC 是 VIBE DIXON 序列，冠状位扫描时间 10s，呼气后屏气扫描，重建出水像、脂像和正相位、反相位图像，实现空气、肺部、脂肪、肌肉的区分，用于PET 图像的衰减矫正，确保 PET 扫描上下范围覆盖颈部。

（4）选择 PET 重建参数（图 2-2-9-5）：Recon Method 为 3D Iterative，iteration 为 3，Image Matrix 为 172，Zoom 选择 1.0，FWHM 为 4.0，Scatter Correction 选择 Relative。

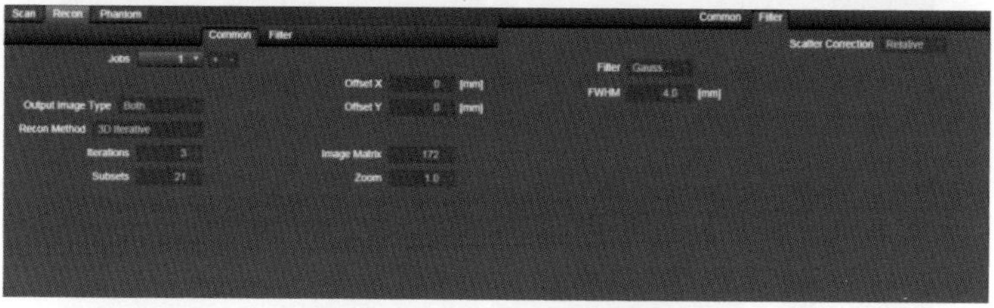


图 2-2-9-5　PET 重建类型

4．MR 成像　MR 脊柱成像常规选用矢状位、横轴位和冠状位。扫描序列包括矢状位 T1WI、T2WI、脂肪抑制 T2WI，横轴位 T2WI，冠状位 T2WI 和 DWI 序列。颈椎由于解剖结构比较特殊，生理曲度较大，局部磁场不是很均匀，常选择 Dixon 序列或反转恢复脂肪抑制序列进行脂肪抑制。

（1）双击 MR 扫描序列进行定位，单击“Apply”保存定位像并开始准备扫描。在 PET 序列启动采集时，MR 序列与 PET 序列同步采集。扫描中心均自动复制 PET 的床位中心。可以调节层厚、层间隔、扫描矩阵等参数，也可以三方位旋转任意角度。

（2）常规 MR 序列定位

1）矢状位扫描定位（图 2-2-9-6～图 2-2-9-8）：颈椎冠状位定位像调整角度使扫描层面平行于颈椎椎体或脊髓的走行，尽量保证扫描中间层在正中矢状位。扫描范围上界至少包括小脑半球。胸椎冠状位定位像调整角度使扫描层面平行于胸椎椎体或脊髓的走行，尽量保证扫描中间层在正中矢状位。腰椎冠状位定位像调整角度使扫描层面平行于腰椎椎体或脊髓的走行，尽量保证扫描中间层在正中矢状位。

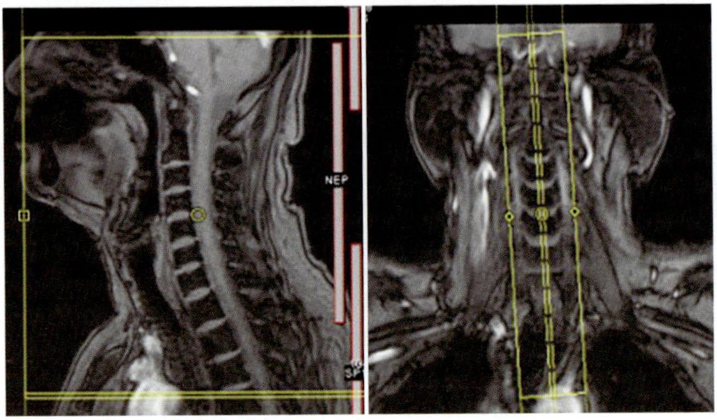

图 2-2-9-6 颈椎矢状位定位

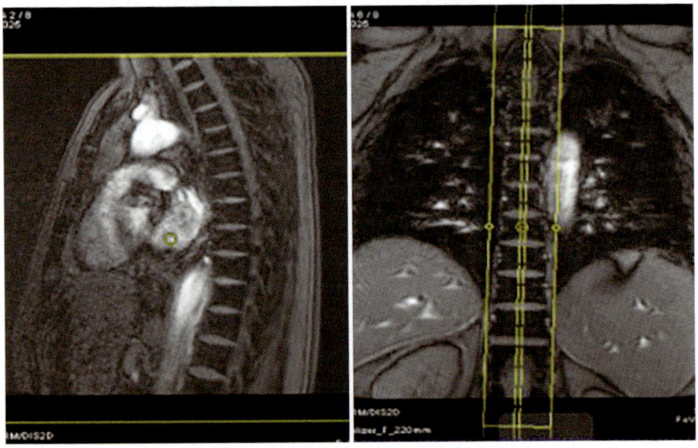

图 2-2-9-7 胸椎矢状位定位

2）横轴位扫描定位（图 2-2-9-9～图 2-2-9-11）：脊柱在矢状位定位像上确定病变的位置和范围，扫描中心置于病变区域椎体后缘，调整角度使扫描尽量垂直于病变区域脊髓走行，在冠状位定位像上自动垂直于脊柱走向。

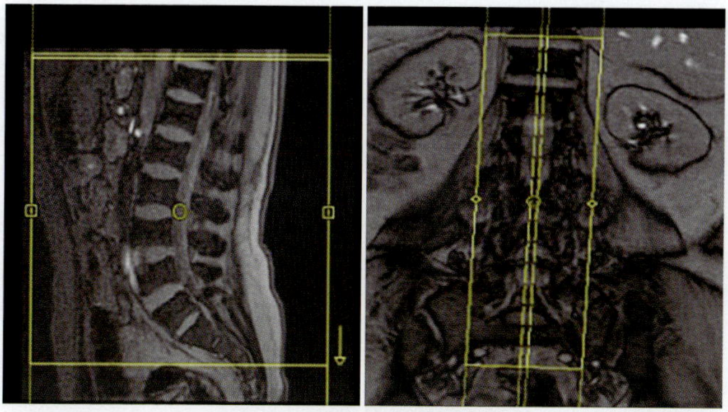

图 2-2-9-8　腰椎矢状位定位

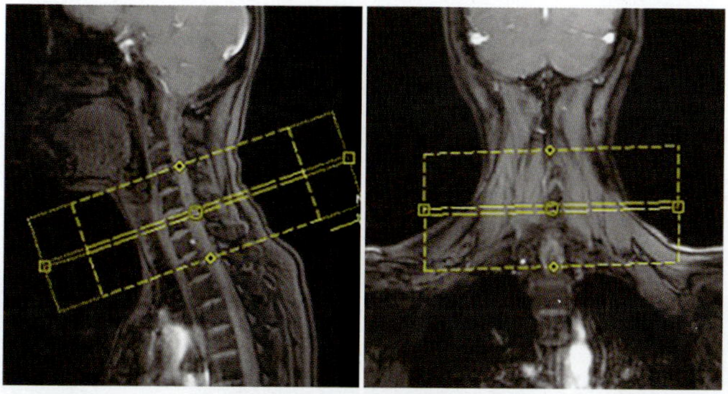

图 2-2-9-9　颈椎横轴位定位

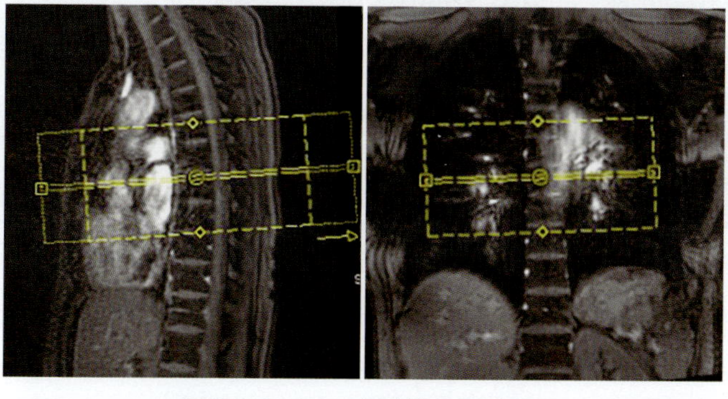

图 2-2-9-10　胸椎横轴位定位

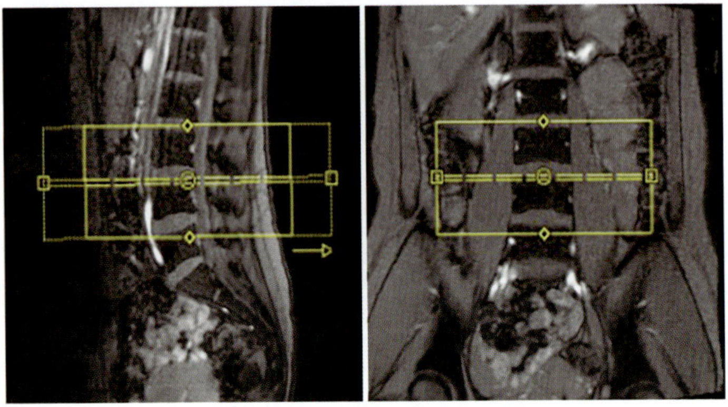

图 2-2-9-11 腰椎横轴位定位

3）冠状位扫描定位（图 2-2-9-12～图 2-2-9-14）：在矢状位像上确定病变的位置，扫描范围包括病变区域并覆盖整个颈椎 / 胸椎 / 腰椎，扫描层组平行于脊髓长轴。

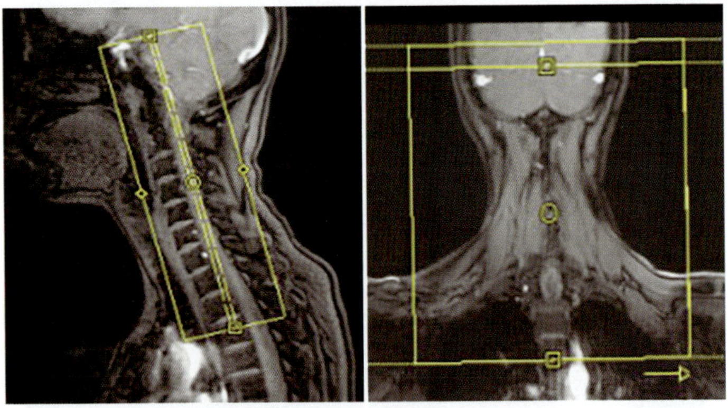

图 2-2-9-12 颈椎冠状位定位

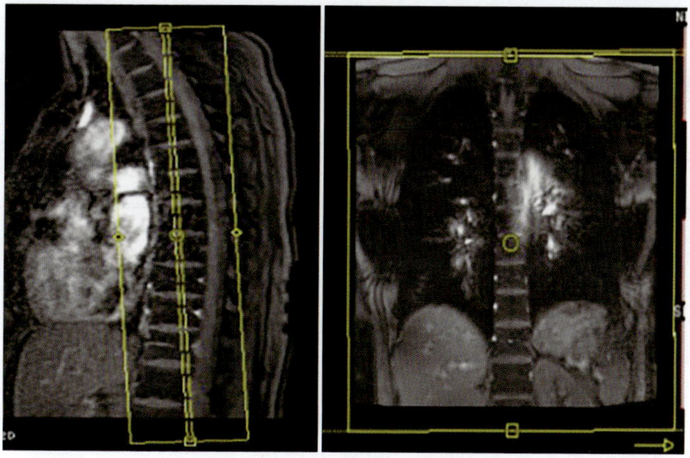

图 2-2-9-13　胸椎冠状位定位

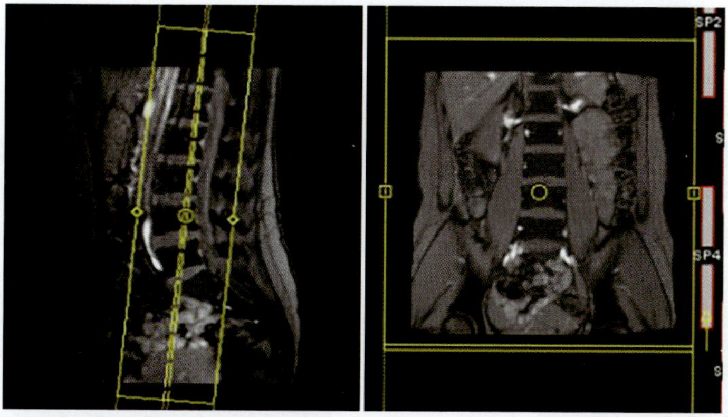


图 2-2-9-14　腰椎冠状位定位

（傅　播　郭　坤）

# 第三章 一体化 Biograph PET/MR 图像后处理

## 第一节 MR 图像后处理

本章简要介绍一体化 Biograph PET/MR 检查，MR 特殊序列和 PET 数据处理的一些基本操作。

### 一、DTI 后处理

1. 从受检者浏览器中选择相应受检者，右键点击“打开方式”→选择“MR 神经 3D”，双击进入（图 2-3-1-1）。

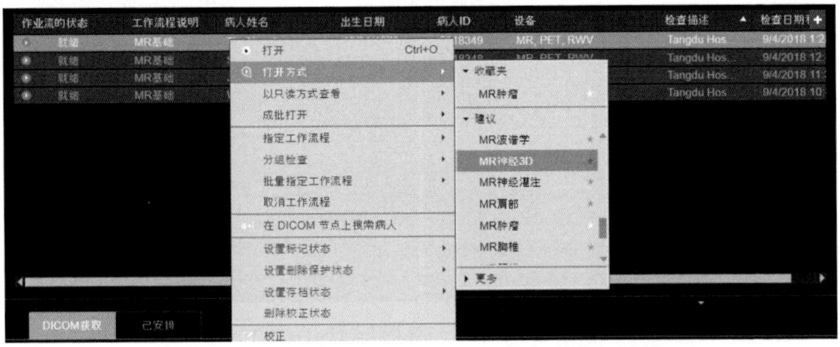


图 2-3-1-1 “MR 神经 3D”后处理打开路径

2. 从工作流中选择“纤维束示踪成像”，以 2D/3D 模式显示不同类型的种子点示踪的纤维束（图 2-3-1-2）。

3. 分配工作流后计算所有扩散纤维束，右击鼠标可以设置或者重新计算纤维束以及纤维束在脑内的走行方向（图 2-3-1-3）。

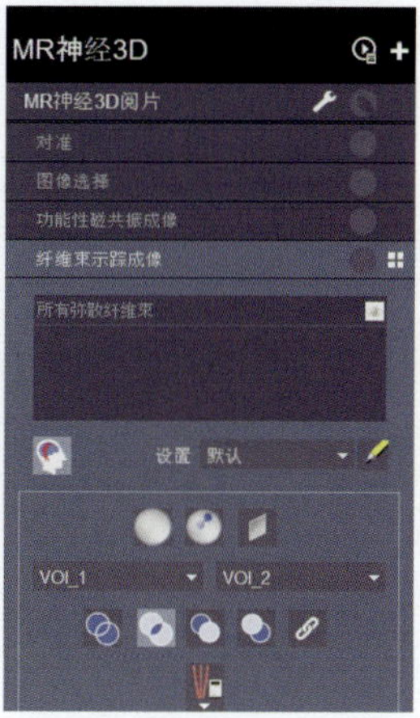


图 2-3-1-2　选择纤维束示踪成像按钮

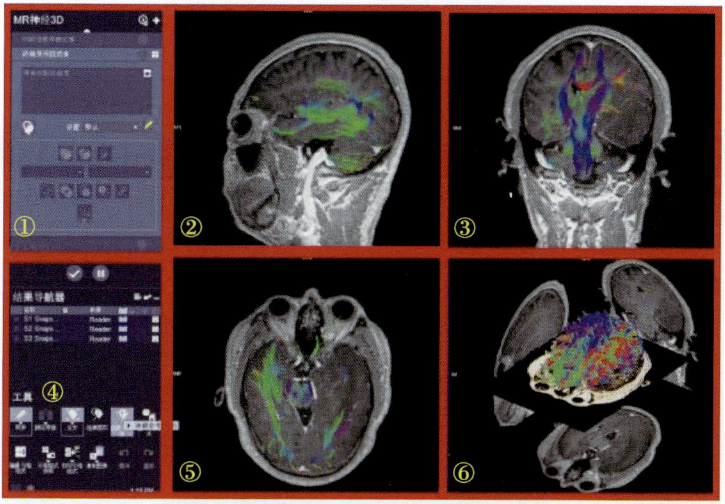


图 2-3-1-3　DTI 后处理

①纤维束示踪成像控制按钮；②矢状位示踪图；③冠状位示踪图；④工具栏；⑤横断位示踪图；⑥VRT 示踪图

4．通过扩散纤维束设置更改可视化效果、纤维束的长度、纤维束的颜色等（图 2-3-1-4）。

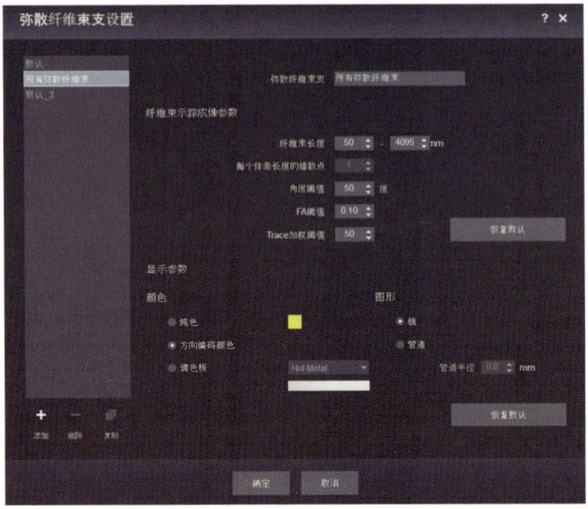


图 2-3-1-4　扩散纤维束支设置

5. 通过交互式模式根据需求画出种子点，显示特殊的纤维束。根据肿瘤或解剖结构修改种子点形状（图 2-3-1-5）。

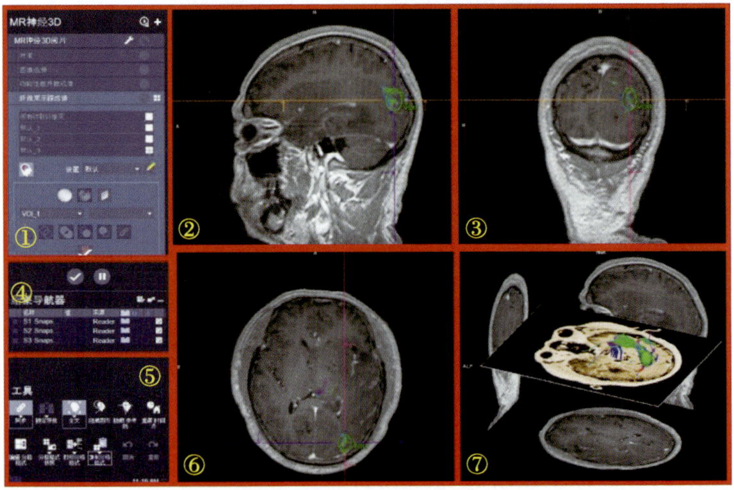


图 2-3-1-5　DTI 种子点勾画

①纤维束示踪成像控制按钮；②矢状位示踪图；③冠状位示踪图；④结果导航器区；⑤工具栏；⑥横断位示踪图；⑦VRT 示踪图

## 二、MRS 后处理

1. 受检者浏览器选择受检者，右键点击“打开方式”→“MR 波谱学”，双击进入（图 2-3-1-6）。

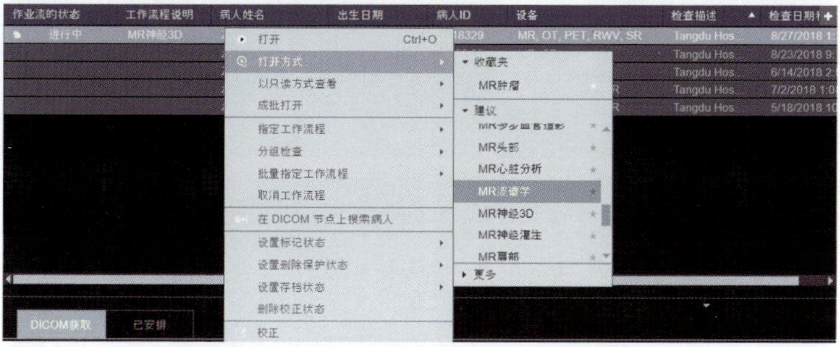


图 2-3-1-6　MRS 后处理打开路径

2. 加载数据至波谱工作流，所有的波谱序列都会在波谱列表中显示，通过选择相应序列区浏览或处理（图 2-3-1-7）。

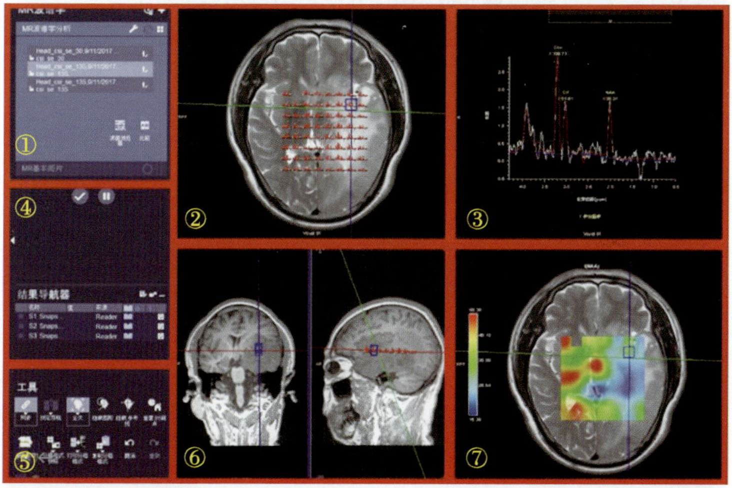


图 2-3-1-7　MRS 后处理

①波谱列表；②参考像和波谱图；③波谱图；④结果导航器；⑤工具栏；⑥参考像；⑦代谢物图

3. 结果对比 在波谱列表选择需要对比的序列，点击对比图标，转换界面区显示谱线图和代谢物图（图 2-3-1-8）。

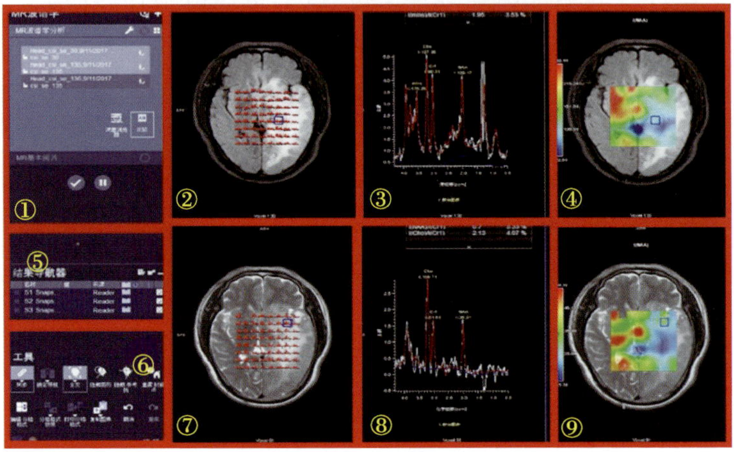


图 2-3-1-8 MRS 结果对比

①波谱列表；②参考像和波谱图；③波谱图；④代谢物图；⑤结果导航器；⑥工具栏；⑦参考像和波谱图；⑧波谱图；⑨代谢物图

## 三、乳腺后处理

1. 受检者浏览器选择受检者，右键点击“打开方式”→“MR 乳腺”，双击进入（图 2-3-1-9）。

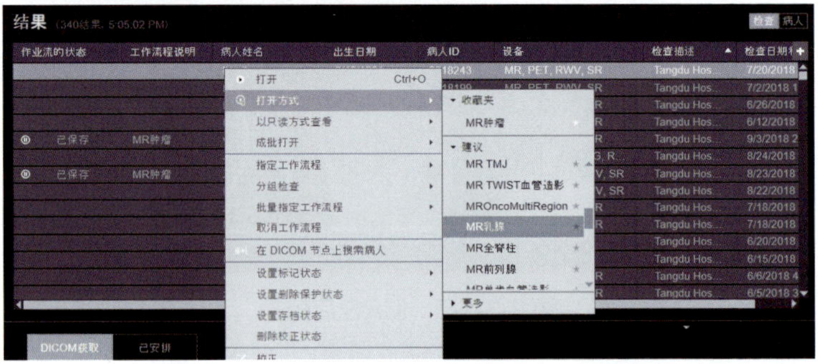


图 2-3-1-9 “MR 乳腺”后处理打开路径

2. 数据加载至波谱工作流，所有的波谱序列都会在波谱列表中显示，通过选择相应序列区浏览或处理（图 2-3-1-10）。

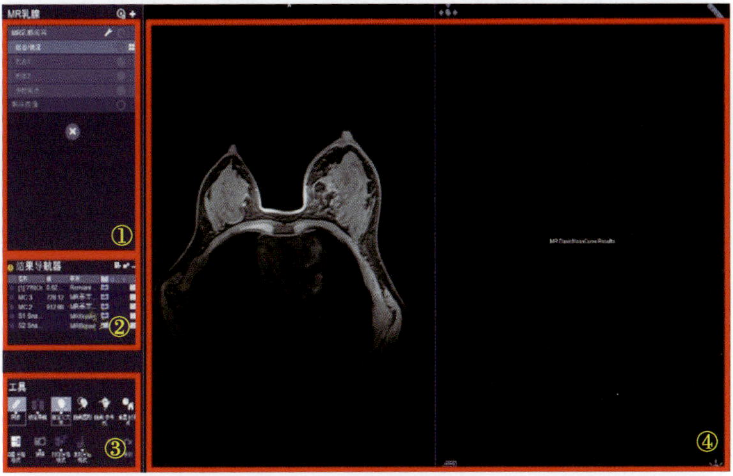

图 2-3-1-10　MR 乳腺

①MR 乳腺显示列表；②结果导航器；③工具栏；④MR 图像

3. 时间—信号强度曲线　增强图像右上角菜单中选择 MC，在病变处勾画 ROI（感兴趣区域），即可显示增强的时间—信号强度曲线（图 2-3-1-11）。

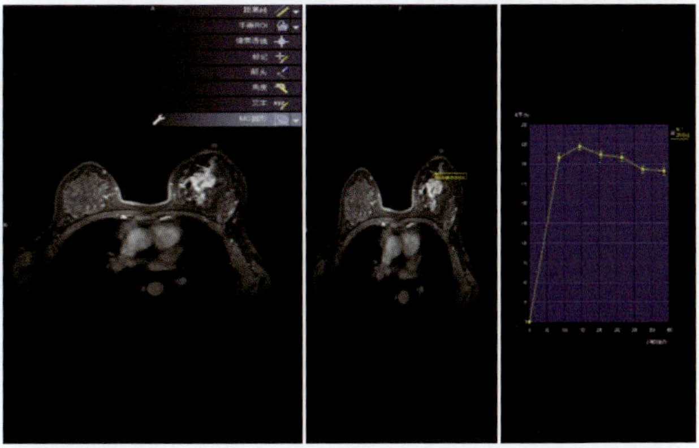

图 2-3-1-11　乳腺时间—信号强度曲线

## 四、心脏后处理

1. 受检者浏览器选择受检者，右键点击“打开方式”→“MR 心脏分析”，双击进入（图 2-3-1-12）。

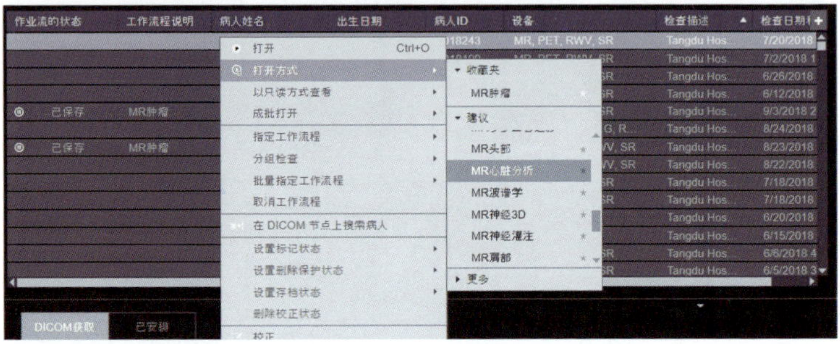


图 2-3-1-12 “MR 心脏分析”后处理打开路径

2. 数据加载至波谱工作流，所有的波谱序列都会在波谱列表中显示，通过选择相应序列区浏览或处理（图 2-3-1-13）。

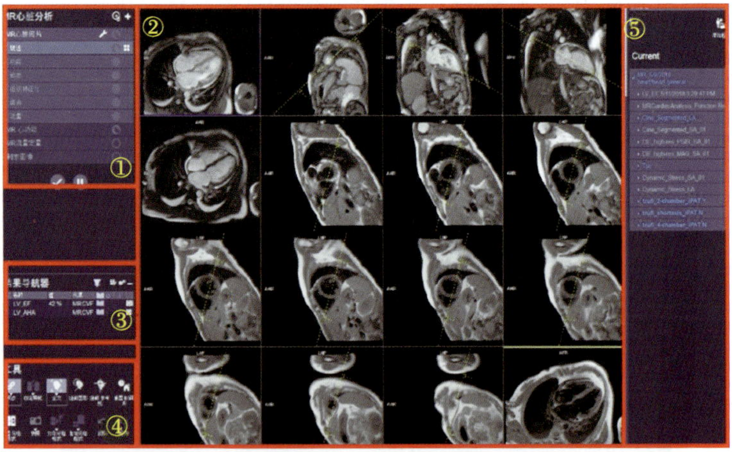


图 2-3-1-13 心脏后处理

①心脏分析列表；②MR 图像；③结果导航器；④工具栏；⑤序列

3. MR 心功能可以一键式打开进行心功能分析，图像均是自动载入（图 2-3-1-14）。

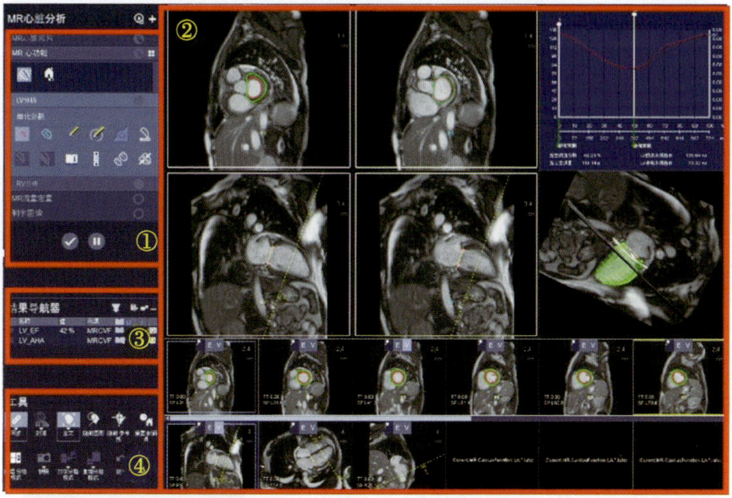


图 2-3-1-14　MR 心功能分析

①细化分割操作，可对勾画细节更改；②MR 图像；③结果导航器；④工具栏

4. 结果详细分析可在结果导航器后点击打开查看（图 2-3-1-15）。

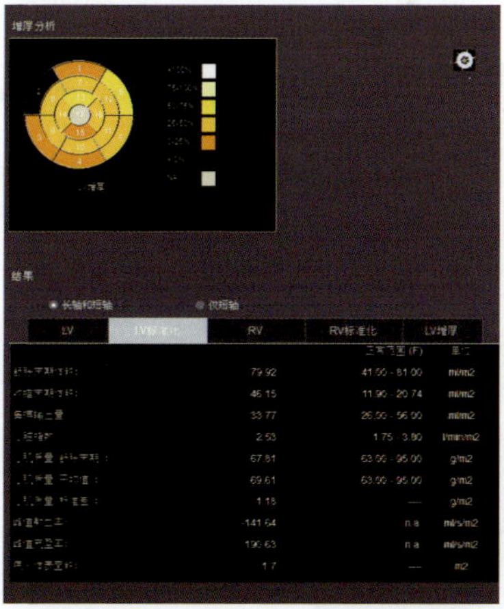


图 2-3-1-15　MR 心功能结果

（张　微　傅　播）

# 第二节　PET 图像后处理

## 一、PET 原始数据回顾性重建

根据 PET 原始数据进行回顾性重建，通过回顾性重建可以重放列表模式数据，用于门控或者动态 PET；重新计算来自正弦图的图像，以获得更佳图像质量；尝试使用不同的重建设置评估重建协议；重建在内嵌处理过程中由于检查未能完成而未获成功的图像。具体步骤如下：

1. 主菜单应用程序“application”选择“RetroRecon（PET）”，进行 PET 数据后处理（图 2-3-2-1）。

2. 打开受检者浏览器，将 MRAC_PET_RAW Raw Date 拖至已装载的数据列表中（图 2-3-2-2）。

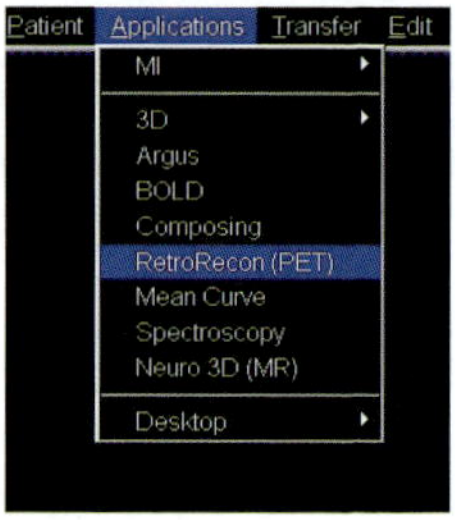


图 2-3-2-1　application 选项卡

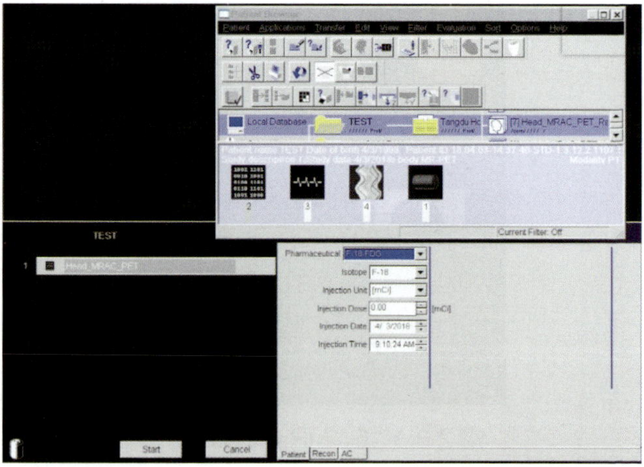


图 2-3-2-2　MRAC_PET_RAW Raw Date 拖至已装载的数据列表

3. 根据需要更改参数卡内容进行重建（图 2-3-2-3～图 2-3-2-8）。

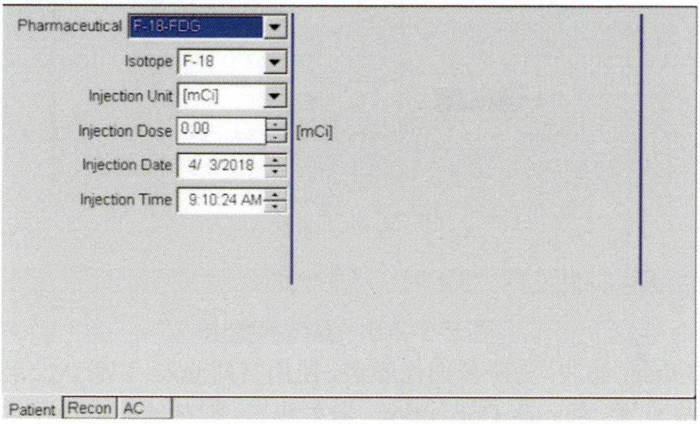


图 2-3-2-3　受检者参数卡

Pharmaceutical：药物；Isotope：核素；Injection Unit：注射单位；Injection Dose：注射剂量；Injection Date：注射日期；Injection Time：注射时间

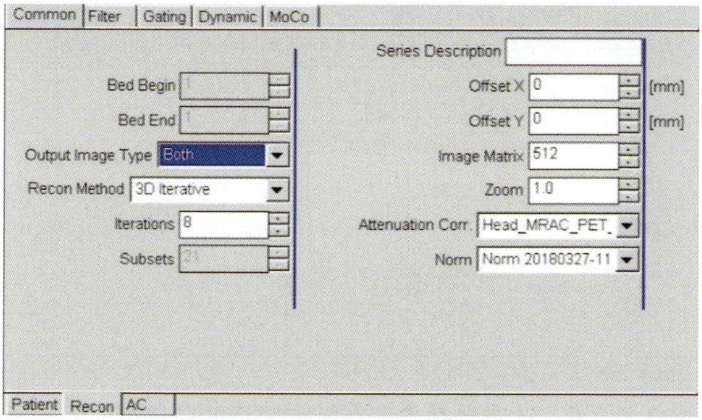


图 2-3-2-4　公用参数卡

Output Image Type：输出图像类型；Recon Method：重建方式有三种模式，3D Iterative 三维迭代，Filtered Backprojection 滤波反投影和 HD PET。HD PET 仅用于 AC 重建。Iterations：迭代次数；Image Matrix：图像矩阵；Attenuation Corr：衰减矫正。Series Description：写入新的 PET 数据命名

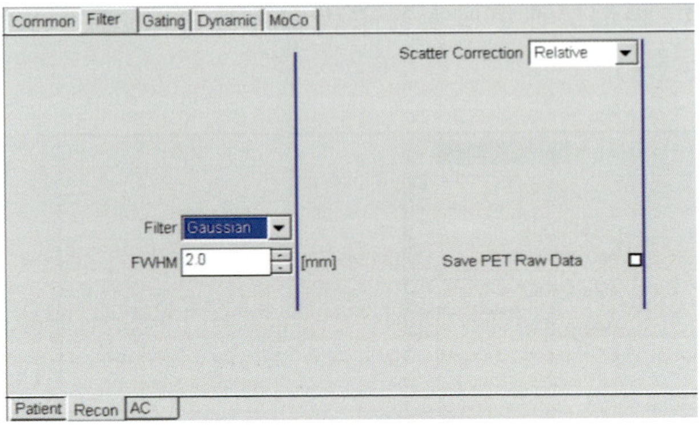


图 2-3-2-5 滤波参数卡

Filter：滤波，为降低图像噪声，使用高斯滤波；FWHM：半峰全宽；Scatter Correction：散射校正，抑制散射符合及效应，其选项包括相对、绝对或关闭

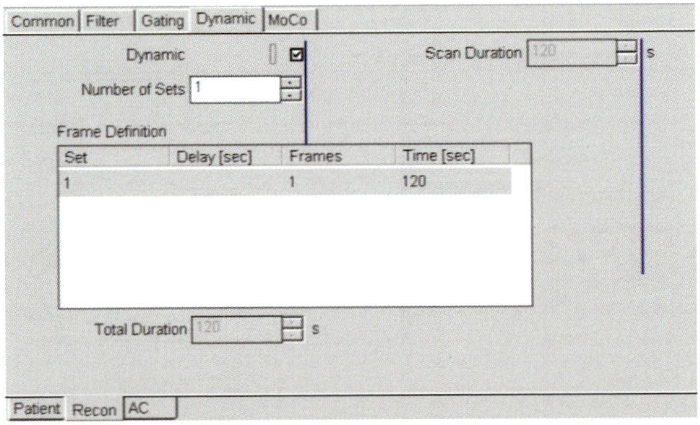


图 2-3-2-6 动态参数卡所有帧和延迟的总持续时间不得超过实际扫描时间

如果 PET 参数卡中 Scan Mode 选择 Sinogram 模式，重建时 Recon 参数卡中只出现 Common 和 Filter 子参数卡，只有在 LIST 模式采集的 PET 重建时会有五个子参数卡。

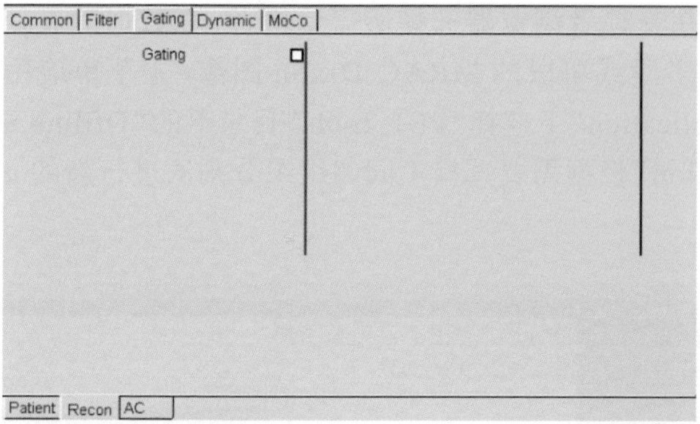


图 2-3-2-7　门控参数卡选中时进行相关触发模式（心脏或呼吸门控）的参数设置

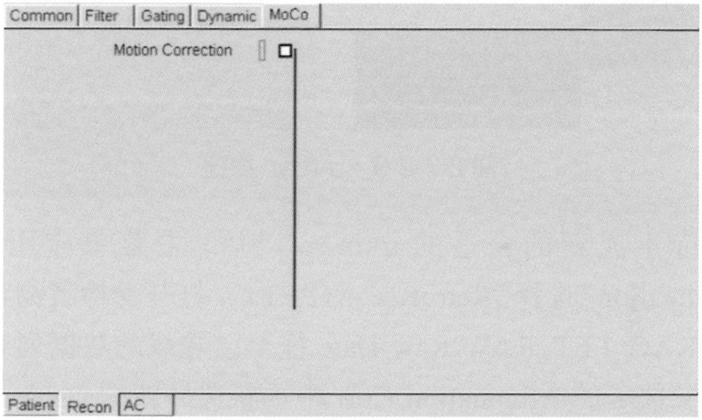


图 2-3-2-8　运动矫正参数卡选中时可使用来自 MR 的运动矫正信息进行回顾性重建

4. 确认所有参数选项后，点击开始按钮 Start，开始重建。

一体化 PET/MR PET 重建受 u-map 影响较大，当 u-map 出现分割错误时，阅片需要结合 NAC 图像，在未完成检查的情况下可以重新扫描其他 u-map，但在结束检查以后则可以尝试离线重建合适的 u-map，以 Dixon 序列为例重建方法如下（图 2-3-2-9）：

在受检者浏览器选择所需受检者，在数据列表处使用选择多段或单段的 MRAC Dixon 图像，主菜单应用程序“Application”下选择“PET Tools”目录下的“Offline u-map creation”根据需要选择不同的组织分割法进行新的 u-map 重建。

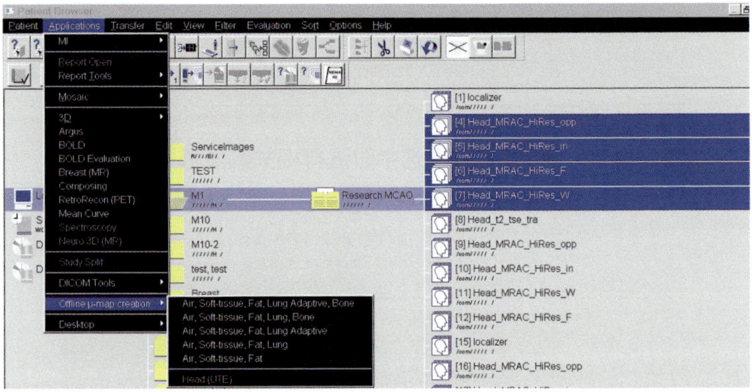


图 2-3-2-9　u-map 重建

待生成新的合适的 u-map 以后，主菜单应用程序“Application”选择“RetroRecon（PET）”，打开受检者浏览器，将 MRAC_PET_RAW Raw Date 拖至已装载的数据列表中。重建参数卡的 Attenuation Corr 中重新选择新的 u-map 再点击 Start 重新进行新的 PET 重建。

## 二、心脏 PET 数据处理

1. 受检者浏览器选择受检者，右键点击“打开方式”→“MI 心脏学”，双击进入。数据加载至 MI 心脏分析工作流，所有的序列都会在列表中显示，通过选择相应序列区浏览或处理。

2. PET 数据处理流程　数据对照显示可以调窗、调大小、调对齐等（图 2-3-2-10、图 2-3-2-11）。

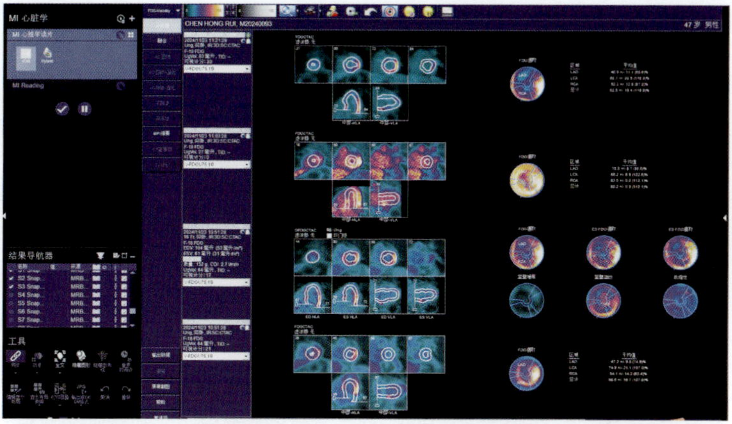


图 2-3-2-10　MI 心脏分析工作流

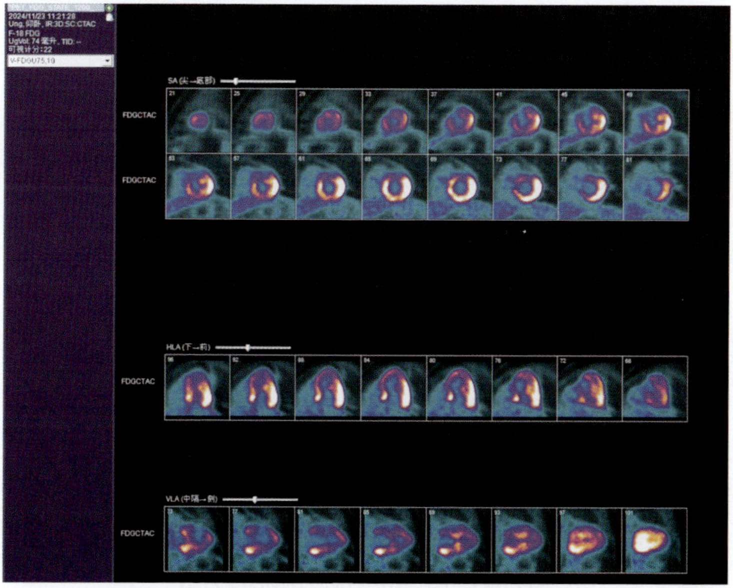


图 2-3-2-11　MI 心脏数据对照显示

3. PET 数据处理流程(Gated 数据)　心功能 + 心室壁厚度定量分析(图 2-3-2-12)。

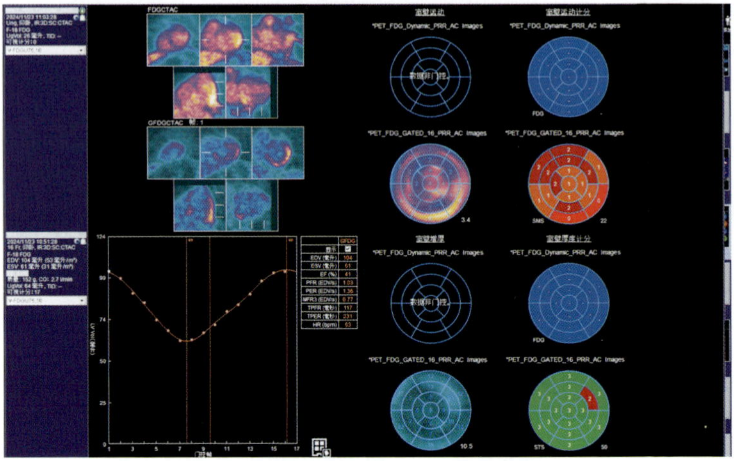


图 2-3-2-12 MI 心脏心功能 + 心室壁厚度定量分析

4. PET 数据处理流程（Gated 数据） 心肌活性分析（图 2-3-2-13）。

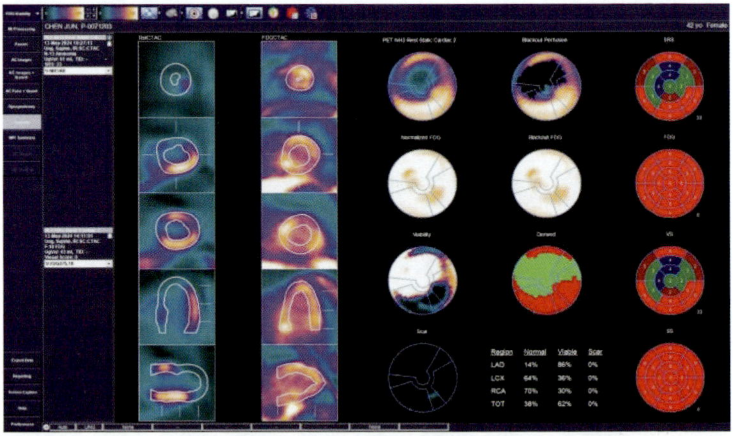


图 2-3-2-13 MI 心脏心肌活性分析

5. MR 心脏黑血 TSE 或 LGE 延迟强化序列和（Gated）PET 图像进行融合显示，PET 序列前需要加“noscout”特殊标记才能激活融合功能（图 2-3-2-14）。

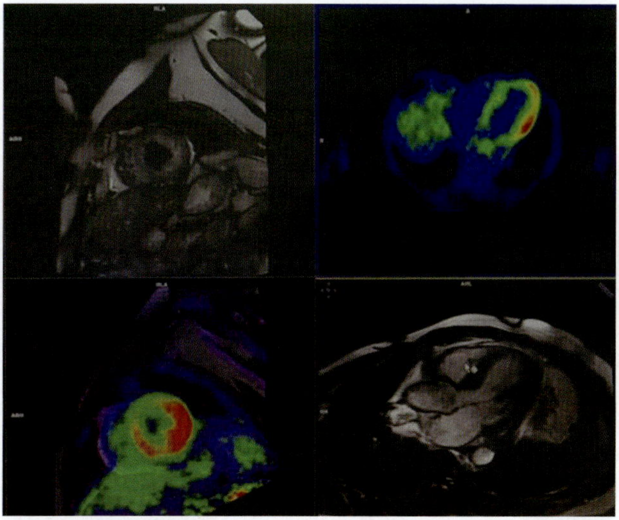

图 2-3-2-14　MI 心脏数据融合

（傅　璠　袁梦晖）

## 第三节　一体化 Biograph PET/MR 图像融合

1. 受检者浏览器选择所需受检者，右键点击“打开方式”→“mMR 通用”，双击进入，即可显示图像。其中 NAC 序列为非衰减矫正 PET，MRAC 序列为衰减校准 PET（图 2-3-3-1）。

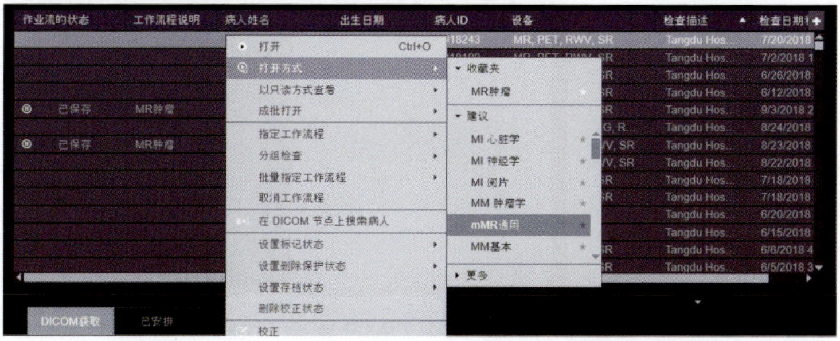


图 2-3-3-1　PET/MR 图像融合后处理打开路径

2. 从右侧数据组中拖入所需要显示的 PET 或 MR 序列，选择需要融合的 PET 与 MR 图像，在 MR 图像左下角选择 MPR 进行图像融合（图 2-3-3-2，图 2-3-3-3）。

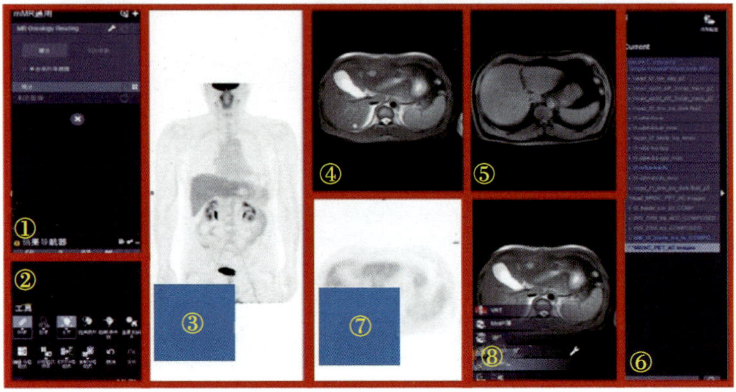


图 2-3-3-2 PET/MR 融合图像

①窗口列表选择；②工具栏；③MIP 图；④MR 图像；⑤MR 图像；⑥数据组；⑦PET 图像；⑧MR 图像

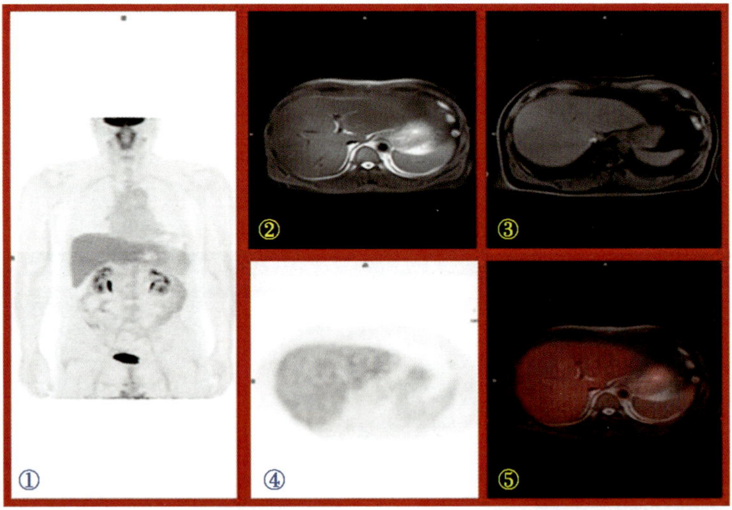


图 2-3-3-3 PET/MR 融合图像

①MIP 图；②MR 图像；③MR 图像；④PET 图像；⑤PET/MR 融合图像

3. 放置 ROI 至 PET 图像 2D 层面测 SUV 值（图 2-3-3-4），测值时可以在右下角 Unites 菜单处更改 SUV 单位。

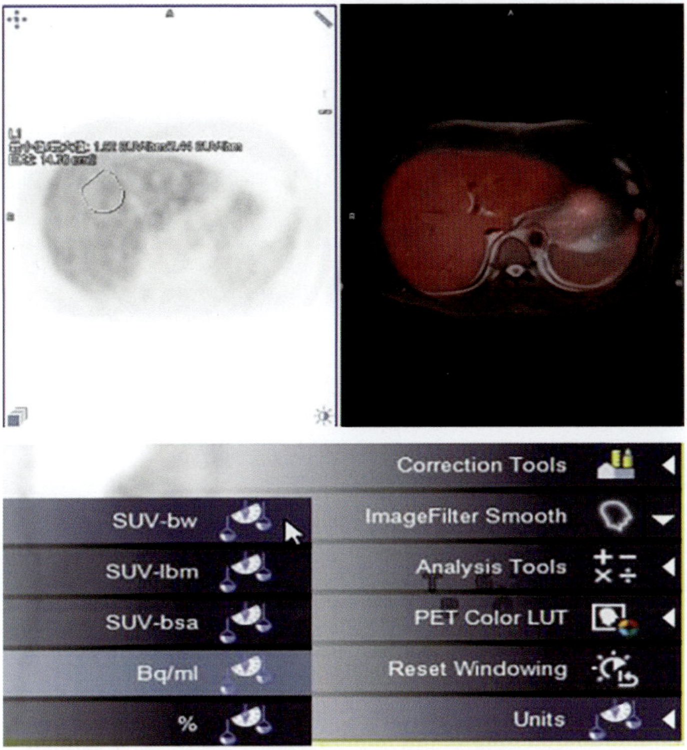


图 2-3-3-4　SUV 值测量

A. PET 图像测量 SVU 值；B. PET/MR 融合图像

（郭　坤　袁梦晖）

# 第三篇

## 一体化 uPMR790 PET/MR

# 第一章

# 一体化 uPMR790 PET/MR 简介

## 第一节　一体化 uPMR790 PET/MR 设备

一体化 uPMR790 PET/MR 扫描仪为机架和检查床，示意图见图 3-1-1-1。

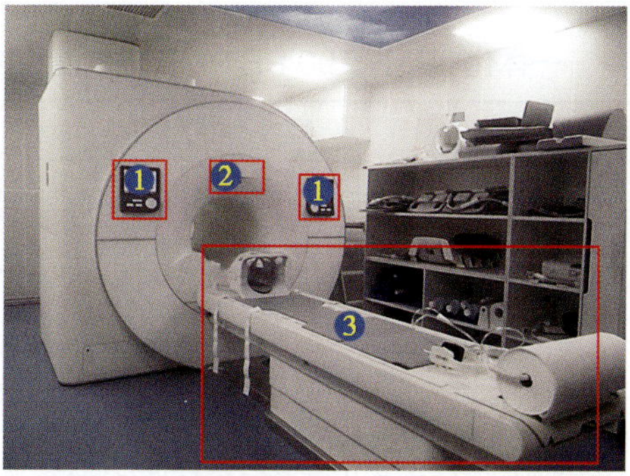


图 3-1-1-1　一体化 uPMR790 PET/MR 扫描仪

1. 控制面板；2. 定位灯；3. 升降式检查床

### 一、一体化 uPMR790 PET/MR 控制面板

机架两侧的控制面板按钮相同，功能一致，便于操作者在任意一侧操作（图 3-1-1-2）。控制面板按钮的具体功能介绍见表 3-1-1-1。

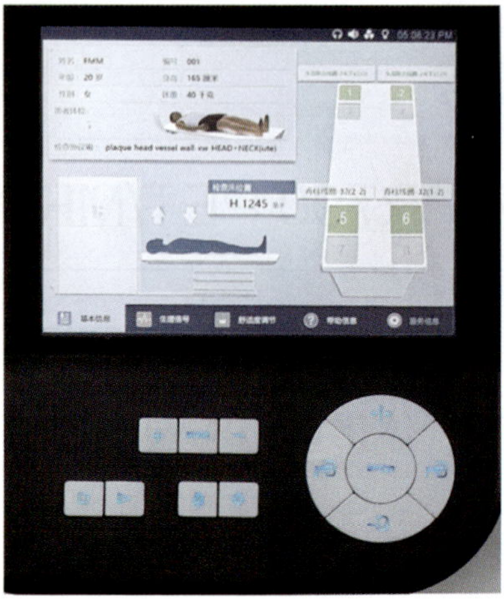

图 3-1-1-2 一体化 uPMR790 PET/MR 控制面板

表 3-1-1-1 一体化 uPMR790 PET/MR 控制面板按钮简介

| 按钮图标 | 说明 |
| --- | --- |
|  | 上升 / 进床：按住此按钮，检查床垂直上升或水平移进 |
|  | 下降 / 出床：按住此按钮，检查床垂直下降或水平移出 |
|  | 一键至中心：<br>当打开激光定位灯后，按下此按钮，可使激光定位中心移至磁体等中心<br>若扫描时，不采用激光定位灯进行定位，则当前检查床位置即为 0 位 |
|  | 一键出床：按下此按钮，检查床会移出至起始位置 |
|  | 加速：控制检查床水平运动时，同时按下 SPEED 和上升 / 下降按钮，可使检查床加速水平运动，若检查床在垂直运动时，按下 SPEED 按钮，检查床不会加速运动 |
| 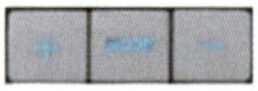 | 受试者舒适度控制区 |
| 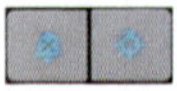 | 呼叫解除与激光控制 |
| 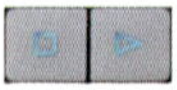 | 检查床控制区 |

## 二、一体化 uPMR790 PET/MR 数据显示器

数据显示器显示受检者基本信息（姓名、编号、年龄、身高、性别、体重等）、扫描状态下的生理信息（显示心电门控波形、脉搏、呼吸门控波形）、舒适度调节情况（耳机、扬声器、孔径通风、孔径照明）以及帮助信息（图 3-1-1-3）。

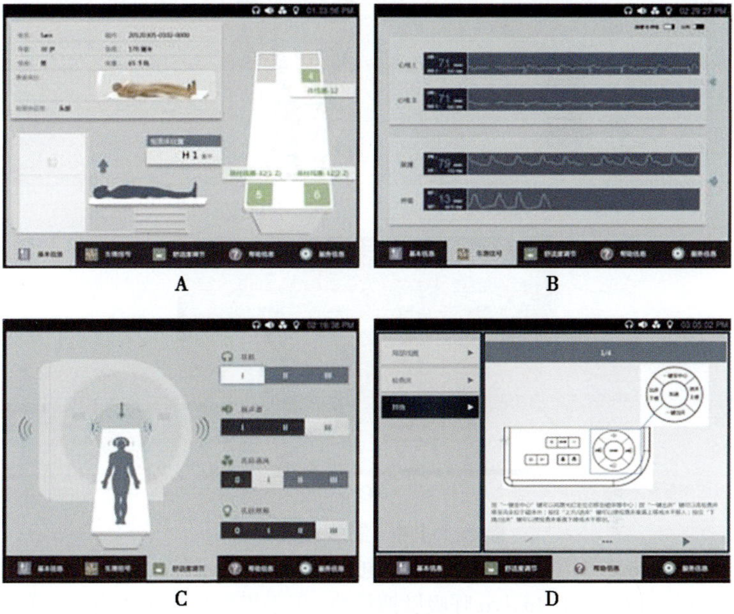


图 3-1-1-3　数据显示器显示内容

A. 受检者基本信息；B. 生理信号；C. 舒适度调节；D. 帮助信息

## 三、uPMR790 PET/MR 部件及显示器

uPMR790 PET/MR 使用无线蓝牙连接的部件检测受检者的生理信号，从而控制设备检查，其组件包括：

Invivo 心电生理模块：心电生理模块可以同时采集两个通道的心电信号（图 3-1-1-4A）。

Invivo 呼吸脉搏模块：呼吸脉搏模块可以采集脉搏信号和呼吸信号（图 3-1-1-4B）。

心电模块和呼吸脉搏模块通过 3.7 V 可充电式锂电池供电（图 3-1-1-4C）。

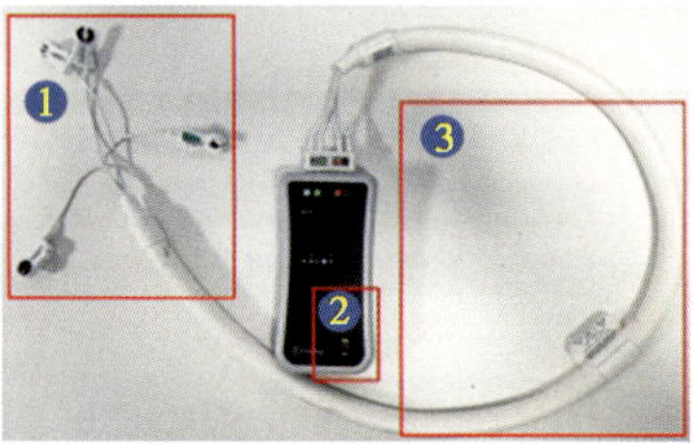

A

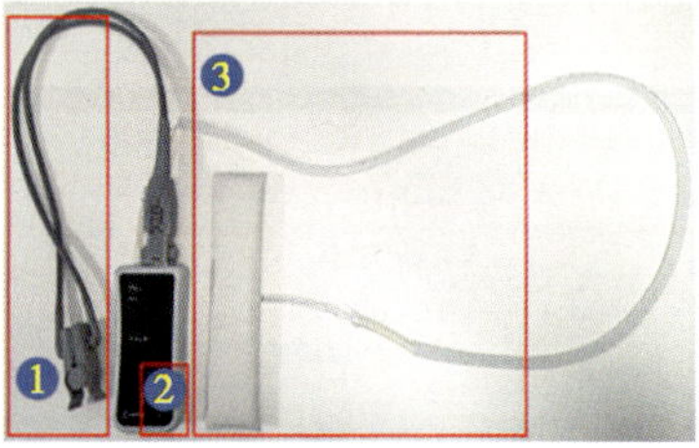

B

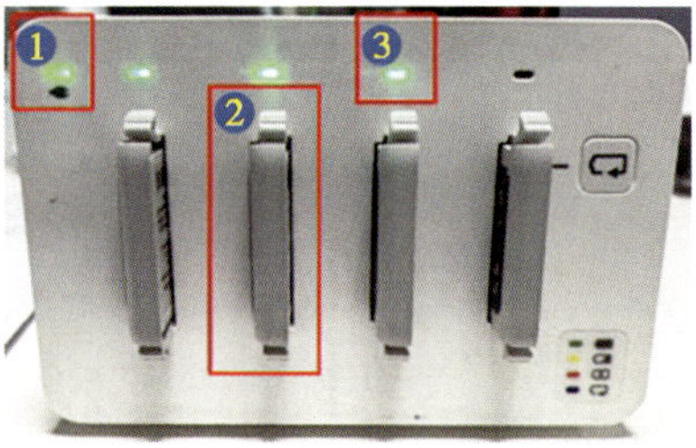

C

图 3-1-1-4 生理连接部件

A. Invivo 心电生理模块：①心电电极；②模块指示灯；③心电导联线（欧标：IEC）。B. Invivo 呼吸脉搏模块：①手指套与脉搏线缆；②模块指示灯；③呼吸垫与压力软管。C. 电池充电器：①充电指示灯；②电池充电槽与电池；③电池充满指示灯为绿色

## 四、uPMR790 PET/MR 检查床

检查床包含多个线圈接口，最大承重为 250kg，磁体线圈直径为 70cm，加入 PET 探测器后直径为 60cm，PET 轴向范围 32cm（图 3-1-1-5）。

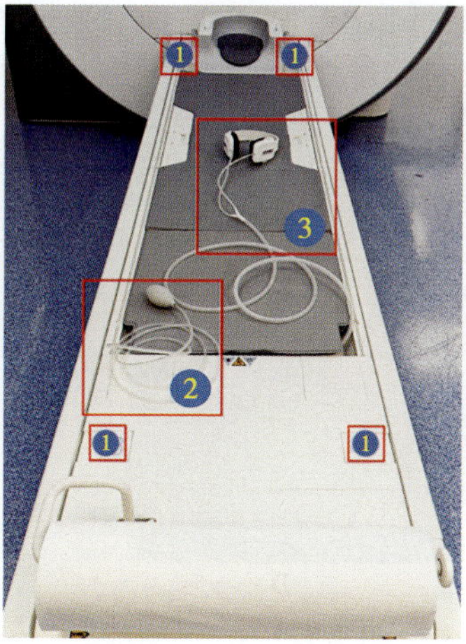


图 3-1-1-5　检查床
①线圈接口；②报警球；③耳机

## 五、一体化 uPMR790 PET/MR 线圈

根据检查部位选择相应线圈进行图像采集，包括 24 通道头颈联合线圈、12 通道体部线圈、32 通道脊柱线圈、10 通道乳腺线圈和 8 通道颈部线圈具有衰减校准的线圈模板（图 3-1-1-6）。

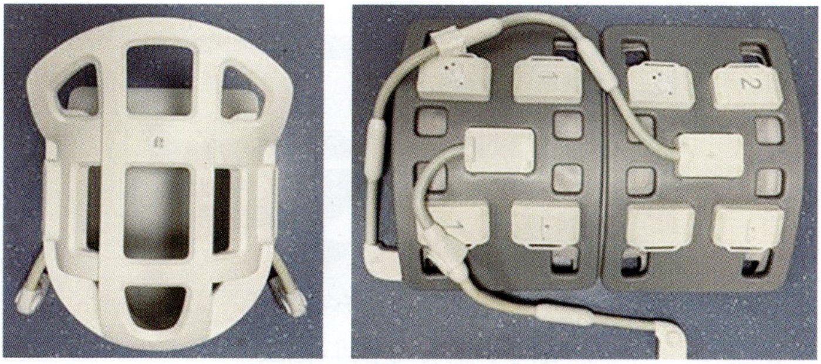

A　　B

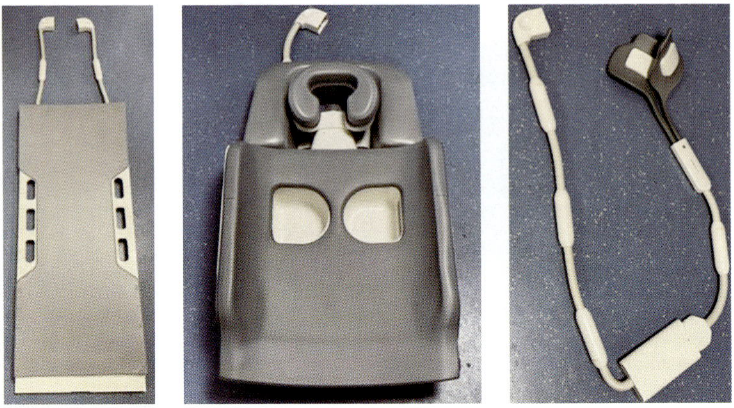

C　　D　　E

图 3-1-1-6 线圈种类

A. 24 通道头颈联合线圈；B. 12 通道体部线圈；C. 32 通道脊柱线圈；D. 10 通道乳腺线圈；E. 8 通道颈部线圈

## 六、一体化 uPMR790 PET/MR 扫描控制台

一体化 uPMR790 PET/MR 扫描控制台由显示器和键盘组成（图 3-1-1-7）。键盘包括启动及停止扫描、移动检查床以及受检者与操作员交流的控制按钮。控制按钮的具体功能介绍见表 3-1-1-2。

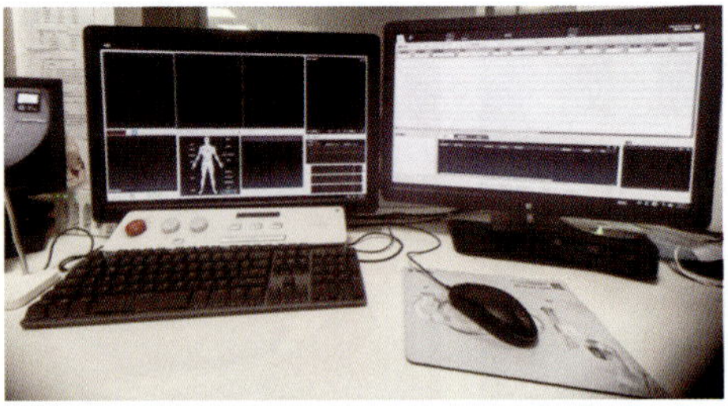

图 3-1-1-7 扫描控制台

表 3-1-1-2　扫描控制台键盘控制按钮功能介绍

| 按钮图标 | 说明 |
| --- | --- |
|  | 急停按钮，按下此按钮，检查床将立即停止，且仅能手动控制检查床运动 |
|  | 开始扫描 |
|  | 停止扫描 |
|  | 一键出床，按下此按钮，检查床自动退出磁体孔腔，移至起始位置 |
|  | 对讲按钮 |
|  | 音量控制 |
|  | 音乐开关 |

## 七、一体化 uPMR790 PET/MR 放射源

为保证 PET 图像质量，不使用放射源的 PET 检测需每日进行一次，且应在当日首例扫描之前完成。每周需要使用放射源柱完成 PET 周质控（图 3-1-1-8），用于确认 PET 图像质量满足临床需求。

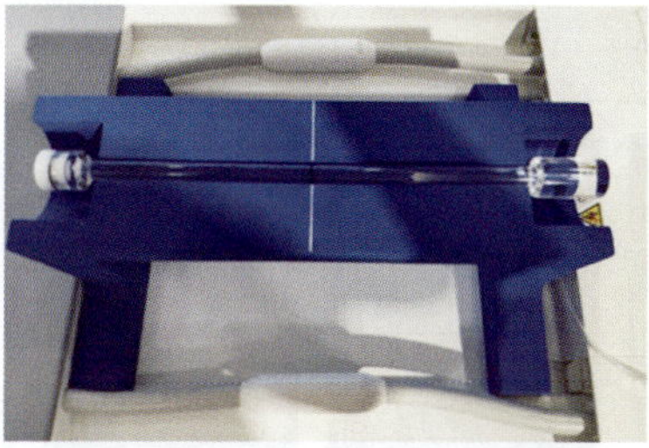

图 3-1-1-8　带有放射源柱

## 八、一体化 uPMR790 PET/MR 检测水模

MR 每半年做一次保养。为保证图像质量，过程中会对系统参数进行测试和校正，也会对每个局部线圈进行信噪比相关的测试，需使用球体模型测量图像信噪比（图 3-1-1-9）。

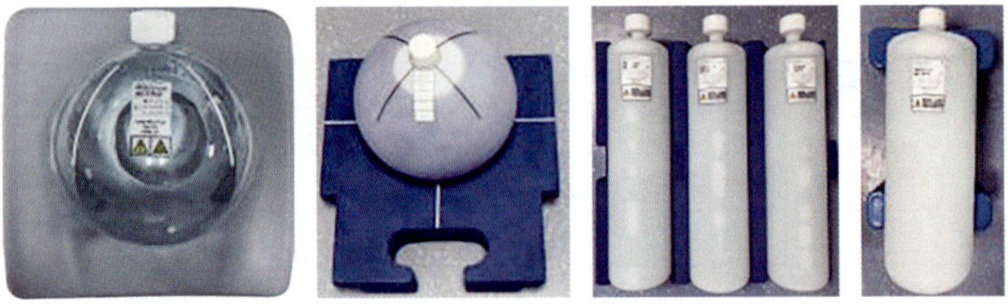

A B C D

图 3-1-1-9 一体化 uPMR790 PET/MR 检测水模

A. D150 水膜；B. D250 油膜；C. SPC 膜体；D. HNC 膜体

## 九、一体化 uPMR790 PET/MR 设备机柜室

设备机柜室放置电子电气机柜（electronic and electrical cabinet，EEC）、电源分配单元（power distribution unit，PDU）、梯度功率放大器（gradient power amplifier，GPA）机柜、冷却系统（cooling system，COS）机柜等。EEC 用于放置 MCIR、RFPA、谱仪等组件。PDU 分配单元，实现整个系统与网电源的连接。GPA 主要放置 GPA。COS 主要放置液氦压缩机和热交换机组，为高功耗系统部件提供冷却水，保证其正常工作（图 3-1-1-10）。

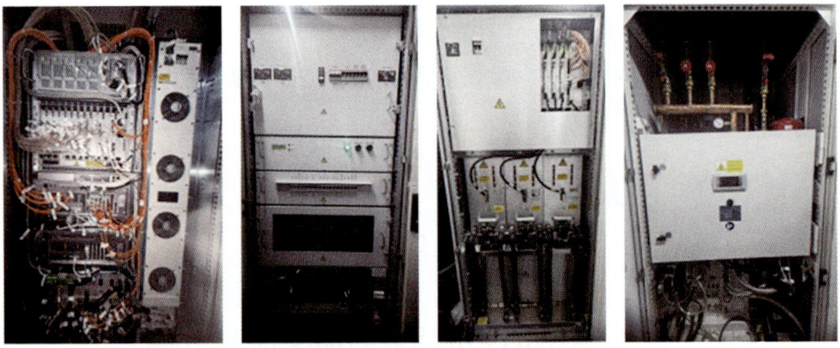

A B C D

图 3-1-1-10 设备机柜室

A. EEC；B. PDU；C. GPA；D. COS

（崔碧霄 卢 洁）

# 第二节　一体化 uPMR790 PET/MR 系统操作

## 一、系统开机、关机和重启

1. 开机操作流程

（1）完成日常功能检查。

（2）将报警盒上钥匙旋至“解锁”位置（图 3-1-2-1）。

（3）按下 SYSTEM ON 按钮，系统自动启动。

（4）在登录对话框中，输入用户名和密码，点击确认。

（5）系统进行自检，请耐心等待数分钟。

（6）系统自检通过后，可进行扫描。

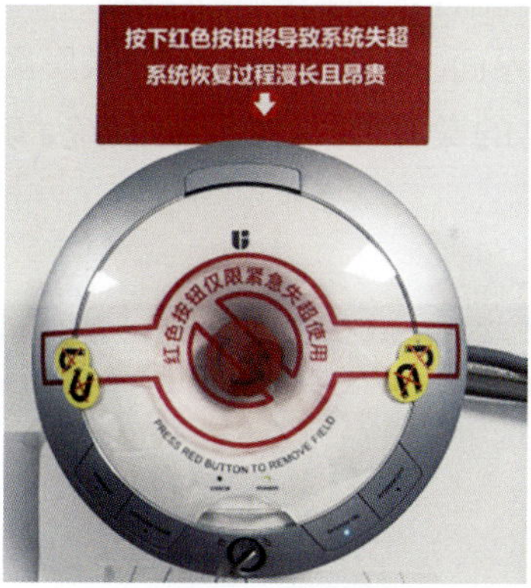


图 3-1-2-1　系统开机盒

2. 关机操作流程

（1）用户界面上，点击右上角联影图标，弹出菜单（图 3-1-2-2）。

（2）选择关机，确认后系统关机，系统关机后，“SYSTEM OFF”指示灯变亮。

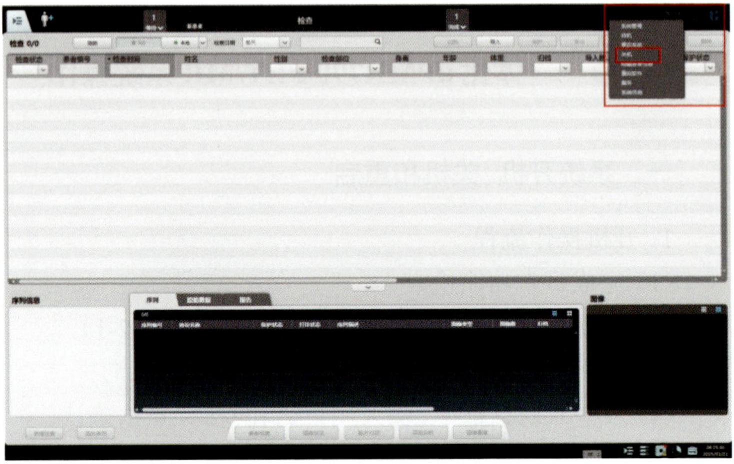

图 3-1-2-2 系统关机

3. 重启操作流程

（1）在用户界面上，点击右上角的联影图标。

（2）从弹出的菜单中选择重启系统，确认后系统重启（图 3-1-2-3）。

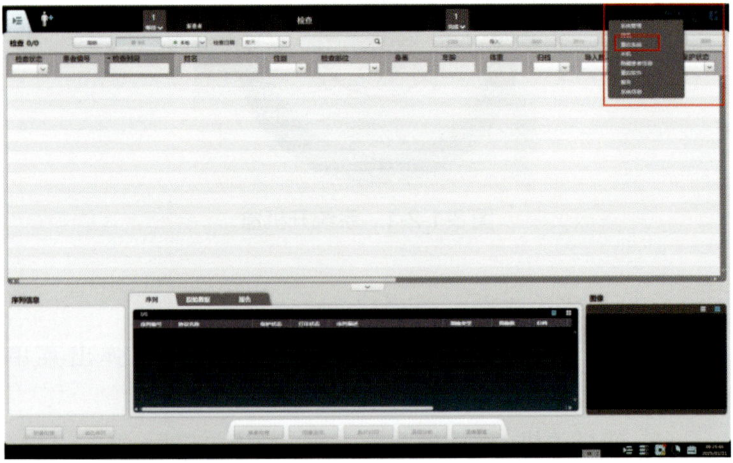

图 3-1-2-3 系统重启

## 二、用户界面

1. 受检者登记界面　受检者登记界面(图 3-1-2-4)包括受检者编号、姓名、出生年月日、身高、体重、性别、检查部位、检查协议、受检者体位等的信息栏，输入后点击“受检者检查”，即进入扫描界面。

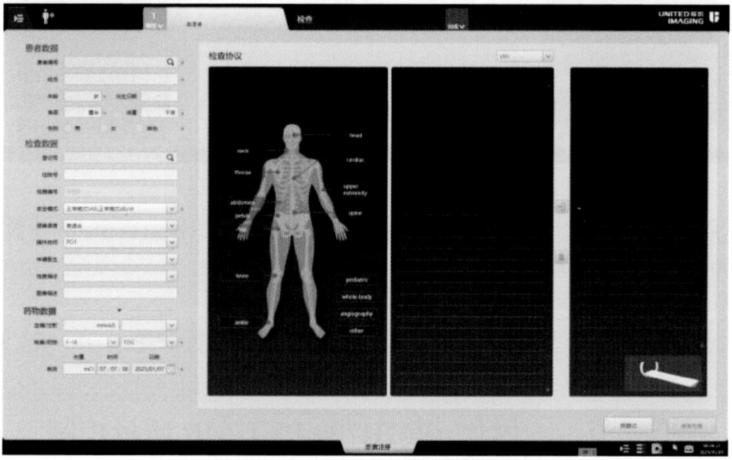

图 3-1-2-4　受检者登记界面

2. 扫描界面　扫描界面由图形化定位窗、检查列表区、参数卡区、扫描监视窗、计数率显示区、生理信号显示区组成(图 3-1-2-5)。其中图形化定位窗分为左、中、右三个像格，可以显示不同断面的参考图像，主要用于图像浏览和片层定位；在检查列表区中，显示加载协议，能够控制受检者体位、协议状态及扫描进程；参数卡区显示参数卡和协议选择区；扫描监视窗实时显示扫描重建的图像，并控制扫描的进程，同时显示安全监控信息(如 SAR、dB/dt)；计数率显示区显示计数率信息；生理信号显示区显示心电、呼吸及脉搏信号。

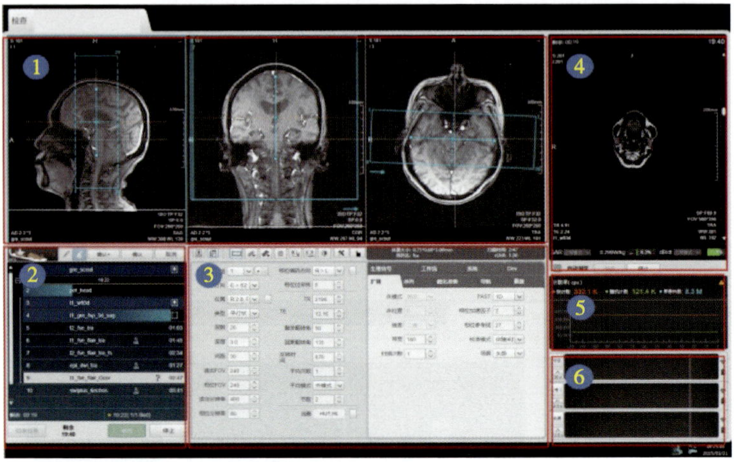

图 3-1-2-5 扫描界面

①图形化定位窗；②检查列表区；③参数卡区；④扫描监视窗；⑤计数率显示区；⑥生理信号显示区

（崔碧霄 卢 洁）

## 第三节 一体化 uPMR790 PET/MR 质量控制

为保证 PET/MR 检查高精度和灵敏度，应严格进行每日、周质量控制。

### 一、每日质量控制

uPMR790 PET/MR 中 PET 每日质量控制不使用放射源，在无放射源环境下通过无源质控完成，若存在未结束的检测，无源质控无法执行。PET 无源质控内容包括：计数率、温度、电压和数据链路状态。

1. 调用质量控制程序 单击底部任务栏中的工具箱，选择面板中的“PET 无源质控”（图 3-1-3-1），在“PET 无源质控”界面点击“开始”即可（图 3-1-3-2）。勾选“自动执行时间

设定”，并填入恰当的执行时间，可使 PET 无源质控在规定时间点自动执行。

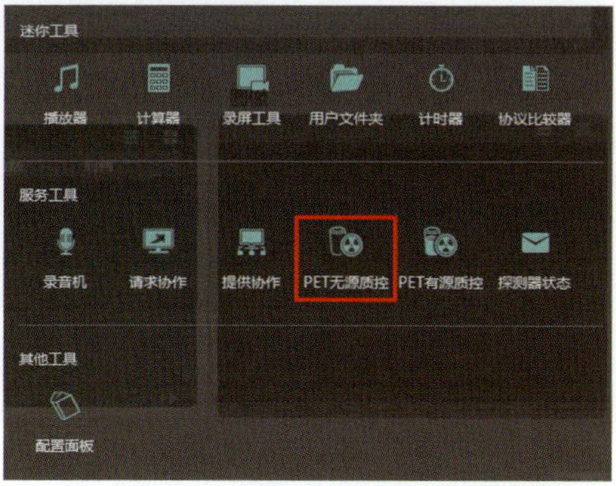


图 3-1-3-1　工具箱面板中 PET 无源质控

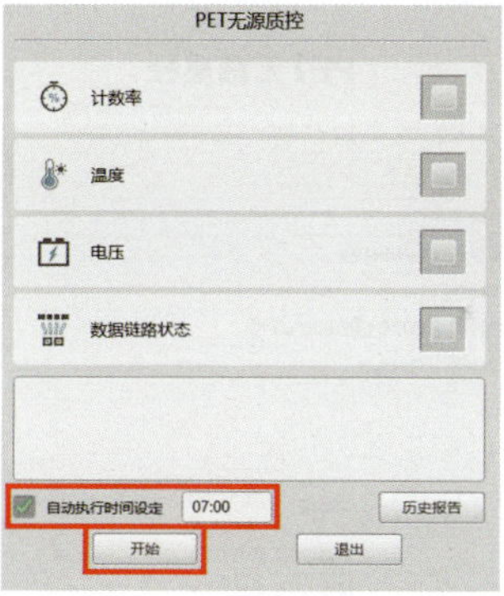


图 3-1-3-2　PET 无源质控界面

2. 结果查看与导出　PET 无源质控完成后自动弹出质控结果概览（图 3-1-3-3A）。绿色为通过，黄色为警告，红色为未通过。若质控未通过，需停止扫描计划并联系厂家客服。点击“历史报告”，在历史报告界面中（图 3-1-3-3B），点击“查看”可查看已勾选的既往 PET 无源质控详细结果（图 3-1-3-4），包括检测项名称、正常区间、当前值与结果；点击“导出”可将已勾选的既往 PET 无源质控详细结果导出至指定位置。

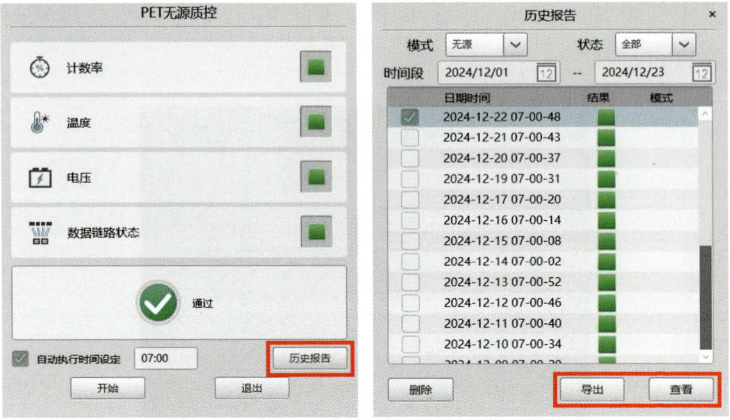


A　　　　B

图 3-1-3-3　PET 无源质控结果

A. 质控结果概览；B. 历史报告界面

**PET无源质控**

**检测信息**

| | |
|---|---|
| 医疗机构 | |
| 产品型号 | uPMR790 |
| 序列号 | |
| 检测时间 | 2024/12/23 08:36:13 |
| 检测结果 | Passed |

**检测内容**

| 检测项 | 正常区间 | 当前值 | 结果 | 详细 |
|---|---|---|---|---|
| 计数率(kcps) | 50.0~200.0 | 最高:99.7 最低:97.5 | Passed | |
| 系统温度(℃) | 14.0~37.0 | 最高:31.9 最低:27.8 | Passed | |
| 电压(V) | -34.0~-29.0 | -29.9 | Passed | |

图 3-1-3-4　PET 无源质控详细结果

## 二、每周质量控制

uPMR790 PET/MR 中 PET 每周质量控制需使用外部放射源，通过有源质控完成。PET 有源质控内容包括：LUT（look-up table，查找表）漂移、能量漂移、TOF 状态、CMap 状态、系统温度与电压。

1. 棒源制备与摆放　将棒源支架放置于床板脊柱线圈后端，并紧贴脊柱线圈（图 3-1-3-5）。向棒源内注满水后抽出 5～10mL，再注入 1.2～1.5mCi $^{18}F$ 溶液，随后重新注水至留有少量空气的状态。拧紧棒源后充分摇匀。将制备完成的棒源放置于支架上，确保棒源中心线与支架中心线对齐后，移动检查床将棒源送入 PET 探测器视野范围内。

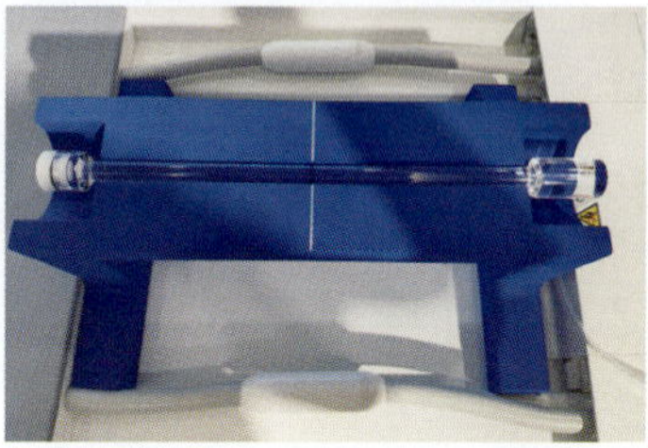

图 3-1-3-5　棒源与支架摆放

2. 调用质量控制程序　单击底部任务栏中的工具箱，选择面板中的“PET 有源质控”（图 3-1-3-6）。点击“设置”，“模型设置”选择棒源，“类型设置”选择“F18”，勾选“使用当前位置”，设置完毕后返回 PET 有源质控界面，通过控制面板将棒源移入 PET 扫描视野内，点击“开始”执行有源质控（图 3-1-3-7）。

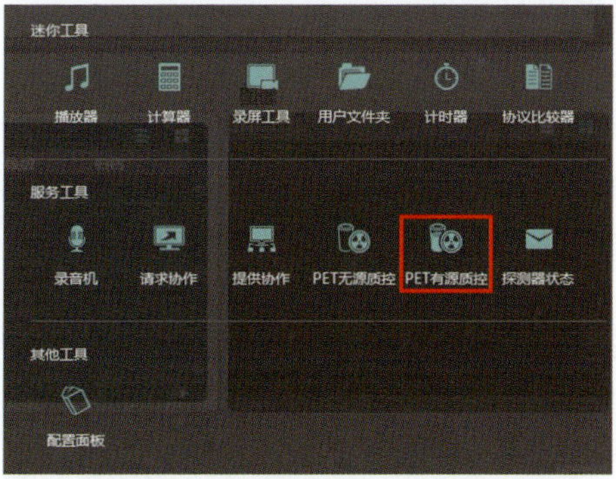


图 3-1-3-6　工具箱面板中 PET 有源质控

3. 结果查看与导出　PET 有源质控完成后自动弹出质控结果概览（图 3-1-3-8A），绿色为通过，红色为未通过。若质控未通过，需停止扫描计划并联系厂家客服。点击“查看报告”，在“历史报告”面板（图 3-1-3-8B）中勾选既往 PET 有

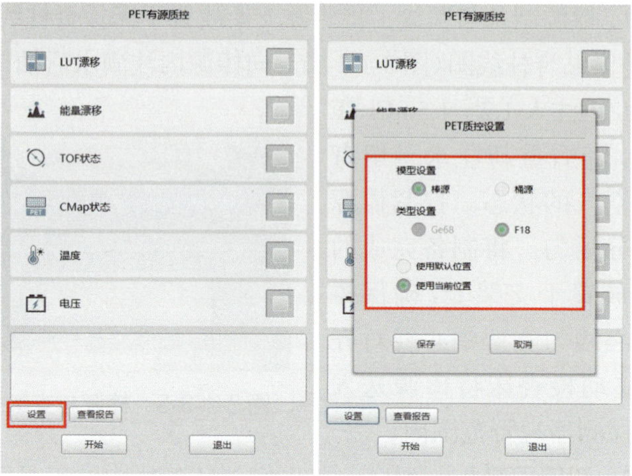


图 3-1-3-7　PET 有源质控与设置界面

源质控结果，点击“查看”可显示已勾选 PET 有源质控的详细结果（图 3-1-3-9），包括检测项名称、正常区间、当前值与结果；点击“导出”可将已勾选的既往 PET 有源质控详细结果导出至指定位置。

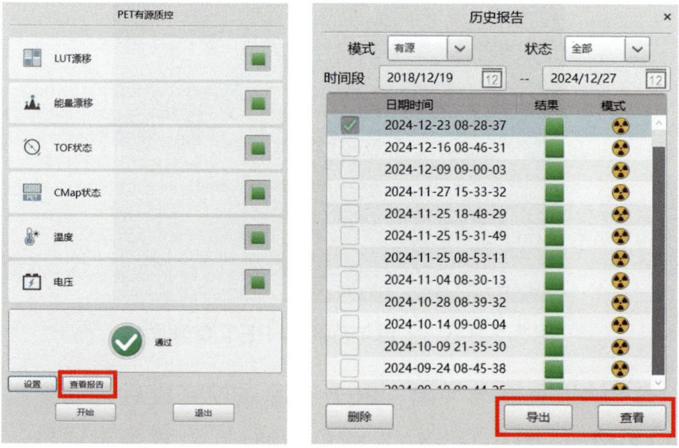


A　　　　B

图 3-1-3-8　PET 有源质控结果

A. 质控结果概览；B. 历史报告界面

**PET有源质控报告**

**检测信息**

| | |
|---|---|
| 医疗机构 | |
| 产品型号 | uPMR790 |
| 序列号 | |
| 检测时间 | 2024/10/28 08:39:32 |
| 检测结果 | Passed |

**检测内容**

| 检测项 | 正常区间 | 当前值 | 结果 | 详细 |
|---|---|---|---|---|
| LUT漂移 | 0.00~1.00 | 0.14 | Passed | |
| 能量漂移 | 0~8 | 5 | Passed | |
| TOF状态 | 0.00~1.70 | 0.12 | Passed | |
| CMap状态 | 0 | 0 | Passed | |
| 系统温度(℃) | 14.0~37.0 | 最高:31.9 最低:27.8 | Passed | |
| 电压(V) | -34.0~-29.0 | -30.0 | Passed | |

**参考信息**

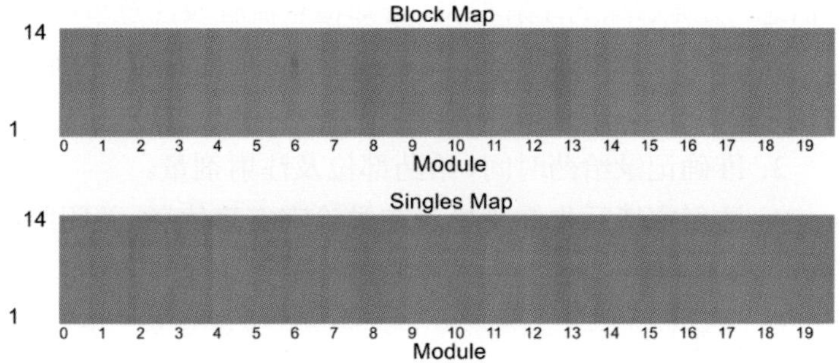


图 3-1-3-9　PET 有源质控详细结果

（苏雪松　吴　航）

# 第四节　一体化 uPMR790 PET/MR 检查注意事项

## 一、MR 检查禁忌证

由于 MR 有强大的磁场，PET/MR 受检者应严格遵守 MR 检查禁忌证：

1. 绝对禁忌证　①体内装有心脏起搏器；②神经刺激

器、磁性金属药物灌注泵、人工耳蜗等；③妊娠 3 个月内。

2. 相对禁忌证　①体内有植入物，如钢针、钢板、人工关节、动脉瘤夹闭术后、冠状动脉支架等，应参照产品说明书的 MR 安全提示进行检查；②幽闭恐惧症受检者；③高热受检者、癫痫发作者；④受检者有活动金属植入物，如义齿、义眼等，检查前需去除；⑤检查盆腔的女性受检者，由于金属伪影可能影响检查目的，必要时需取出金属节育环；⑥妊娠 3 个月及以上、哺乳期妇女及婴儿需征得医生同意再进行检查。

## 二、检查前准备

1. 接诊医生询问详细病史，核对检查申请单，确认受检者信息，明确示踪剂注射种类，告知检查流程及注意事项。

2. 检查前应禁食水 6h 以上，糖尿病受检者应将血糖控制在正常范围。

3. 准确记录给药时间、给药部位及注射剂量。

4. 注射完毕后告知受检者在候诊室安静休息，关闭照明灯进行视听封闭。

（苏雪松　吴　航）

第二章

# 一体化 uPMR790 PET/MR 扫描规范

## 第一节　一体化 uPMR790 PET/MR 全身扫描

### 一、一体化 uPMR790 PET/MR 全身扫描前准备

1. 适应证　几乎全身所有部位都可进行 PET/MR 检查。

2. 禁忌证

（1）绝对禁忌证

1）体内有心脏起搏器、除颤仪、人工耳蜗、胰岛素泵、神经刺激器等有控制电路的非磁共振兼容的植入物，如受检者可提供植入物相关说明书，应参考说明书确认是否可以进行 PET/MR 检查。

2）体内有金属碎片或材料不明的植入物，如眼球内金属异物、弹片、颅内金属止血夹等。

3）严重的幽闭恐惧症、需要生命支持系统的危重症等无法配合完成检查的受检者。

4）需行磁共振增强的受检者还应排除 MR 造影剂的禁忌证，如磁共振造影剂过敏史、严重肾功能不全等。

（2）相对禁忌证

1）体内有人工心脏瓣膜、冠脉支架、人工关节、固定钢板、止血夹、节育环、金属义齿等非磁共振兼容的植入物。

2）妊娠期及哺乳期妇女、婴儿、儿童等须考虑辐射安全，需医生权衡检查收益和风险后进行扫描。

3）严重外伤、高热、重度精神症状、昏迷及神志不清等无法配合的受检者应慎重扫描。

4）自主行为能力差的受检者，如难以配合屏气、不能保持不动、不能配合坚持完成检查等，亦应慎重扫描。

3. 受检者沟通

（1）开始扫描前应充分与受检者沟通并告知 PET/MR 检查中核磁对人体无辐射伤害，但检查时机器噪声较大，检查时间较长，以取得受检者充分配合，在检查过程中保持不动、耐心等待。

（2）询问受检者是否有手术史，根据具体情况尽可能去除身上一切金属物品，包括但不限于手机、钥匙、钱包、磁卡、打火机、腰带、硬币、发卡、眼镜、项链等。

（3）签署 PET/MR 检查知情同意书，并再次与受检者确认预约单注意事项。

4. MRI 对比剂使用注意事项

（1）核对受检者基本信息及增强检查申请单要求，确认增强检查为必需检查。

（2）按药品使用说明书正确使用对比剂。

（3）增强检查结束后，受检者需留观，待无不良反应方可离开。病情许可时，受检者应多饮水以利对比剂排泄。

（4）虽然钆对比剂不良反应发生率较低，但仍需慎重做好预防及处理措施。

## 二、一体化 uPMR790 PET/MR 全身扫描受检者摆位

1. 全身扫描前需佩带耳塞或耳机，以降低检查噪声保护听力。

2. 受检者仰卧，头先进，身体左右居中，双手置于身体两侧，尽量保持身体呈拉直状态。将呼吸垫放置于肋骨下缘

或者肚脐附近，以平卧时呼吸起伏幅度最大的位置为佳，用绑带固定，训练受检者腹式呼吸及呼气末屏气。设备左右侧数据显示面板上可查看呼吸信号曲线。

3. 连接头颈联合线圈、脊柱线圈和两个体部线圈，线圈之间部分重叠。开启激光定位灯前，嘱闭眼，移动检查床，使激光定位中心位于眉心，进床至扫描位置。

4. 检查前受检者手握报警球，告知受检者检查过程中如有不适可手捏报警球通知扫描人员。

5. 如需增强检查，提前开通静脉通路并连接高压注射器。

## 三、一体化 uPMR790 PET/MR 全身扫描序列

PET/MR 全身扫描一般使用 5 个床位进行扫描，扫描范围自头顶部至股骨上段，扫描时间与选择 MRI 序列、受检者呼吸状态等因素有关，具体扫描序列及其参数可参考表 3-2-1-1。

PET/MR 从颅顶到股骨上段的全身扫描不能发现下肢病灶，当下肢存在或可疑存在病灶时，可适当灵活地选择床位数，增加全身扫描覆盖范围，但将增加采集时间。另外，PET/MR 全身扫描结束后可补充进行局部 1～2 床位的 PET/MR 扫描，对所关注的病灶进行局部精细扫描，床位数取决于病灶大小、分布特点及所需精细扫描的范围，例如腹膜后软组织肉瘤病灶可能异常巨大，局部扫描建议使用 2 床位进行全腹的精细扫描，用于指导手术治疗；四肢软组织肉瘤建议使用柔性线圈进行单床位采集。多发性骨髓瘤受检者需进行全身骨组织的扫描，建议在快速全身扫描序列基础上，在每个床位加扫冠状位 T2WI 脂肪抑制序列和 DWI 序列。此外，医生还可根据特定领域的研究内容加扫相关 MRI 序列，如波谱、脂肪定量、磁敏感加权等。婴幼儿进行 PET/MR 检查建议 2～3 床位的全身快速扫描方案，加扫婴幼儿专用 MRI 序列。

表 3-2-1-1 一体化 uPMR790 PET/MR 全身扫描序列及参数

| 床位 | PET 时间 / min | MR 序列 | TE/ms | TR/ms | 层厚 / mm | 层间距 / mm | 视野 / mm | 矩阵 | 注释 |
|---|---|---|---|---|---|---|---|---|---|
| | | scout_pet_mr | 4.47 | 8.7 | 10 | 4 | 350×500 | 192×115.2 | 全身三维平面定位像 |
| Bed 1 | 10 | I_t1_wfi3d | 2.24 | 4.94 | 4 | 0 | 350×500 | 256×256 | 床位 1 基于 MRI 的衰减校准 |
| | | I_t2_fse_tra_fs_ACS | 86.94 | 3 686 | 6 | 1.2 | 450×300 | 288×230.4 | 横轴位 T2 脂肪抑制序列 |
| | | I_t1_quick3d_wfi_tra | 1.3 | 3.9 | 6 | 0 | 450×320 | 320×224 | 横轴位 T1 水脂分离屏气序列 |
| | | I_epi_dwi_tra_fs | 60.9 | 5 600 | 6 | 1.2 | 450×300 | 128×96 | 横轴位扩散加权成像 |
| | | Head_gre_scout | 4.23 | 8.8 | 8 | 1.6 | 260×260 | 256×256 | 头部定位像 |
| | | Head_t2_arms_tra | 132.48 | 5 525 | 6 | 1.2 | 230×230 | 384×384 | 横轴位头部 T2 arms 序列 |
| | | Head_t2_arms_flair_tra_fs | 115.5 | 7 000 | 6 | 1.2 | 230×230 | 256×256 | 横轴位头部 T2 arms 水脂抑制序列 |
| | | Head_epi_dwi_tra_HD | 74.9 | 1 500 | 6 | 1.2 | 230×240 | 144×144 | 横轴位扩散加权成像 |

续表

| 床位 | PET 时间 / min | MR 序列 | TE/ms | TR/ms | 层厚 / mm | 层间距 / mm | 视野 / mm | 矩阵 | 注释 |
|---|---|---|---|---|---|---|---|---|---|
| Bed 2 | 4 | II_t1_wfi3d | 2.24 | 4.91 | 4 | 0 | 350×500 | 256×230.4 | 床位 2 基于 MRI 的衰减校准 |
| | | II_t2_fse_tra_fs_ACS_trig | 86.94 | 3 686 | 6 | 1.2 | 450×300 | 288×230.4 | 横轴位 T2 脂肪抑制触发序列 |
| | | II_t1_quick3d_wfi_tra | 1.3 | 3.9 | 6 | 1.2 | 450×320 | 320×224 | 横轴位 T1 水脂分离屏气序列 |
| | | II_stir_epi_dwi_tra | 66.1 | 5 858 | 6 | 1.2 | 400×320 | 112×78.4 | 横轴位扩散加权成像 |
| | | II_t1_quick3d_tra_dualecho_bh | 1.1 | 3.92 | 4.5 | 0 | 400×300 | 304×258.4 | 横轴位 T1 水脂分离双回波屏气序列 |
| Bed 3 | 4 | III_t1_wfi3d | 2.24 | 4.91 | 4 | 0 | 350×500 | 256×230.4 | 床位 3 基于 MRI 的衰减校准 |
| | | III_t2_fse_tra_fs_ACS_trig | 86.94 | 3 602 | 6 | 1.2 | 450×300 | 288×230.4 | 横轴位 T2 脂肪抑制触发序列 |
| | | III_ t1_quick3d_wfi_tra | 1.3 | 3.9 | 6 | 0 | 450×320 | 320×224 | 横轴位 T1 水脂分离屏气序列 |
| | | III_epi_dwi_tra_fs_trig | 75 | 4 000 | 6 | 1.2 | 400×320 | 112×89.6 | 横轴位扩散加权成像 |
| | | III_t1_quick3d_tra_dualecho_bh | 1.1 | 3.92 | 4.5 | 0 | 400×300 | 304×258.4 | 横轴位 T1 水脂分离双回波屏气序列 |

续表

| 床位 | PET 时间 / min | MR 序列 | TE/ms | TR/ms | 层厚 / mm | 层间距 / mm | 视野 / mm | 矩阵 | 注释 |
|---|---|---|---|---|---|---|---|---|---|
| Bed 4 | 4 | IV_t1_wfi3d | 2.24 | 4.91 | 4 | 0 | 350×500 | 256×230.4 | 床位 4 基于 MRI 的衰减校准 |
| | | IV_t2_fse_tra_fs_ACS_trig | 86.94 | 3 686 | 6 | 1.2 | 450×300 | 288×230.4 | 横轴位 T2 脂肪抑制触发序列 |
| | | IV_ t1_quick3d_wfi_tra | 1.3 | 3.9 | 6 | 0 | 450×320 | 320×258.4 | 横轴位 T1 水脂分离屏气序列 |
| | | IV_epi_dwi_tra_fs | 63 | 5 839 | 6 | 1.2 | 380×300 | 128×96 | 横轴位扩散加权成像 |
| | | IV_t1_quick3d_tra_dualecho_bh | 1.1 | 3.92 | 4.5 | 0 | 400×300 | 304×258.4 | 横轴位 T1 水脂分离双回波屏气序列 |
| Bed 5 | 4 | V_t1_wfi3d | 2.24 | 4.94 | 4 | 0 | 350×500 | 256×230.4 | 床位 5 基于 MRI 的衰减校准 |
| | | V_t2_fse_tra_fs_ACS | 86.94 | 3 686 | 6 | 1.2 | 450×300 | 288×230.4 | 横轴位 T2 脂肪抑制序列 |
| | | V_ t1_quick3d_wfi_tra | 1.3 | 3.9 | 6 | 0 | 450×320 | 320×258.4 | 横轴位 T1 水脂分离屏气序列 |
| | | V_epi_dwi_tra_fs | 63 | 5 767 | 6 | 1.2 | 380×300 | 128×96 | 横轴位扩散加权成像 |

注：tra：横轴位；stir：抑脂序列；arms：运动抑制；flair：压水序列；trig：呼吸门控触发；bh：呼气末采集。Head 均为 AC-PC 参考线

## 四、一体化 uPMR790 PET/MR 全身扫描流程

1．受检者信息录入　在登记界面输入受检者编号、姓名、年龄、身高、体重、性别等临床信息以及血糖、注射核素 / 放射性药物名称、注射剂量、注射时间等 PET 定量信息（图 3-2-1-1）。

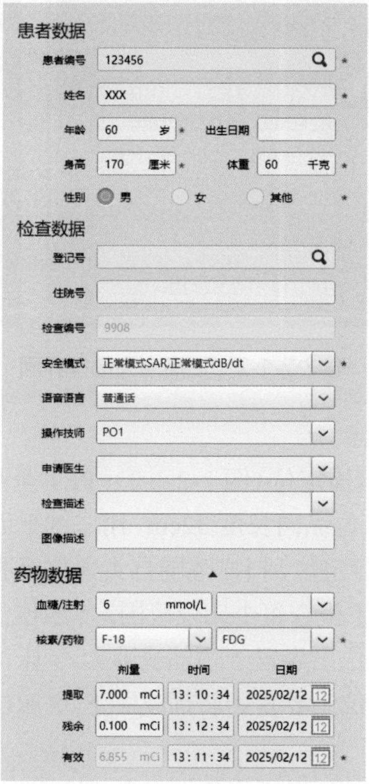


图 3-2-1-1　受检者登记界面

2．选择检查协议　在右侧检查协议区选择“whole body”，根据需要选择扫描序列。进床方式选择仰卧位头先进。然后单击“受检者检查”开始扫描定位像（scout），扫描

完成后自动重建出矢状位、冠状位的 MRI 图像以及 PET-MIP 图像，并自动加载到检查界面（图 3-2-1-2）。

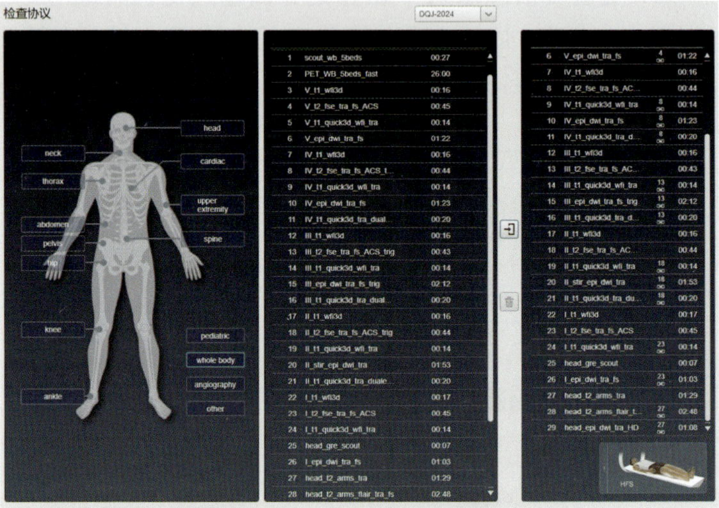


图 3-2-1-2 扫描序列选择界面

3．PET 成像

（1）PET 扫描定位（图 3-2-1-3）：PET 全身扫描一般为 5 个床位，每个床位纵向长度 32cm，用三维平面定位像的冠状位和矢状位进行定位，扫描范围自头顶部至股骨上段。拖动定位框调整 PET 检查每个床位范围。1 床位上界置于扫描范围最上端，2 床位上界置于颈部或肺尖，3 床位上界置于剑突下或肝上，4 床位上界置于脐部或肝下，5 床位上界置于髂前上棘。

（2）确定 PET 扫描床位及参数（图 3-2-1-4）：白色虚线为每一个床位的中心线，定位框两侧的三角形表示床位重叠区，根据受检者身高，可酌情调整床位数及床位重叠区（一般设置为 30% 以上）。尽可能使床位中心线位于感兴趣组织的中心，之后点击确认。

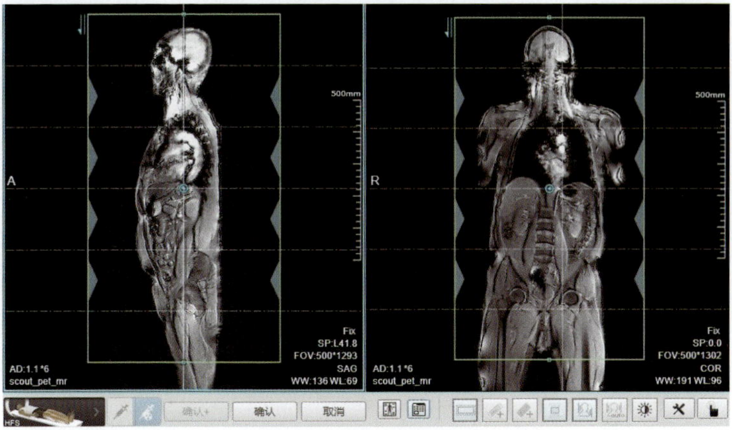


图 3-2-1-3　定位像及 PET 扫描定位

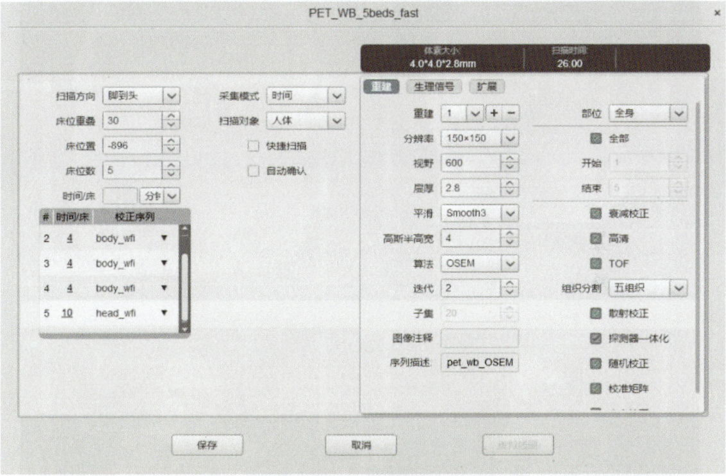


图 3-2-1-4　PET 扫描床位及参数

4. MR 扫描　MR 扫描以横轴位为主，每个床位均应包含 T1WI、T2WI 及 DWI。横轴位 DWI 序列频率编码为前后方向（过于肥胖者可选择左右方向），b 值一般头颅为 1 000，体部为 800，也可以使用多 b 值。

（1）MRAC 扫描：wfi 序列为左右方向，绑定 PET 扫描的中心位置，不需要手动定位。

（2）床位 1～5 MR 扫描：横轴位扫描范围从头顶至盆腔下缘（图 3-2-1-5）。每个床位均用第一个横轴位序列调节 FOV 及覆盖范围，该床位其余横轴位序列均参考或复制第一个序列定位及参数。若床位中心和感兴趣组织的中心不能完全对应，可进行 MR 图像的偏中心采集，但尽量不使 MR FOV Z 方向边缘超出 PET 扫描框，以免影响 MR 边缘图像的质量。

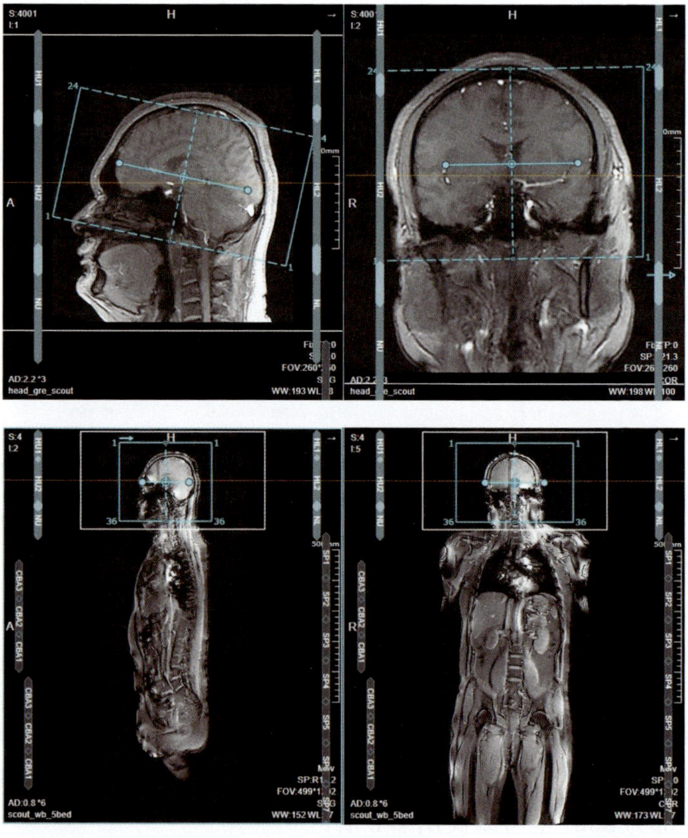

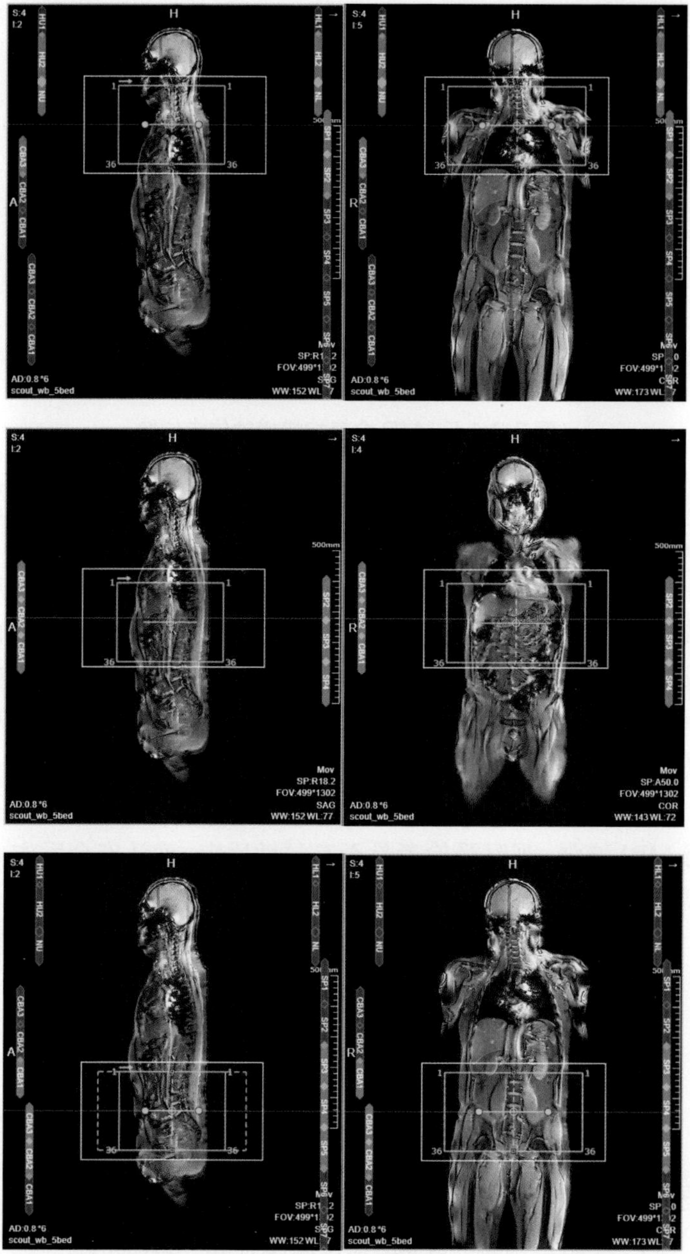
S:4
I:2
H
A
AD:0.8*6
scout_wb_5bed
Mov
SP:R18.2
FOV:499*1302
SAG
WW:152 WL:77
S:4
I:4
H
R
AD:0.8*6
scout_wb_5bed
Mov
SP:A50.0
FOV:499*1302
COR
WW:143 WL:72

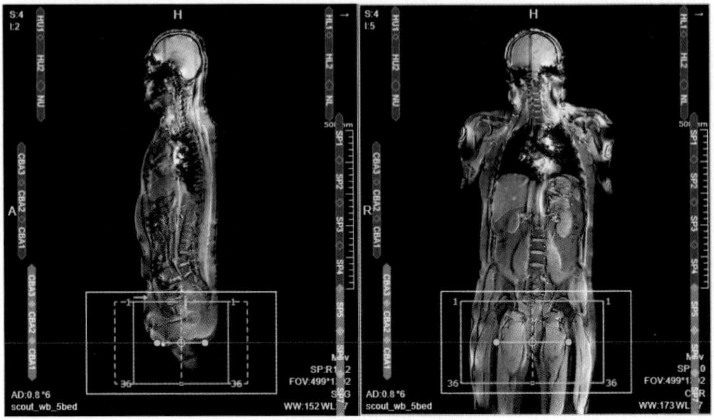

图 3-2-1-5 MR 全身扫描横轴位定位像

对 2～4 床位由于床位中心位置和该三个部位可能存在偏差，必要时可根据需要增加 MR 协议扫描及 MR 增强扫描。

（3）PET/MR 中 MR 的 FOV 极大值为 500mm，对于有四肢病变受检者（如全身系统性疾病、多发性骨髓瘤、黑色素瘤或肿瘤四肢骨转移受检者等）扫描范围有限，需将受检者双手置于身体上采集（相位方向更改为左右），或加扫床位，使受检者病灶处尽量靠近床位中心。

5. 扫描结束　结束检查，受检者离开检查室。如已进行 MRI 增强，观察受检者是否有过敏反应，确认安全后方可离开。

（毕　晟　朱小华）

## 第二节　一体化 uPMR790 PET/MR 颅脑扫描

### 一、一体化 uPMR790 PET/MR 颅脑扫描受检者摆位

1. 选用头颈联合线圈，建议佩戴耳塞，保护听力。

2. 受检者仰卧，头先进，肩部紧贴头线圈下缘，头部左右居中，下颌内收，用海绵垫固定头部。

3. 定位中心位于眉心，使用定位灯时嘱受检者闭眼。

4. 检查前受检者手握报警球，检查过程中如有不适，受检者可手捏报警球通知扫描人员。

5. 如需增强，提前开通静脉通路并连接高压注射器。

## 二、一体化 uPMR790 PET/MR 颅脑扫描序列

PET/MR 头颅扫描使用头颅线圈，基本序列扫描时间约为 15min，根据需要可以进一步选择三维时间飞跃法血管成像、扩散加权成像 DWI、扩散张量成像等特殊序列。具体扫描序列及其参数分别见表 3-2-2-1、表 3-2-2-2。

表 3-2-2-1　一体化 uPMR790 PET/MR 颅脑扫描基本序列

| PET 时间 / min | MR 序列 | TE/ms | TR/ms | 层厚 / mm | 层间距 / mm | FOV/mm | 矩阵 | 注释 |
|---|---|---|---|---|---|---|---|---|
| | gre_scout | 4.07 | 8.6 | 8 | 1.6 | 260×260 | 256×256 | 三维平面定位 |
| | t1_wfi3d | 2.24 | 4.92 | 4 | 0 | 350×500 | 256×135 | 基于 MR 图像的衰减校准 |
| | t2_fse_tra | 104.04 | 5 181 | 5 | 1 | 256×200 | 384×300 | 横轴位 T2WI |
| 15 | t1_fse_flair_tra | 12.04 | 2 264 | 5 | 1 | 256×200 | 256×160 | 横轴位 T1 FLAIR |
| | t2_fse_flair_tra_fs | 105.36 | 8 000 | 5.0 | 1 | 256×200 | 384×240 | 横轴位脂肪抑制 T2 FLAIR |
| | epi_dwi_tra | 82.3 | 2 103 | 5 | 1 | 256×220 | 240×207 | 横轴位扩散加权成像 |

续表

| PET 时间 / min | MR 序列 | TE/ms | TR/ ms | 层厚 / mm | 层间距 / mm | FOV/ mm | 矩阵 | 注释 |
|---|---|---|---|---|---|---|---|---|
| 15 | t1_gre_fsp_3d_sag | 3.0 | 7.2 | 1 | 0 | 256×230 | 256×460 | 全脑三维 T1 BRAVO 扫描 |

注：tra：横轴位；sag：矢状位

表 3-2-2-2 一体化 uPMR790 PET/MR 颅脑扫描特殊序列

| 序列 | TE/ ms | TR/ ms | 层厚 / mm | 层间距 / mm | FOV/ mm | 矩阵 | 注释 |
|---|---|---|---|---|---|---|---|
| Tof3d_tra_MRA | 4.0 | 17.2 | 1.0 | −0.25 | 220×180 | 368×482 | 三维时间飞跃法 MR 血管成像 |
| epi_bold_tra | 30 | 2 000 | 3.5 | 0.7 | 224×224 | 64×64 | 静息态脑功能成像 |
| epi_dti_tra_dir64 | 84 | 8 461 | 3.5 | 0 | 224×224 | 112×112 | 扩散张量成像 |
| swiplus_6echos | 2.8 | 29 | 2.0 | 0 | 256×256 | 256×255 | 磁敏感加权成像 |
| asl_3d_tra_2.0 | 13.78 | 5 500 | 6.0 | 1.2 | 224×224 | 64×64 | 全脑三维动脉自旋标记成像 |
| 3D DCE | 1.91 | 2.8 | 2.0 | 0 | 160×160 | 224×358 | 动态对比增强灌注成像 |
| csi_hise_te144 | 144 | 1 500 | 15.0 | 0 | 160×160 | / | 多体素波谱 |

## 三、一体化 uPMR790 PET/MR 颅脑扫描流程

1. 受检者信息录入　同第三篇第二章第一节“一体化 uPMR790 PET/MR 全身扫描”。

2. 三维平面定位像扫描　在受检者界面完善受检者数

据、药物数据的填写后，选择检查协议，单击检查协议右侧下拉箭头弹出模块选择框（图 3-2-2-1，①），选择相应模块（模块名称为自定义，如图 3-2-2-1），在左侧面板单击“head”（②），在右侧面板根据需要选择扫描序列包（③），单击箭头（④），界面右下角单击选择扫描方式为“头先进 - 仰卧”（⑤），单击受检者检查（⑥），弹出警告界面后，确认受检者姓名，若无误单击“是”，进入扫描界面，单击“确认”扫描定位像（注意：不要单击“确认 +”）。

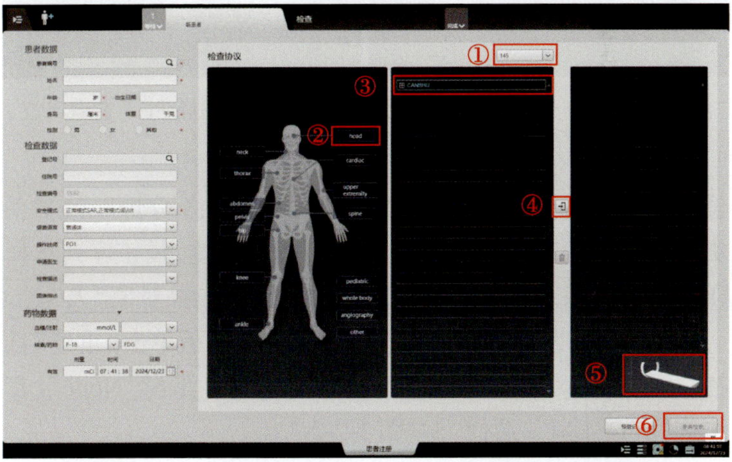


图 3-2-2-1　一体化 uPMR790 PET/MR 颅脑扫描前界面

3．PET 扫描

（1）扫描定位：PET 颅脑扫描为 1 个床位，扫描界面双击“pet_head”，用三维平面定位像的冠状位和矢状位定位 PET 图像，定位中心为颅脑的解剖中心，扫描范围自枕骨大孔至颅顶部，覆盖全脑（图 3-2-2-2）。拖动定位线调整 PET 检查床位上下范围。

（2）扫描参数：扫描界面双击“pet_head”序列，在右侧面板可设置 PET 扫描参数。包括：扫描方向选择“头到脚”，床

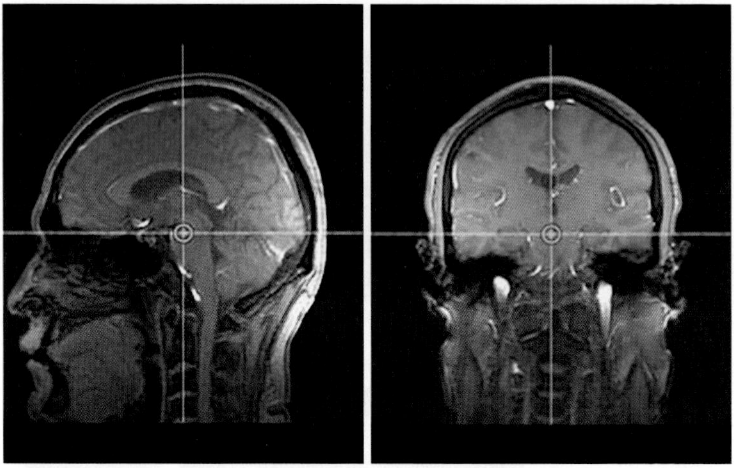

图 3-2-2-2 一体化 uPMR790 PET/MR 颅脑扫描 PET 检查床位

位数“1”，床位重叠选择“25”，时间 / 床为“15 分钟”，PET 采集时间可以根据颈部 MR 扫描时间适当调整，校正序列选择“head_wfi”，床位置“0”，采集模式“时间”，扫描对象“人”。

（3）PET 重建：PET 扫描参数区右侧面板单击“重建”选择视野“300”，分辨率 192×192，层厚“2.0”，平滑“None”，算法选择“OSEM”，迭代“5”（图 3-2-2-3）。

4．MR 扫描　MR 颅脑扫描以横轴位、矢状位为主，必要时加扫冠状位。MR 常规扫描序列包括横轴位 T1WI、T2WI、FLAIR、DWI 和矢状位 3D T1WI 序列，根据病情需要可扫描脂肪抑制序列、三维时间飞跃法 MR 血管成像（three dimensional time of flight magnetic resonance angiography，3D-TOF-MRA）（对应表 3-2-2-2 中 Tof3d_tra_MRA 序列）、全脑三维动脉自旋标记成像（three dimensional arterial spin labeling，3D ASL）（对应表 3-2-2-2 中 asl_3d_tra_2.0 序列）、磁敏感 T2* 血管加权成像（T2 star weighted angiography，SWAN）（对应表 3-2-2-2 中 swiplus_6echos 序列）、MRI 动态

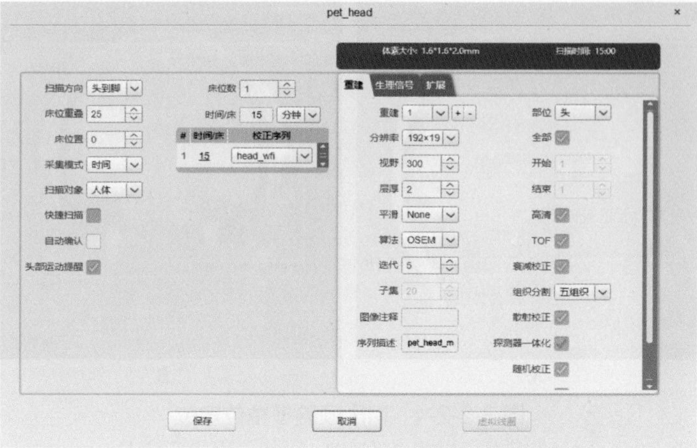


图 3-2-2-3　PET 扫描及重建参数界面

对比增强灌注成像（dynamic contrast enhancement，DCE）（对应表 3-2-2-2 中 3D DCE 序列）、磁共振波谱成像（magnetic resonance spectroscopy，MRS）（对应表 3-2-2-2 中 csi_hise_te144 序列）、扩散张量成像（diffusion tensor imaging，DTI）（对应表 3-2-2-2 中 epi_dti_tra_dir64 序列）、血氧水平依赖功能磁共振成像（blood oxygen level dependent，BOLD）（对应表 3-2-2-2 中 epi_bold_tra 序列）等序列。

（1）gre_scout 扫描：扫描用于 PET 图像衰减校正的 MR 图像，gre_scout 序列参数固定，由相应的 PET 床位决定扫描位置和范围。

（2）横轴位 MR 扫描定位：在冠状位及矢状位上进行横轴位定位，扫描范围覆盖枕骨大孔至颅顶（图 3-2-2-4）。矢状位定位线平行于胼胝体膝部与压部的连线，冠状位定位线垂直于大脑纵裂。

（3）矢状位：3D BRAVO 序列扫描定位：冠状位和横轴位进行定位，定位线与大脑纵裂平行，扫描范围覆盖全脑（图 3-2-2-5）。

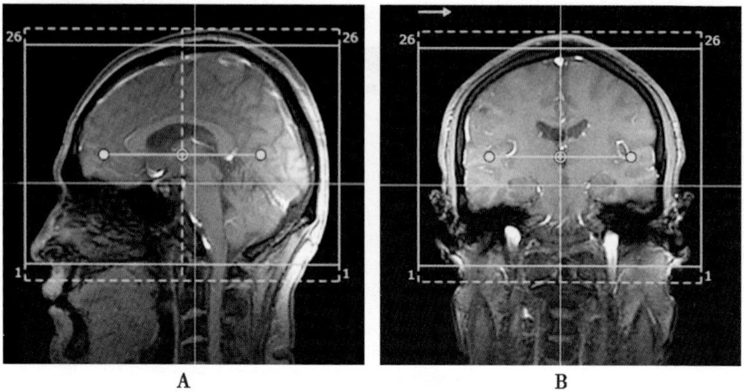


图 3-2-2-4 MR 颅脑横轴位定位

A. 矢状位上进行定位；B. 冠状位上进行定位

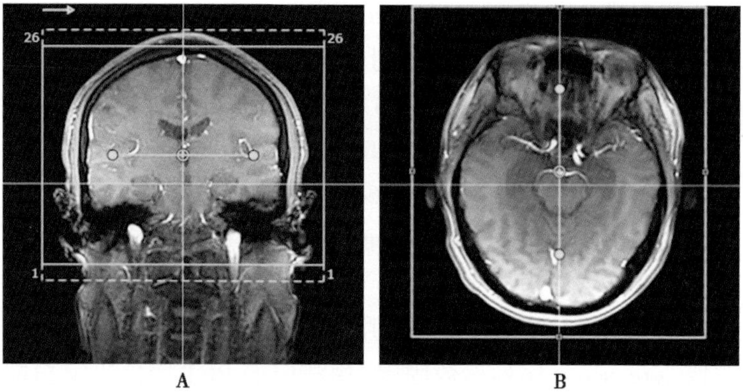


图 3-2-2-5 颅脑 BRAVO 序列定位

A. 冠状位上进行定位；B. 横轴位上进行定位

（4）三维时间飞跃法 MR 血管成像扫描定位（Tof3d_tra_MRA）：MRA 基于流动血液与周围相对静止组织的 MR 信号差异，从而获得图像对比的一种无创性血管检查技术。MRA 序列采用横轴位扫描，扫描范围以 Wills 环为中心，从枕骨大孔至胼胝体上缘，添加饱和带可消除静脉血液信号（图 3-2-2-6）。

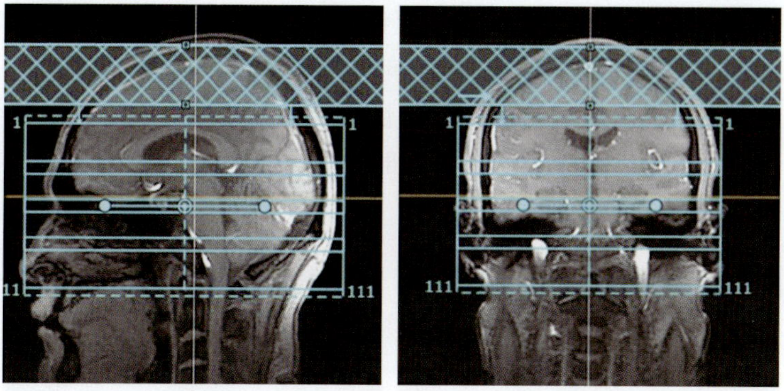


A　　B

图 3-2-2-6　颅脑 MRA 序列定位

A. 矢状位上进行定位；B. 冠状位上进行定位

（5）静息态脑功能成像扫描定位（epi_bold_tra）：BOLD 是通过脑血管内去氧血红蛋白含量的变化，反映局部脑组织功能活动的成像技术，去氧血红蛋白为顺磁性物质，即局部脑区活动时，去氧血红蛋白下降，MR 表现为 T2* 信号增高。BOLD 序列采用横轴位扫描，扫描范围自颅底至颅顶部，包全小脑和顶叶（图 3-2-2-7）。

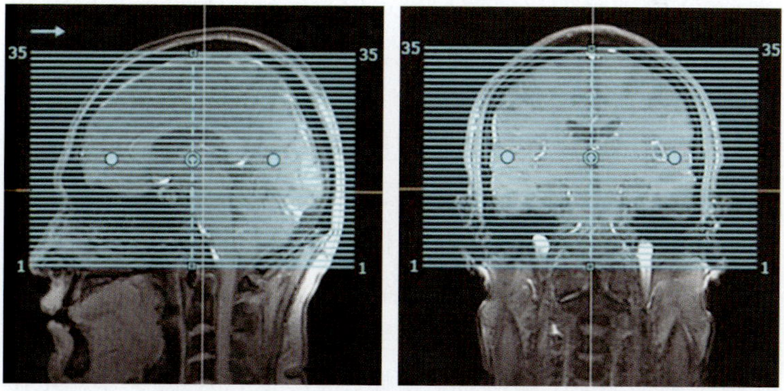


A　　B

图 3-2-2-7　颅脑 BOLD 序列定位

A. 矢状位上进行定位；B. 冠状位上进行定位

（6）扩散张量成像扫描定位（epi_dti_tra_dir64）：DTI 是利用组织中水分子扩散的各向异性来探测组织微观结构的方法，主要用于脑白质的无创性研究。DTI 序列采用横轴位扫描，扫描范围自颅底至颅顶部（图 3-2-2-8）。

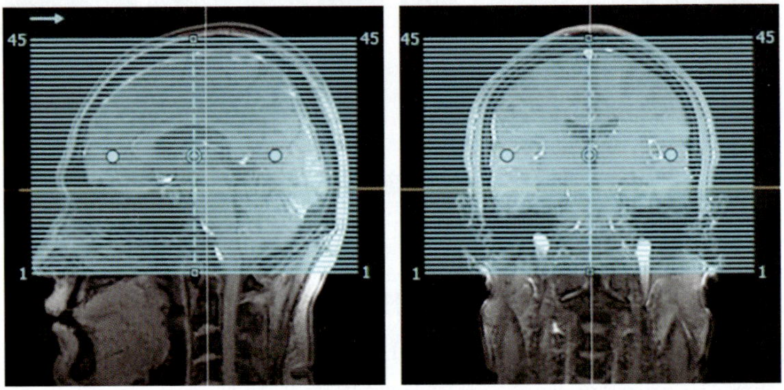


A　　B

图 3-2-2-8　颅脑 DTI 序列定位

A. 矢状位上进行定位；B. 冠状位上进行定位

（7）磁敏感加权成像扫描定位（swiplus_6echos）：SWI 可以显示脑内小静脉及出血（尤其微小出血），在诊断脑外伤、脑肿瘤、脑血管畸形、脑血管病等方面具有重要价值。SWI 序列采用横轴位扫描，扫描范围覆盖全脑，需调整角度避开颅底结构以减少磁敏感伪影（图 3-2-2-9）。

（8）全脑三维动脉自旋标记成像扫描定位（asl_3d_tra_2.0）：ASL 是利用反转恢复脉冲序列在成像平面的近端标记动脉血的水质子，从而产生血流依赖的对比图像。主要应用于脑血管病、脑肿瘤、癫痫、神经退行性病变等。ASL 序列扫描范围自颅底至颅顶部（图 3-2-2-10）。

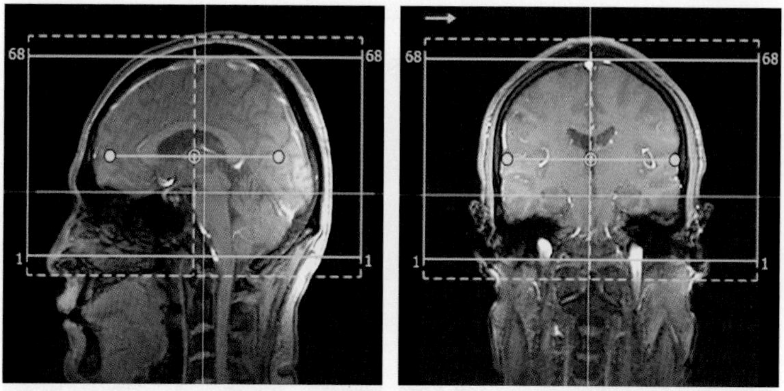

A　　B

图 3-2-2-9　颅脑 SWI 序列定位

A. 矢状位上进行定位；B. 冠状位上进行定位

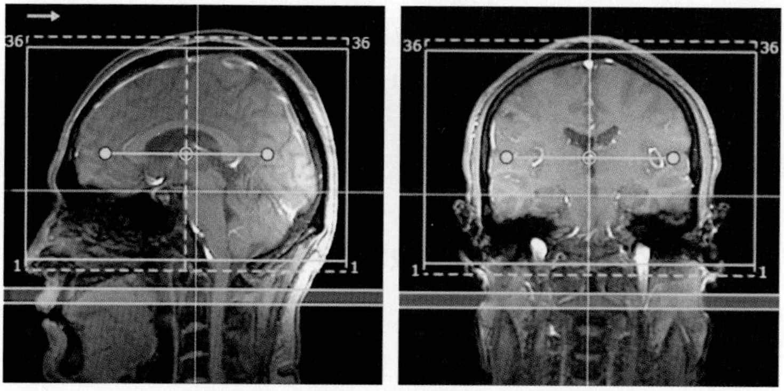

A　　B

图 3-2-2-10　颅脑 ASL 序列定位

A. 矢状位上进行定位；B. 冠状位上进行定位

（9）动态对比增强灌注成像扫描定位（3D DCE）：为一种评价组织血流灌注的成像方法，主要应用于脑梗死、脑肿瘤等。DCE 序列在冠状位及矢状位上进行定位，扫描范围覆盖枕骨大孔至颅顶（图 3-2-2-11）。冠状位上定位线垂直于大脑纵裂，相位编码方向设置为 R>L，调整 TR 时间确保层数包括全脑。矢状位定位线平行于胼胝体膝部与压部的连线。使用高压注射器，推荐对比剂用量为 0.2mL/kg，流速 2～3mL/s。

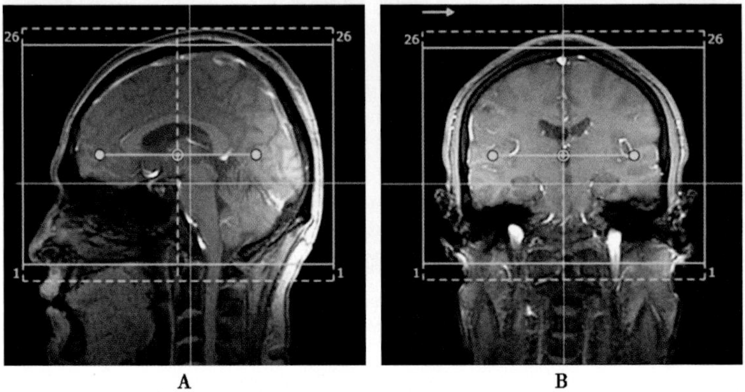


图 3-2-2-11 颅脑 3D DCE 序列定位

A. 矢状位上进行定位；B. 冠状位上进行定位

（周 莹 闫少珍）

## 第三节 一体化 uPMR790 PET/MR 颈部扫描

### 一、一体化 uPMR790 PET/MR 颈部扫描受检者摆位

1. 颈部扫描前需佩戴耳塞，降低检查噪声。

2. 受检者仰卧，头先进，头部左右居中，下颌内收，同时用三角垫固定头部，双手平放于身体两侧。

3. 颈部软组织定位中心位于甲状软骨，使用定位灯定位时嘱受检者闭眼。

4. 检查前嘱受检者手握报警球，检查过程中如有不适，手捏报警球通知扫描人员。

5. 如需增强，提前开通静脉通路并连接高压注射器。

## 二、一体化 uPMR790 PET/MR 颈部扫描序列

PET/MR 颈部扫描使采用头颈联合线圈，颈部软组织常规时间约为 25min，进行增强扫描时可延长 PET 扫描总时长，具体扫描序列及其参数见表 3-2-3-1。

## 三、一体化 uPMR790 PET/MR 颈部扫描流程

1. 受检者信息录入　同第三篇第二章第一节“一体化 uPMR790 PET/MR 全身扫描”。

2. 三维平面定位像扫描　在受检者登记界面选择检查协议，单击检查协议右侧下拉箭头弹出模块选择框，选择模块，颈部软组织在左侧面板单击“Neck”（图 3-2-3-1），在右侧面板根据需要选择扫描序列包，单击按钮，界面右下角单击选择扫描方式为“头先进 - 仰卧”（图 3-2-3-1），单击“受检者检查”，弹出警告界面后，确认受检者姓名，若无误单击“是”，进入扫描界面，单击“确认”扫描定位像（注意：不要单击“确认 +”）。

3. PET 成像

（1）PET 扫描定位：PET 颈部扫描为 1 个床位，扫描界面双击“pet_neck”，用三维平面定位像的冠状位和矢状位定位 PET 图像，定位中心为颈部的解剖中心，覆盖颈部（图 3-2-3-2）。拖动定位线可调整 PET 检查床位上下范围。

（2）PET 扫描参数：颈部扫描界面双击“pet_neck”序列，右侧面板可设置 PET 扫描参数，包括：扫描方向选择“头到脚”，床位数“1”，床位重叠选择“30”，时间 / 床为“25 分钟”，PET 采集时间可以根据颈部 MR 扫描时间适当调整，校正序列选择“body_wfi”。

表 3-2-3-1 一体化 uPMR790 PET/MR 颈部软组织扫描序列

| PET 时间 /min | MR 序列 | TE/ms | TR/ms | 层厚 /mm | 层间距 /mm | FOV/mm | 矩阵 | 注释 |
|---|---|---|---|---|---|---|---|---|
| | gre_scout | 4.28 | 8.6 | 6.0 | 0.72 | 300×300 | 512×410 | 三维平面定位 |
| 25 | Neck_t2_mx3d_cor_iso | 203.84 | 1 600 | 0.6 | 0 | 384×284 | 320×237 | 冠状位 T2WI |
| | Neck_t1_fse_wfi_tra | 11.32 | 653 | 4.0 | 0.8 | 220×220 | 432×324 | 横轴位脂肪抑制 T1WI |
| | Neck_t2_fse_wfi_tra | 91.42 | 5 615 | 4.0 | 0.8 | 220×220 | 456×364.5 | 横轴位脂肪抑制 T2WI |
| | Neck_epi_dwi_microV_tra | 55.5 | 2 000 | 4.0 | 0.8 | 150×80 | 168×81 | 横轴位 DWI |
| | T1_fse_tra_fs_c | 9.3 | 899 | 4.0 | 0.8 | 220×220 | 432×345 | 横轴位脂肪抑制 T1WI 增强 |
| | T1_fse_cor_fs_c | 10.5 | 735 | 4.0 | 0.8 | 240×240 | 456×364.5 | 冠状位脂肪抑制 T1WI 增强 |
| | T1_fse_sag_fs_c | 11.08 | 647 | 4.0 | 0.8 | 240×240 | 456×364.5 | 矢状位脂肪抑制 T1WI 增强 |

注：tra：横轴位；cor：冠状位；sag：矢状位

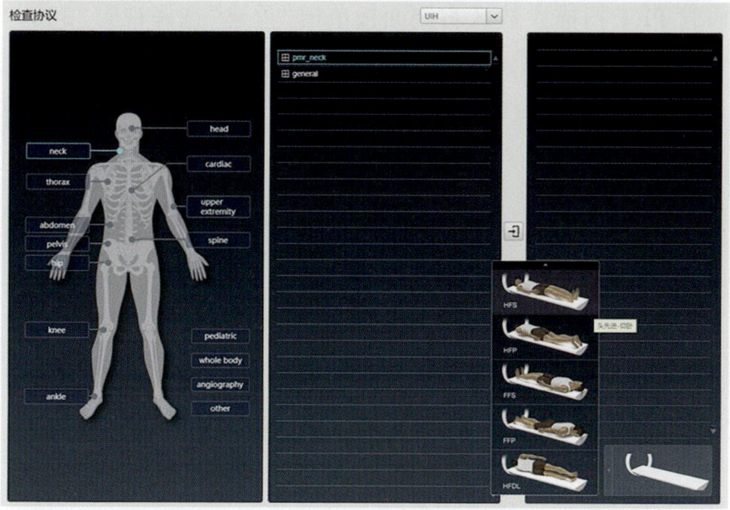


图 3-2-3-1　颈部软组织协议选择及定位像扫描

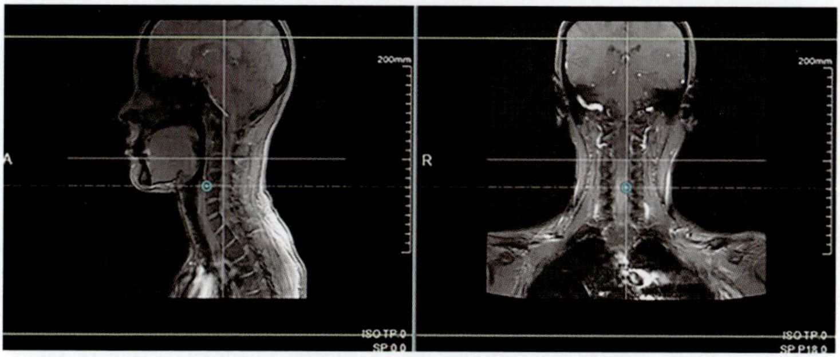


图 3-2-3-2　颈部 PET 检查床位

（3）PET 重建：颈部 PET 扫描参数区右侧面板单击“重建”选择视野“600”，分辨率“192×192”，层厚“2.8”，平滑“Smooth3”，高斯半高宽“3”，算法通常选择“OSEM”，新算法“DPR”当前正逐步应用于临床，迭代“3”（图 3-2-3-3）。颈部血管 PET 扫描参数区右侧面板单击“重建”选择视野“300”，分辨率“256×256”，层厚“1.4”，算法选择“OSEM”。

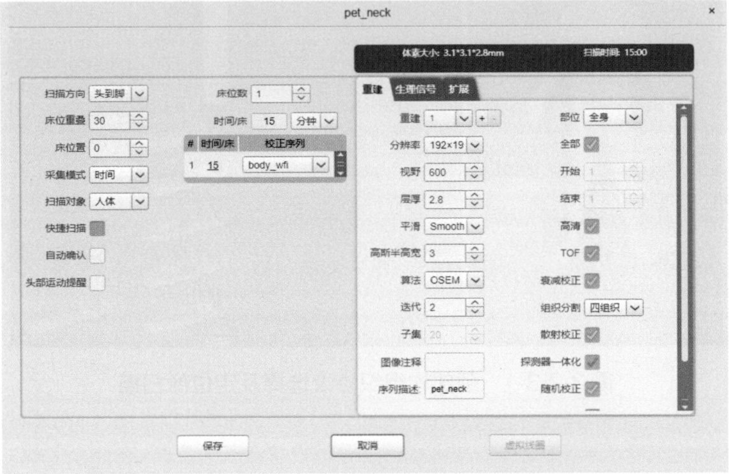


图 3-2-3-3 PET 扫描及重建参数界面

4. MR 扫描　MR 颈部扫描以横轴位、冠状位为主，平扫序列包括横轴位 T1WI、T2WI 和冠状位 T2WI 序列（表 3-2-3-1），增强扫描序列包括横轴位、冠状位、矢状位 T1WI。由于颈部结构的复杂性，颈部抑脂不能使用化学饱和法，可选择 STIR 或 wfi_fse 序列，使脂肪抑制更均匀，便于观察病灶。

（1）Neck_wfi3d 扫描：扫描用于 PET 图像衰减校正的 MR 图像。

（2）冠状位 MR 扫描定位：在横轴位和矢状位定位像进行斜冠状位的定位，覆盖颈前软组织。矢状位定位线平行于气管（图 3-2-3-4）。

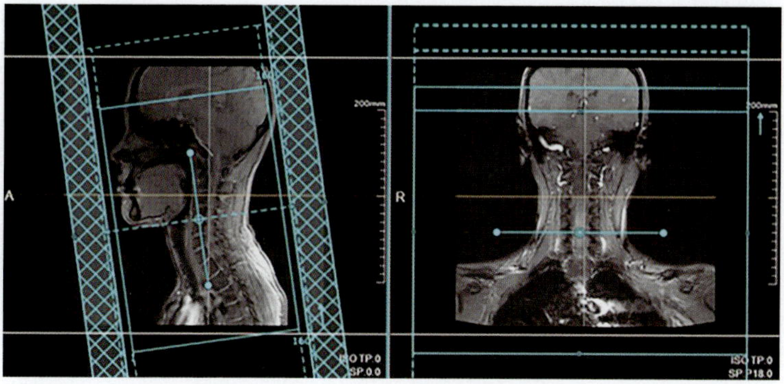


图 3-2-3-4　颈部 MR 冠状位定位

（3）横轴位 MR 扫描定位：在冠状位和矢状位定位像进行横轴位的定位。矢状位定位线以病变位置为中心，垂直于气管（图 3-2-3-5）。

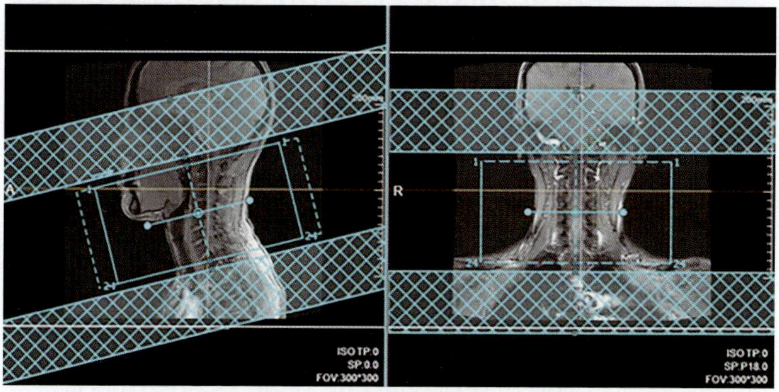


图 3-2-3-5　颈部 MR 横轴位定位

（4）矢状位 MR 扫描定位：在冠状位和横轴位定位像进行矢状位定位。冠状位定位线平行于脊髓，横轴位调整角度垂直椎体（图 3-2-3-6）。

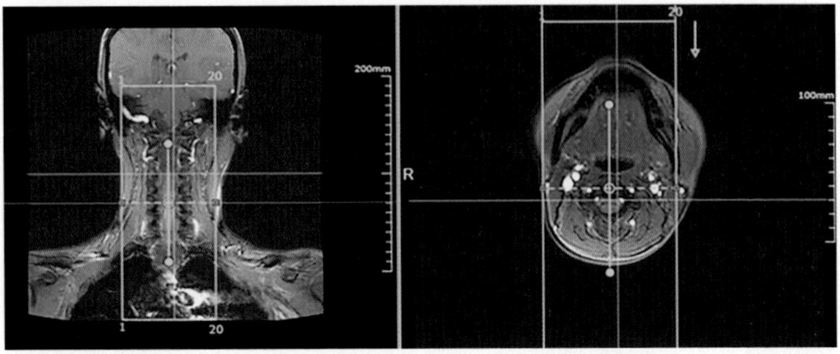


图 3-2-3-6 颈部 MR 矢状位定位

（冯萌萌 林晓平）

## 第四节 一体化 uPMR790 PET/MR 胸部扫描

### 一、一体化 uPMR790 PET/MR 胸部扫描受检者摆位

1. 受检者佩戴耳机或耳塞，保护听力。

2. 受检者仰卧，头先进，身体左右居中，双手臂置于身体两侧。

3. 连接呼吸门控监测受检者呼吸状态，呼吸门控固定于胸前肋弓下，并使用绑带固定，训练受检者规律呼吸及呼气末屏气。

4. 胸部扫描使用脊柱线圈和体线圈，体线圈中心对准受检者两乳头连线中点，定位中心位于体线圈中心。

5. 检查前受检者手握报警球，检查过程中受检者如有不适，可手捏报警球通知扫描人员。

6. 如需增强，提前开通静脉通路并连接高压注射器。

## 二、一体化 uPMR790 PET/MR 胸部扫描序列

PET/MR 胸部扫描具体扫描序列及其参数见表 3-2-4-1。

表 3-2-4-1　一体化 uPMR790 PET/MR 胸部扫描序列

| PET 时间 / min | MR 序列 | TE/ ms | TR/ ms | 层厚 / mm | 层间距 / mm | FOV/ mm | 矩阵 | 注释 |
|---|---|---|---|---|---|---|---|---|
| | gre_scout | 3.12 | 6.7 | 6 | 1.5 | 400×400 | 256×204.8 | 三维平面定位 |
| 20 | Body_wfi_trig | 2.24 | 4.92 | 4 | 0 | 350×500 | 256×329 | 基于 MR 图像的衰减校准 |
| | T2_arms_cor_trig | 124.44 | 2 727 | 6 | 1.2 | 380×380 | 368×368 | 冠状位 T2WI |
| | Stir_arms_tra_6mm | 106.34 | 3 953 | 6 | 1.2 | 380×380 | 320×320 | 横轴位脂肪抑制 T2WI |
| | Epi_dwi_tra | 67.2 | 3 200 | 6 | 1.2 | 380×320 | 128×108.8 | 横轴位扩散加权成像 |
| | T1_quick3d_tra | 1.57 | 3.5 | 5 | 0 | 400×400 | 320×320 | 横轴位 3D T1WI |

注：tra：横轴位；cor：冠状位

## 三、一体化 uPMR790 PET/MR 胸部扫描流程

1．受检者信息录入　同第三篇第二章第一节“一体化 uPMR790 PET/MR 全身扫描”。

2．三维平面定位像扫描　检查协议的首个序列通常为

三维平面定位像的扫描，且定位像会自动运行，扫描完成后，定位像会自动加载到图形化定位窗中，可用于后续扫描片层的定位。

3. PET 成像

（1）确定 PET 扫描及重建参数：采集床位数为 1，采集时间为“20 分钟”，衰减校正序列选择“body_wfi_trig”。分辨率为“192×192”，视野为“600mm”，层厚选择“2.8mm”。重建算法选择“OSEM”，高斯半高宽为“3”，迭代为“3”，子集为“20”，平滑选择“Smooth”。开启高清、TOF、衰减校正、散射校正、探测器一体化、随机校正、校准矩阵，组织分割选择五组织（图 3-2-4-1）。

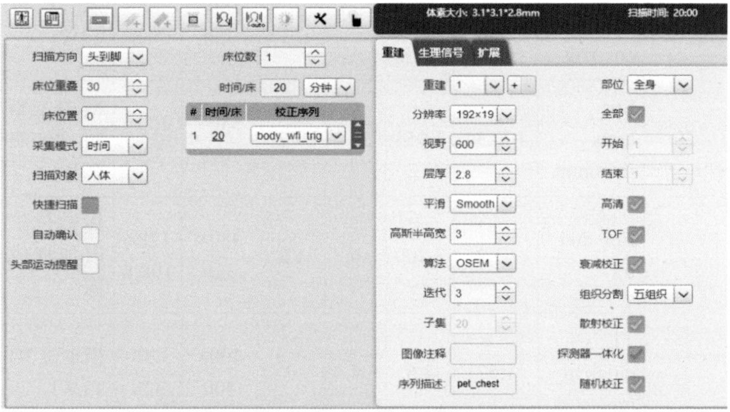


图 3-2-4-1 PET 扫描及重建参数界面

（2）PET 扫描定位：在三维平面定位像的冠状位和矢状位进行 PET 扫描定位，定位中心为胸部的解剖中心，覆盖肺尖到肺底所有结构，如病变范围较大，可增加 PET 床位包全病变（图 3-2-4-2）。

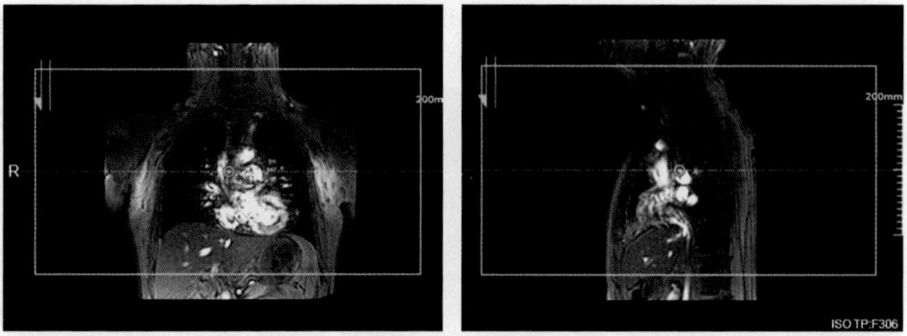

A　　　　　　B

图 3-2-4-2　胸部 PET 扫描定位
A. 横轴位上进行定位；B. 矢状位上进行定位

4．MR 扫描　胸部 MR 扫描以横轴位为主，冠状位为辅，扫描序列包含 T1WI、T2WI、DWI。横轴位扫描可提供较全面的肺部和纵隔结构信息，冠状位扫描有助于更好地评估病变的范围和性质。由于胸部 MR 扫描，呼吸运动及心脏搏动伪影较重，T2WI 序列施加 arms 技术、呼吸触发技术及脂肪抑制技术，可以有效地减少伪影，提高图像质量。T1_quick3d_tra 采集速度快，信噪比和组织对比良好，能较好地显示纵隔内结构，对于屏气较好的受检者，平扫和增强扫描均可应用。

（1）冠状位 MR 扫描定位：在横轴位定位像上，使冠状面片层中心位于纵隔中央，并使图像左右对称，扫描范围从胸前壁至胸后壁。在矢状位定位像上，使冠状面片层定位线平行于人体长轴，并使定位框包含所有肺组织。冠状面定位像上，调整平面内位置及角度，使图像位于定位框中央，并使图像处于便于观察的角度（图 3-2-4-3）。

（2）横轴位 MR 扫描定位：在冠状位定位像上，使横断面片层定位线垂直于纵隔，并包含肺尖至肺底所有结构。在矢状位定位像上，使横断面片层定位线垂直于人体长轴，并使图像位于定位框中央。在横断面定位像上，调整平面内角度及位置，使图像位于定位框中央（图 3-2-4-4）。

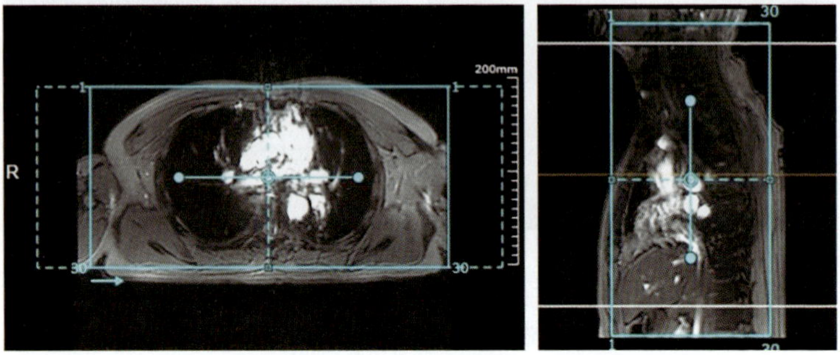


A　　B

图 3-2-4-3　胸部 MR 冠状位定位

A. 横轴位上进行定位；B. 矢状位上进行定位

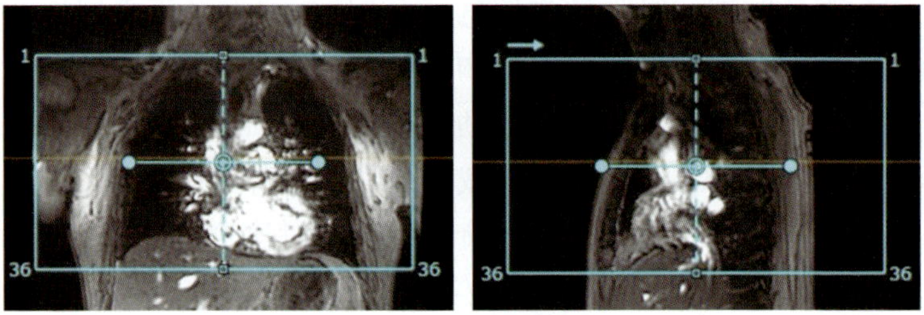


A　　B

图 3-2-4-4　胸部 MR 横轴位定位

A. 冠状位上进行定位；B. 矢状位上进行定位

（杨宏伟　卢　洁）

## 第五节　一体化 uPMR790 PET/MR 心脏扫描

### 一、一体化 uPMR790 PET/MR 心脏扫描受检者摆位

1. 心脏扫描前需佩戴耳机或耳塞，保护听力。

2．受检者仰卧，头先进，偏右侧摆位，使心脏尽量在磁体中心，双手臂放在身体两侧。

3．连接心电门控（ECG）监测受检者心率，RA 电极片贴于第 2～3 肋间，RL 电极片贴于第 5～6 肋间，LL 电极片平行于 RL 电极片，靠近腋前线，贴于肋间隙，LA 电极片贴于心尖区域。心电门控触发不佳时，连接周围门控使用脉搏触发方式完成扫描。

4．连接呼吸门控监测受检者呼吸状态，呼吸门控固定于胸前肋弓下，并使用绑带固定，禁止心电门控电缆线压在绑带下。训练受检者规律呼吸及呼气末屏气。

5．心脏扫描使用脊柱线圈和体线圈，体线圈中心尽量对准心脏摆放，线圈上缘与肩胛骨上缘平齐，线圈中心对准受检者第三肋。

6．检查前受检者手握报警球，检查过程中受检者如有不适手捏报警球通知扫描人员。

7．如需增强，提前开通静脉通路并连接高压注射器。

## 二、一体化 uPMR790 PET/MR 心脏扫描序列

PET/MR 心脏常规扫描时间约为 30 分钟，三维平面定位像上四腔心切面为基础定位，进行 PET 与 MRI 同步扫描，具体扫描序列及其参数见表 3-2-5-1。

## 三、一体化 uPMR790 PET/MR 心脏扫描流程

1．受检者信息录入　同第三篇第二章第一节“一体化 uPMR790 PET/MR 全身扫描”。

2．三维平面定位像扫描　检查协议的首个序列通常为三维平面定位像的扫描，且定位像会自动运行，扫描完成后，定位像会自动加载到图形化定位窗中，可用于后续扫描片层的定位。

表 3-2-5-1 一体化 uPMR790 PET/MR 心脏扫描序列

| PET 时间 / min | MR 序列 | TE/ ms | TR/ ms | 层厚 / mm | 层间距 / mm | FOV/mm | 矩阵 | 注释 |
|---|---|---|---|---|---|---|---|---|
| | Scout_3pl | 1.22 | 2.6 | 8 | 4 | 400×400 | 176×141 | 三维平面定位像 |
| 30 | Body_wfi3d_trig | 2.24 | 4.92 | 4 | 0 | 350×500 | 256×329 | 基于 MR 图像的衰减校准 |
| | Scout_tra | 1.22 | 2.6 | 8 | 4 | 400×400 | 176×141 | 横轴位定位 |
| | Scout_p2ch | 1.4 | 3.07 | 8 | 4 | 400×360 | 224×151 | 单斜两腔心（假两腔） |
| | Scout_p4ch | 1.4 | 3.07 | 8 | 4 | 400×360 | 224×151 | 单斜四腔心（假四腔） |
| | Scout_sax | 1.34 | 2.92 | 8 | 4 | 400×360 | 224×151 | 左室短轴位 |
| | Cine_4ch | 1.45 | 3.11 | 8 | 2 | 360×320 | 192×171 | 四腔心亮血电影 |
| | Cine_2ch | 1.45 | 3.11 | 8 | 2 | 360×320 | 192×171 | 两腔心亮血电影 |
| | Cine_3ch | 1.45 | 3.11 | 8 | 2 | 360×320 | 192×171 | 流入流出道亮血电影 |
| | Cine_sax_8sl | 1.45 | 3.11 | 8 | 2 | 360×320 | 192×171 | 左室短轴位亮血电影 |
| | T1_fse_db_4ch | 29.04 | 825 | 8 | 2 | 380×320 | 256×194 | T1WI 黑血序列 |

续表

| PET 时间 / min | MR 序列 | TE/ ms | TR/ ms | 层厚 / mm | 层间距 / mm | FOV/mm | 矩阵 | 注释 |
|---|---|---|---|---|---|---|---|---|
| 30 | T2_fse_db_4ch | 66.96 | 1 600 | 8 | 2 | 380×320 | 256×194 | T2WI 黑血序列 |
| | T2_fse_db_spair_sax | 52.36 | 1 600 | 8 | 2 | 380×320 | 256×194 | 脂肪抑制 T2WI 黑血序列 |
| | Perf_3+1sl_50ph | 1.28 | 2.77 | 8 | 12 | 380×320 | 160×108 | 心肌灌注成像 |
| | TI_scout_sax | 1.35 | 2.91 | 8 | 2 | 380×320 | 192×121 | TI 时间计算 |
| | Gre_fsp_c_psir_4ch | 1.93 | 4.75 | 8 | 2 | 360×360 | 240×180 | 四腔心心肌活性显像 |
| | Gre_fsp_c_psir_sax | 1.93 | 4.75 | 8 | 2 | 360×360 | 240×180 | 左室短轴位心肌活性显像 |

3. PET 成像

（1）PET 扫描及重建参数：双击“pet_cardiac”，设置 PET 扫描及重建参数。PET 采集床位数为“1”，采集时间为“30 分钟”，衰减校正序列选择“body_wfi_trig”。分辨率为“150×150”，视野为“600mm”，层厚选择“2.8mm”。重建算法选择“OSEM”，高斯半高宽为“3”，迭代为“2”，子集为“20”，平滑选择“Smooth”。开启高清、TOF、衰减校正、散射校正、探测器一体化、随机校正、校准矩阵，组织分割选择四组织（图 3-2-5-1）。

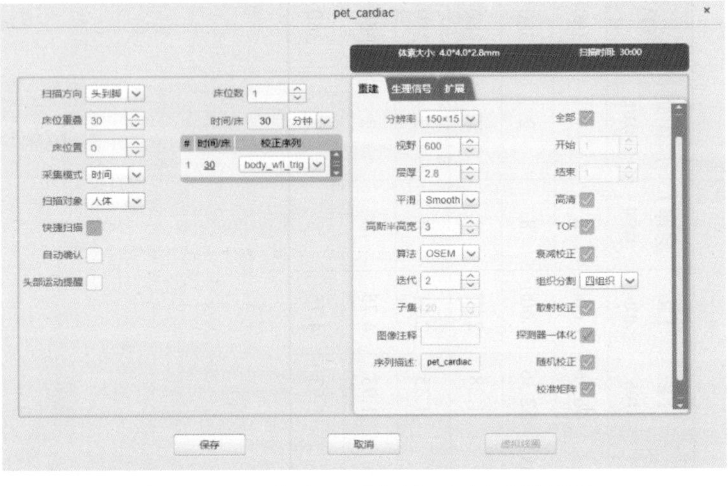


图 3-2-5-1 心脏 PET 扫描及重建参数界面

（2）扫描定位：双击“pet_cardiac”，在三维平面定位像的冠状位、矢状位上定位 PET 检查床位，调整 PET 扫描范围，以心脏的解剖中心为定位中心，覆盖全部心脏结构（图 3-2-5-2）。

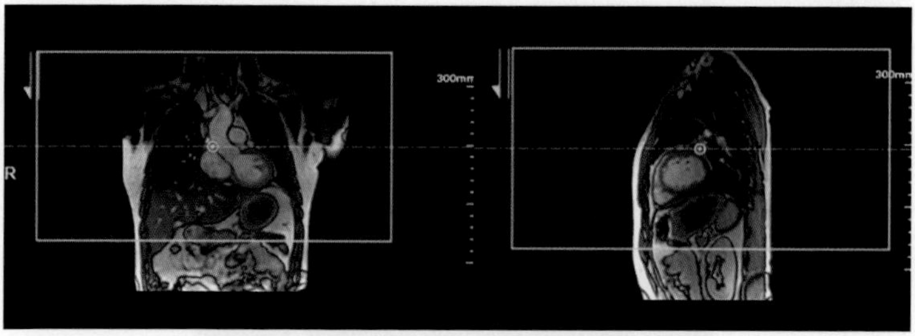


图 3-2-5-2 心脏 PET 扫描定位

4. MR 扫描 心脏 MR 扫描以两腔心、四腔心、左心室短轴位、左心室流入流出道为主，扫描序列包括亮血电影、黑血序列、心肌灌注显像和心肌活性显像等，可以观察心脏的心房、心室和大血管等解剖结构、评估心脏功能和评价心肌活力。心脏本身存在节律性收缩和舒张运动，同时随呼吸上下移动，常规扫描易产生运动伪影。心脏 MR 采用屏气方式，同时施加心电门控术通过心电图 R 波触发扫描，将多个心动周期中采集的数据分次填充 K 空间，最终进行叠加，在每个心动周期中相对静止的舒张末期完成图像扫描，可最大限度减少心脏搏动所致伪影。

（1）三平面定位像运行后，横轴位、矢状位、冠状位三个平面自动加载到界面，如果横轴位没有切到心脏正中，可选择 Scout_tra 序列再扫描横轴位，定位心脏正中层面。

（2）心脏假两腔心定位（单斜两腔心）：选取横轴面定位像左室最大层面，沿左室长轴定位，定位线过心尖和二尖瓣中点连线（图 3-2-5-3）。

（3）假四腔心定位（单斜四腔心）：以假两腔心为主要参考图像，沿左室长轴定位，定位线过二尖瓣中点和心尖连线（图 3-2-5-4）。

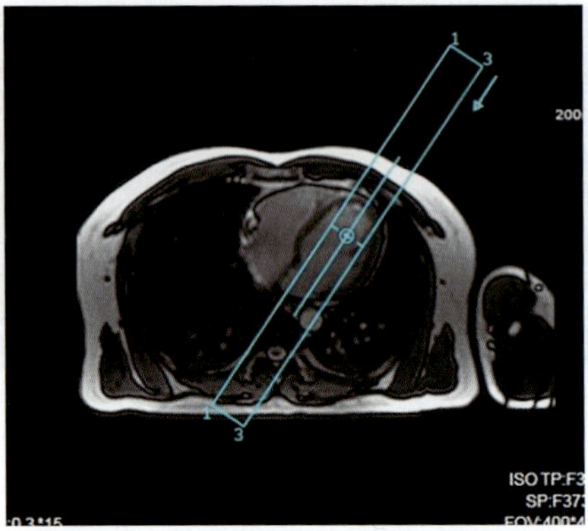


图 3-2-5-3　心脏假两腔心定位

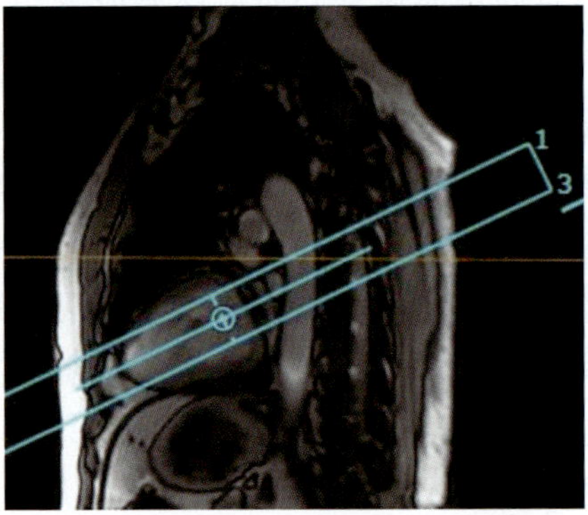


图 3-2-5-4　心脏假四腔心定位

（4）心脏左室短轴位定位：以假两腔心和假四腔心为参考图像，沿左室长轴定位，定位线均需垂直于二尖瓣中点和心尖的连线（图 3-2-5-5）。

（5）真四腔心定位：以假二腔心和左室短轴位为参考图像定位真四腔心。假二腔心上，定位线沿左室长轴定位；左室短轴位上，定位线垂直于室间隔，过右室最大横径，心底层面避开主动脉。假四腔图像上调整片层内角度，使 FOV

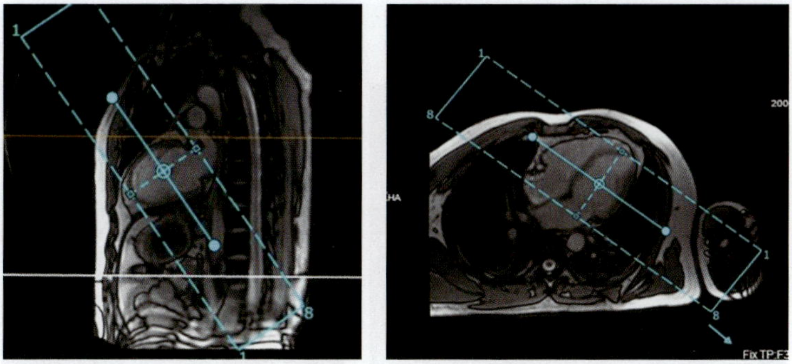
A　　B

图 3-2-5-5　左室短轴位定位

A. 假两腔心图像上进行定位；B 假四腔心图像上进行定位

边沿平行于后背，使图像方位便于观察并避免可能的卷褶。扫描时要求呼气末屏气扫描、更新平均心率、添加局部匀场（图 3-2-5-6）。

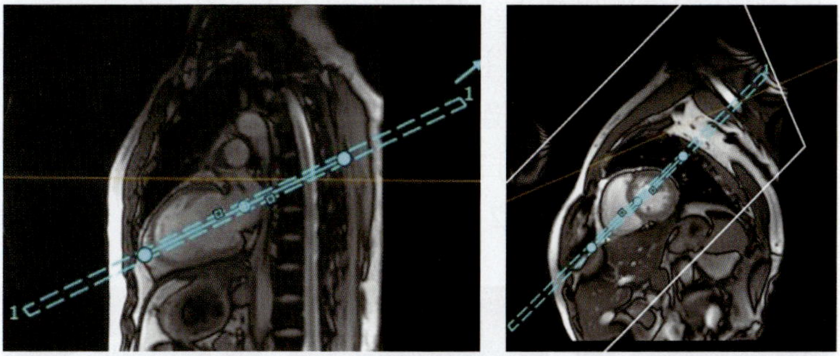
A　　B

图 3-2-5-6　真四腔心定位

A. 假两腔心图像上进行定位；B. 左室短轴位图像上进行定位

（6）真两腔心定位：以真四腔心和左室短轴位为参考图像定位真两腔心。在真四腔心上，沿左室长轴定位，定位线通过心尖和二尖瓣中点连线；在左室短轴位上，定位线平行于室间隔；扫描时要求呼气末屏气、更新平均心率、添加局部匀场(图 3-2-5-7)。

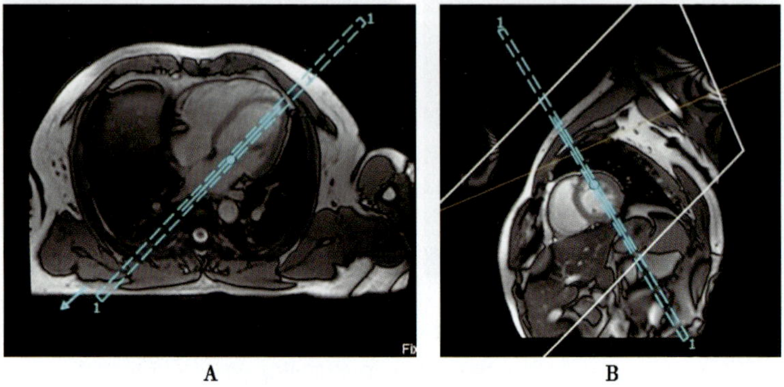

图 3-2-5-7 真两腔心定位

A. 真四腔心图像上进行定位；B. 左室短轴位图像上进行定位

(7) 三腔心(左室流入流出道)定位：以心脏左室短轴位、真两腔心和真四腔心为参考图像定位心脏三腔心。心脏左室短轴位图像选择升主动脉层面，沿升主动脉方向定位，定位线通过左心室中心和主动脉根部；在真两腔心上，定位线通过心尖和二尖瓣中点连线；在真四腔心上，定位线通过心尖和二尖瓣中点连线。扫描时要求呼气末屏气、更新平均心率、添加局部匀场(图 3-2-5-8)。

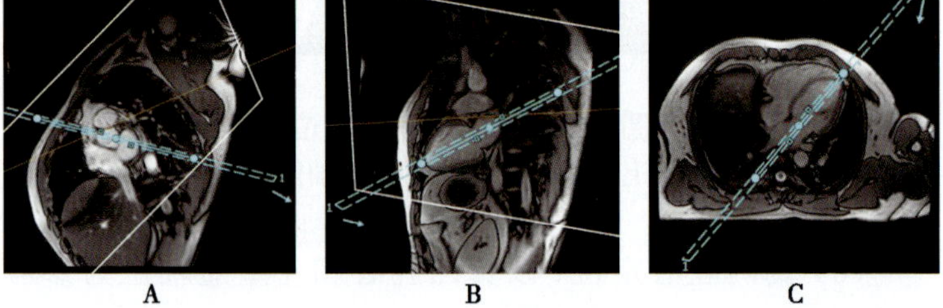

图 3-2-5-8 三腔心定位

A. 左室短轴位图像上进行定位；B. 真两腔心图像上进行定位；C. 真四腔心图像上进行定位

（8）心肌灌注显像：团注对比剂同时进行扫描，连续多时相动态采集，获得对比剂首次通过心肌组织的动态图像，梗死和冬眠心肌在灌注成像都可因为病变区域的血流减少而呈现低信号改变。注射多巴酚丁胺或血管扩张药物如腺苷可以进行负荷试验。静脉注射对比剂 Gd-DTPA 15mL（0.1mmol/kg），注射速度 > 3mL/s，等量等速注射生理盐水。心肌灌注显像一般扫描 2 个方位，一次扫描 4 层图像，复制左室短轴位和四腔心（或两腔心）层面定位，左室短轴位扫描 3 层，四腔心（或两腔心）扫描 1 层。采集 50 个心动周期，扫描时间约 1min，扫描时嘱咐受检者全程屏气，如无法屏气，则尽量减少呼吸幅度（图 3-2-5-9）。

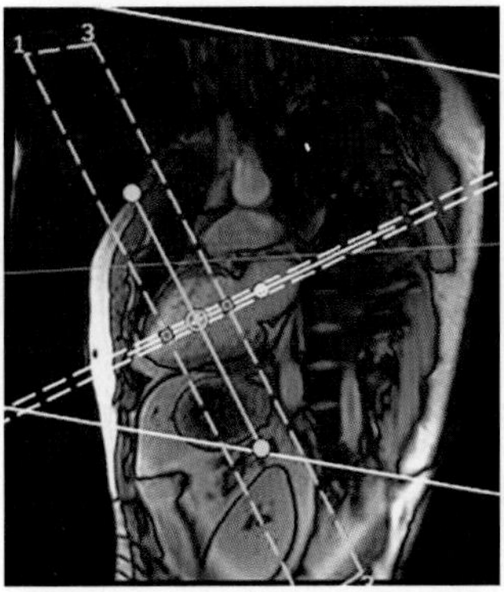


A

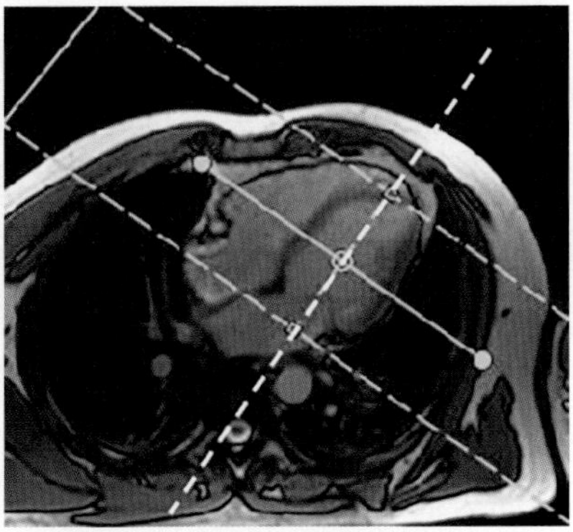

B

图 3-2-5-9 心肌灌注显像定位

A. 真两腔心图像上进行定位；B. 真四腔心图像上进行定位

（9）心肌活性显像：心肌活性显像，又称心肌延迟强化成像，用于显示病变心肌梗死类型的磁共振成像技术。通常于心肌灌注扫描结束后，静脉注射 15mL Gd-DTPA，等量生理盐水，延迟 10min 后开始扫描。扫描定位复制四腔心和左室短轴位，左室短轴位扫描范围从心尖部到左室底部。为了增加延迟强化的对比，抑制正常心肌信号，使其呈相对较低信号。扫描需设定反转时间（TI），心肌活性显像前先进行 TI_scout_sax 左室短轴位扫描，一次扫描生成不同 TI 时间的一组图像，选择心肌抑制最明显，即心肌显像最黑的图，记录 TI 时间，更改 Gre_fsp_c_psir_4ch 和 Gre_fsp_c_psir_sax 序列的 TI 时间完成延迟扫描。

（杨宏伟 卢 洁）

## 第六节 一体化 uPMR790 PET/MR 乳腺扫描

### 一、一体化 uPMR790 PET/MR 乳腺扫描受检者摆位

1．扫描前移除受检者身上所有金属物品，如首饰、含有钢圈的胸罩等，以免干扰影像质量，建议更换专用检查服装。

2．在进行乳腺扫描前，向受检者详细解释整个扫描过程，确保受检者理解并同意进行扫描，乳腺扫描前需佩带耳塞，以降低检查噪声。

3．乳腺扫描可选用乳腺专用线圈。将乳腺线圈放置在检查床上靠近床头的位置，并放置好线圈配套的垫子，将线圈插头插入检查床上的插口中。

4．受检者取俯卧位，头先进，两侧乳房自然下垂于乳腺线圈的乳腺腔体内，双手放在手臂垫上。可使用专用的乳腺支撑垫或其他支撑设备，适当固定乳房，但不压迫，以避免乳腺区域的运动。通过观察窗观察乳腺位置，并适当调整受检者位置，确保乳腺没有被挤压，乳头位于乳腺线圈乳腺腔体中央。

5．开启激光定位灯，移动检查床，使激光定位线与线圈两侧中心线标志重合。

## 二、一体化 uPMR790 PET/MR 乳腺扫描序列

PET/MR 乳腺扫描序列及其参数见表 3-2-6-1。

表 3-2-6-1 一体化 uPMR790 PET/MR 乳腺扫描序列

| PET 时间 / min | MR 序列 | TE/ms | TR/ms | 层厚 / mm | 层间距 / mm | FOV/mm | 矩阵 | 注释 |
|---|---|---|---|---|---|---|---|---|
| 25 | T2_stir_fse_tra | 84 | 5 146 | 4 | 1 | 340×340 | 672×537 | 横轴位 T2WI 加脂肪抑制 |
| | T1_fse_tra | 10.38 | 928 | 4 | 1 | 340×340 | 672×672 | 横轴位 T1WI 加脂肪抑制 |
| | DWI_epi_tra | 80 | 4 486 | 4 | 1 | 350×190 | 192×104 | 横轴位扩散加权成像 |
| | T2_tse_sag_spair_L | 82.72 | 3 269 | 4 | 0.4 | 180×180 | 448×448 | 左侧乳腺 T2 矢状位抑脂 |
| | T2_tse_sag_spair_R | 82.72 | 3 269 | 4 | 0.4 | 180×180 | 448×448 | 右侧乳腺 T2 矢状位抑脂 |
| | T1_quick3d_tra_fs_dyn | 2.23 | 5.04 | 1.5 | 0 | 340×340 | 624×500 | 动态增强 |

注：tra：横轴位；sag：矢状位

## 三、一体化 uPMR790 PET/MR 乳腺扫描流程

1．受检者信息录入　基本同第三篇第二章第一节“一体化 uPMR790 PET/MR 全身扫描”。

2．三维平面定位像扫描　激光定位线与线圈两侧中心线标志重合，扫描结束后，定位像会自动加载到图形化定位

窗中，观察图像覆盖范围是否包括乳腺的各个方位，以便于其后续序列的定位。

3．PET 成像

（1）扫描定位：点击“受检者检查”后进入受检者检查界面。定位像协议扫描完成后，定位像会自动加载至图形化定位窗中，用于扫描定位。在检查列表双击 PET 协议后可拖动定位框，调整扫描范围，确保 PET 扫描上下范围能覆盖乳腺。

（2）扫描及重建参数：在检查列表双击 PET 协议可见采集、重建参数卡（图 3-2-6-1）。调整协议参数，编辑完成后，点击检查列表上方的确认。PET 开始扫描后，“已确认”的 MR 协议自动进行扫描。

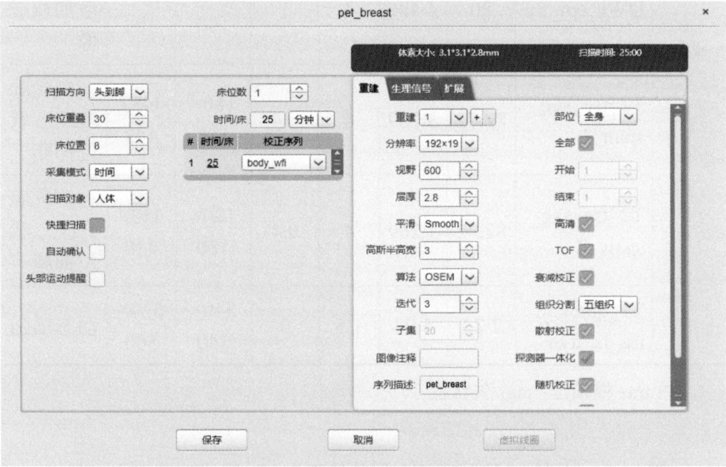


图 3-2-6-1　乳腺 PET 采集、重建参数

PET 采集和重建参数：床位数为“1”，时间 / 床为“25 分钟”，扫描对象为人体，选择相应的校正序列；分辨率为“192×192”，视野为“600”，层厚为“2.8”，平滑为“Smooth3”，

高斯半高宽为“3”，算法为“OSEM”，迭代为“3”，子集为“20”，部位为全身，组织分割为五组织。衰减校正、高清、TOF、散射校正、探测器一体化、随机校正、校准矩阵均勾选。

4. MR 成像　MR 乳腺扫描以横轴位和矢状位为主，包括 T2WI 加脂肪抑制、T1WI 加脂肪抑制和 DWI 扫描，常规 T2WI 可根据具体情况选择。

（1）乳腺 PET/MR 扫描横断面定位（图 3-2-6-2）

1）在冠状面定位像上，使横断面片层定位线平行于两侧乳房中心连线，垂直于人体长轴，并使图像左右对称。

2）在矢状面定位像上，使横断面片层定位线垂直于人体长轴，使扫描范围包括乳腺的全部解剖结构。

3）在横断面定位像上，调整平面内角度及位置，使两侧乳房在 FOV 内保持居中对称，FOV 尽量包括腋下。

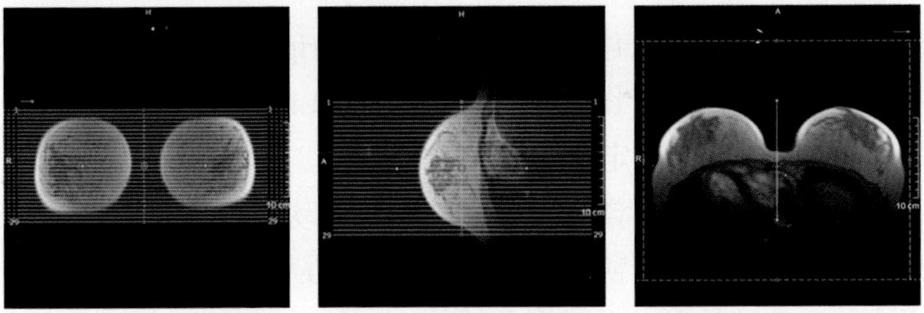

A　　B　　C

图 3-2-6-2　乳腺 PET/MR 横断面定位

A. 冠状面定位像；B. 矢状面定位像；C. 横断面定位像

（2）乳腺 PET/MR 扫描矢状面定位，两侧乳房需分别定位及扫描（图 3-2-6-3）：

1）在横断面定位像上，使矢状面片层定位线覆盖该侧乳房，使定位线平行于乳腺的长轴，并使片层中心位于乳房中央。

2）在冠状面定位像上，使矢状面片层定位线覆盖该侧乳房，使定位线平行于人体长轴，并使片层中心位于乳房中央。

3）在矢状面定位像上，调整平面内位置及角度，使乳房位于定位框中央，并使图像处于便于诊断的角度。

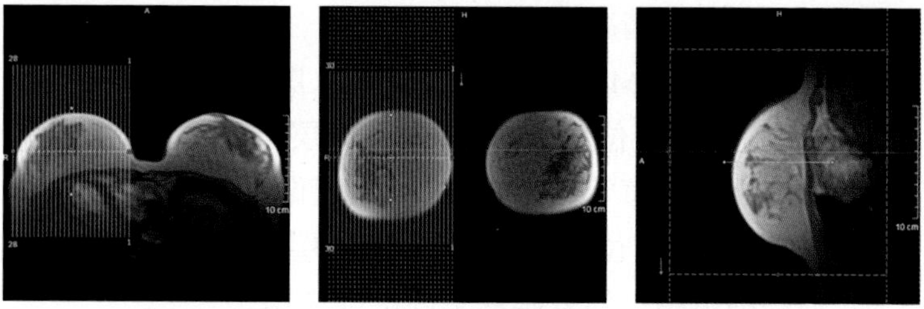

A　　B　　C

图 3-2-6-3　乳腺 PET/MR 矢状面定位

A. 横断面定位像；B. 冠状面定位像；C. 矢状面定位像

（3）衰减校正扫描方案：采用 WFI-trig 序列进行扫描，该序列获得用于 PET 图像衰减校正的 MR 图像，参数固定，由相应的 PET 床位决定扫描位置和范围。

（4）乳腺动态增强扫描：如需进行动态增强扫描，请先加载乳腺动态增强协议。添加动态增强协议会在其前自动添加“Pause”协议，运行到此协议时，会弹出对比剂信息对话框。此时，勾选注射，并填写对比剂信息；点击确认，进行乳腺动态增强协议的扫描。

打开乳腺动态增强协议，根据注射对比剂实际所需的时间设置第一次重复后的暂停时间。默认协议中该暂停时间为 20s。乳腺动态增强协议的第一次重复扫描结束后，扫描进入“暂停”状态，可以进行对比剂的注射。暂停结束后自动开始增强协议扫描。

可采用高压注射器注射，也可采用人工手推注射。使用高压注射器注射时应注意输液管的连接正常，并防止检查床移动卡住输液管。注射对比剂时，应细致观察受检者的反应。如果注射部位有液体渗出或受检者有不适反应，应立即终止注射，并做出相应的处理。

采用多期动态增强，需在注射对比剂 5 ～ 6min 内完成。一般每期需要扫描 1min，连续扫描 5 期。若需要获得在线减影图像，则需在乳腺动态增强协议的重建卡上，选择减影下拉框内的协议内选项，并将其下的减数设为 1，即表示后续几次重复的增强协议均以第一次扫描作为蒙片进行剪影。扫描完成后系统将自动生成减影前图像及减影图像。如果希望每次重复单独存为 1 个系列，则需要将重建卡内的多序列保存设为：按扫描次数。

（5）序列编辑：在参数卡中，可查看并调整序列参数，如层厚、FOV、分辨率、带宽等。根据需要，可采用 FAST 采集、部分回波等加快采集速度。另外，还可设置饱和带，脂肪抑制等序列技术。

（6）执行扫描：点击检查列表上方的“确认”，启动扫描；协议按照检查列表中顺序依次扫描并重建图像；可通过扫描监视窗实时查看扫描图像，点击检查列表中协议的重建图标，按住鼠标左键，将图像加载到图形化定位窗内进行查看，也可以点击导航栏中“图像浏览”，切换到图像浏览界面，查看图像（图 3-2-6-4）。

所有序列扫描完毕后，将检查床移出磁体，解除受检者线圈、听力保护装置等医疗设施，嘱其穿戴好衣物鞋帽并将其安全送出磁体间，检查结束。受检者检查完毕后，技术人员整理图像，将所需图像传至 PACS 系统，以便后续处理图像，出具相关报告。

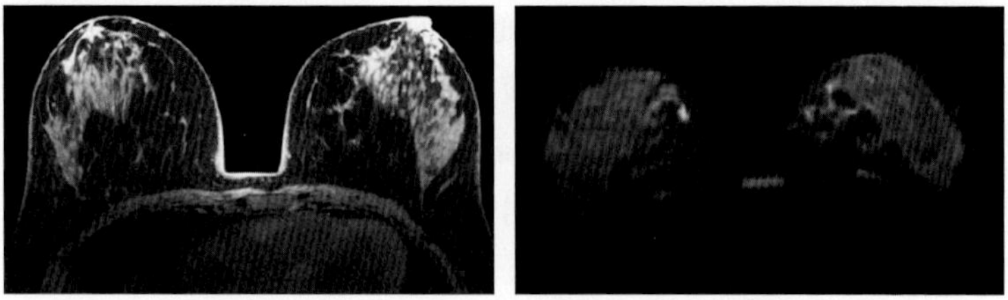

A　　　　　　　　　　B

图 3-2-6-4　乳腺扫描图像

A. 乳腺横断面 T1WI 加脂肪抑制；B. 乳腺横断面 DWI

（姚晨阳　卢　洁）

## 第七节　一体化 uPMR790 PET/MR 腹部扫描

### 一、一体化 uPMR790 PET/MR 腹部扫描受检者摆位

1. 扫描前移除受检者身上所有金属物品，包括皮带、首饰、金属扣等，以避免干扰影像质量。建议受检者更换专用检查服装。

2. 在检查前，向受检者详细解释扫描过程及注意事项，确保受检者理解并同意扫描流程。受检者应佩戴耳塞以降低检查噪声。

3. 腹部扫描使用脊柱线圈和体部线圈。脊柱线圈通常已放置在检查床上，将脊柱线圈插头插入检查床上的对应插口中。

4. 摆位前，在检查床上放置好前床面垫和后床面垫。将头托放置在检查床上，以支撑受检者头部。受检者取仰卧位，头先进，建议首选双手举过头顶，双手无法上举者放置于身体两侧，尽量使人体长轴与检查床长轴一致。将体部表面相控阵线圈平放于受检者腹部，使线圈中心位于受检者剑突水平。使用绑带固定好线圈，松紧适度。连接呼吸门控，固定于腹部呼吸最明显处，嘱受检者规律呼吸及训练呼气末屏气（腹部扫描屏气均为呼气末屏气）。

5. 检查前受检者手握报警球，检查过程中如有不适可手捏报警球通知扫描人员。

6. 开启激光定位灯前，嘱受检者闭眼，移动检查床使激光定位灯位于线圈中心。

7. 如需增强，提前开通静脉通路并连接高压注射器。

## 二、一体化 uPMR790 PET/MR 腹部扫描序列

PET/MR 腹部扫描时间约为 20min，实际扫描时间与 MR 序列选择、受检者呼吸状态等因素有关，扫描时应注意与受检者呼吸配合。衰减校正序列 wfi_trig 是等中心，上下、左右、前后不能移动，其他序列根据实际情况定位。具体扫描序列及其参数见表 3-2-7-1。

## 三、一体化 uPMR790 PET/MR 腹部扫描流程

1. 受检者信息录入　参照第三篇第二章第一节“一体化 uPMR790 PET/MR 全身扫描”。

2. 定位像扫描　首个序列通常为定位像序列，且定位像序列会自动运行。执行快速定位像扫描，确保图像覆盖范围包括整个腹部，并根据需要调整成像范围。扫描完成后，定位像会自动加载到图形化定位窗中，可用于后续扫描片层定位。

3. PET 成像

（1）选择检查协议：录入受检者信息（受检者数据、检查数据、药物数据）后在检查协议区选择目标协议。点击“abdomen”，双击“PMR_Abdomen”（不同单位命名会有所不

表 3-2-7-1 一体化 uPMR790 PET/MR 腹部扫描序列

| PET-ABD/min | MR 序列 | TE/ms | TR/ms | 层厚 /mm | 层间距 /mm | FOV/mm | 矩阵 | 注释 |
|---|---|---|---|---|---|---|---|---|
| 20 | Gre-scout | 7.2 | 3.4 | 5 | 1.25 | 400×400 | 256×204.8 | 三平面定位像 |
| | T2-fse-cor-acs-trig | 100 | 3 500 | 5 | 1 | 400×400 | 256×204.8 | 冠状位 T2 |
| | T1-quick3D-wfi-tra-bh | 1.3/2.24 | 4.82 | 2.5 | 0 | 360×280 | 288×244.8 | T1 3D 水脂分离成像 |
| | WFI-trig | 2.24/3.19 | 4.9 | 2 | 0 | 350×500 | 256×230.4 | T1 3D 衰减校正成像 |
| | T2-fse-fs-tra-trig | 90 | 3 500 | 5 | 1 | 360×300 | 320×256 | 横轴位 T2 脂肪抑制成像 |
| | T2-fse-tra-trig | 120 | 3 500 | 5 | 1 | 360×300 | 320×256 | 横轴位 T2 成像 |
| | Epi-dwi-tra-b800 | 67 | 3 500 | 5 | 1 | 360×300 | 128×128 | 横轴位扩散加权成像 |
| | T2-mx3d-cor-trig | 700 | 3 500 | 1.8 | 0 | 352×352 | 352×281.6 | 胰胆管水成像 |

注：tra：横轴位；cor：冠状位

同）检查协议组，可激活“受检者检查”（图 3-2-7-1）。

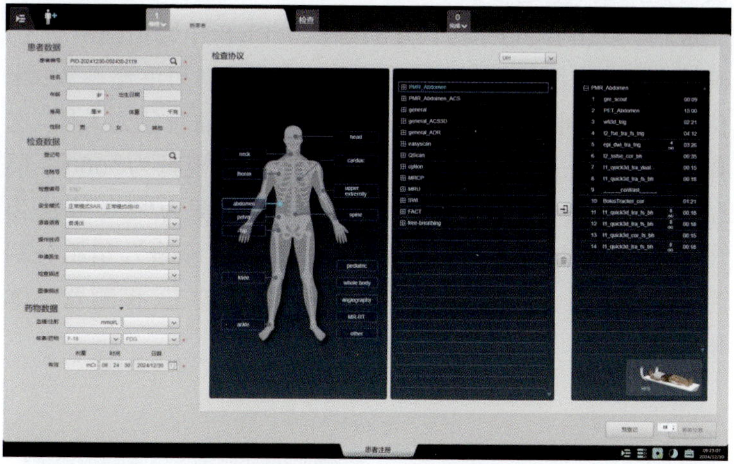

图 3-2-7-1　选择协议

（2）PET 定位：点击“受检者检查”后进入受检者检查界面。定位像协议扫描完成后，定位像会自动加载至图形化定位窗中，用于 PET 扫描定位（图 3-2-7-2）。在检查列表双击 PET 协议后可拖动定位框，调整扫描范围：膈顶至肾脏下缘。

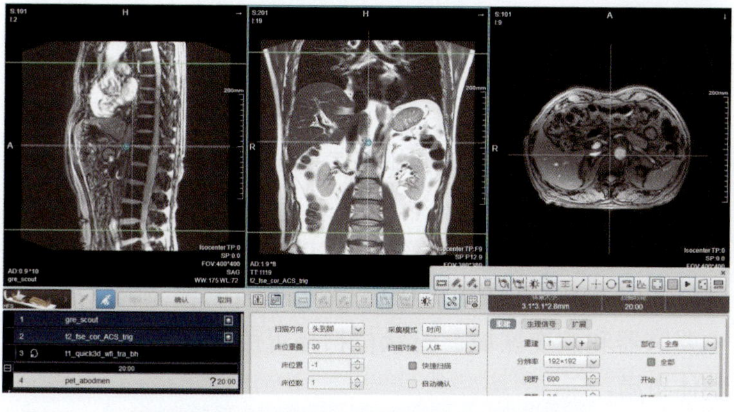

图 3-2-7-2　腹部 PET/MR 扫描 PET 定位

（3）确定 PET 扫描及重建参数：在检查列表双击 PET 协议可见采集、重建参数卡（图 3-2-7-3）。调整协议参数，编辑完成后，点击检查列表上方的确认。PET 开始扫描后，“已确认”的 MR 协议自动进行扫描。PET 采集和重建参数：床位数为“1”，时间 / 床为“15～20 分钟”，扫描对象为人体，选择相应的校正序列；分辨率为“192×192”，视野为“600”，层厚为“2.8”，平滑为“Smooth3”，高斯半高宽为“3”，算法为“OSEM”，迭代为“2”，子集为“20”，部位为“全身”，组织分割为“四组织”。衰减校正、高清、TOF、散射校正、探测器一体化、随机校正、校准矩阵均勾选。

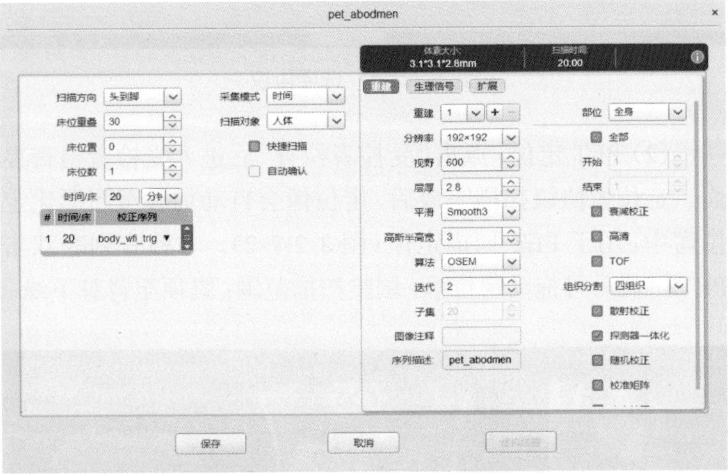


图 3-2-7-3 腹部 PET 采集、重建参数

4. MR 成像 MR 腹部扫描以横轴位和冠状位为主，横轴位选用 T2WI、T1WI 及 DWI 序列，确保扫描范围包括腹部主要脏器和病变区域。冠状位扫描可用于显示腹部脏器的整体布局。

（1）腹部 PET/MR 扫描横断面定位：平扫分别采用

T2-fse-fs-tra-trig、T2-fse-tra-trig、Epi-dwi-tra-b800 以及 T1-quick3D-wfi-tra-bh 序列，前三个序列扫描层厚、层距、层数及定位均保持一致，且均由呼吸触发进行扫描。T1-quick3D-wfi-tra-bh 序列，是基于 DIXON 技术的 3D 水脂分离扫描序列，一次屏气扫描可生成同相位、反相位、水像、脂肪像四组图像。由于均为呼吸触发扫描，扫描前应更新呼吸频率，以最大程度减少呼吸伪影对图像的影响。定位：主要参考 T2-fse-cor-acs-trig 扫描所得图像确定受检脏器上下范围。

双击打开需要定位的序列，在图形化定位窗中，进行片层定位（图 3-2-7-4）：

1）在冠状面定位像上，使横断面片层定位线垂直于人体长轴，片层中点连线与人体正中矢状线重合，并使定位框超出肝脏上缘。

2）在矢状面定位像上，使横断面片层定位线垂直于人体长轴，并使图像位于定位框中央。

3）在横断面定位像上，调整平面内角度及位置，使图像位于定位框中央。横断面扫描范围：从膈顶至肾脏下缘。

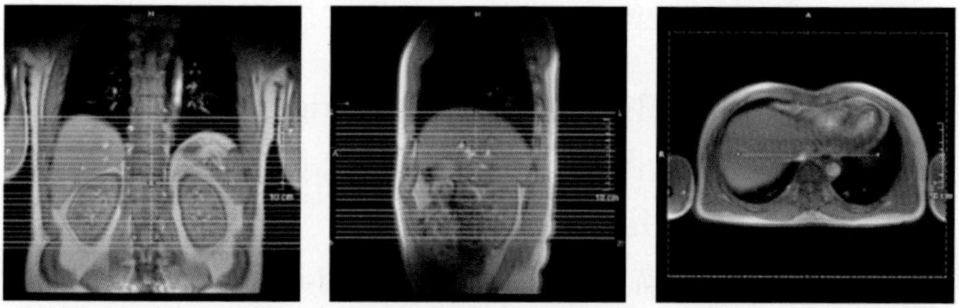

A　　B　　C

图 3-2-7-4　腹部 PET/MR 横断面定位

A. 冠状面定位像；B. 矢状面定位像；C. 横断面定位像

（2）腹部 PET/MR 扫描冠状面定位：采用 T2-fse-cor-acs-trig 序列进行扫描，呼吸规律的受检者首选呼吸触发进行扫描，也可屏气扫描。扫描范围可覆盖肝胆胰脾肾及胃十二指肠等多脏器。

双击打开需要定位的序列，在图形化定位窗中，进行片层定位（图 3-2-7-5）：

1）在矢状面定位像上，使冠状面片层定位线平行于人体长轴，并使扫描范围包含所有腹腔脏器。

2）在横断面定位像上，使冠状面片层中心位于人体中央，并使其左右对称。

3）在冠状面定位像上，调整平面内位置及角度，使图像位于定位框中央，左右包全整个躯干，避免卷褶伪影产生。冠状面扫描范围：从腹前壁至腹后壁。

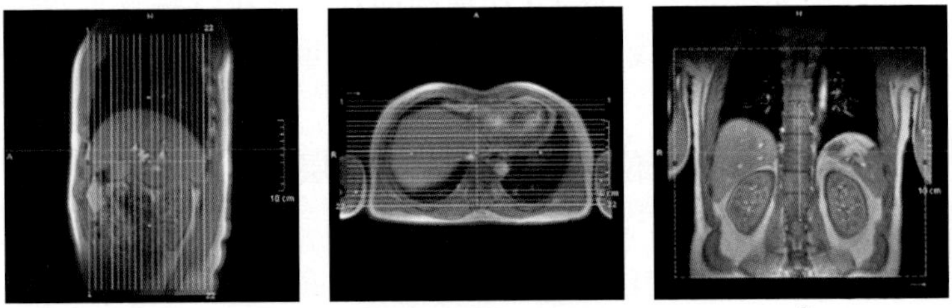

A B C

图 3-2-7-5 腹部 PET/MR 冠状面定位

A. 矢状面定位像；B. 横断面定位像；C. 冠状面定位像

（3）衰减校正扫描方案：采用 WFI-trig 序列进行扫描，该序列获得用于 PET 图像衰减校正的 MR 图像，参数固定，由相应的 PET 床位决定扫描位置和范围。

（4）MRCP 扫描方案：采用 T2-mx3d-cor-trig 序列进行扫描，该序列为 3D 呼吸触发序列，斜冠状位容积扫描。由于扫描时间较长，需要受检者长时间均匀呼吸。定位：主要参考 T2-fse-fs-tra-trig 扫描所得图像确定前后范围，层块包全胆囊并沿胰腺走行调整角度（图 3-2-7-6）。可以获得薄层原始图像，后处理 MIP 重建有助于显示管腔、梗阻位置，可反映管壁内的较小病变。

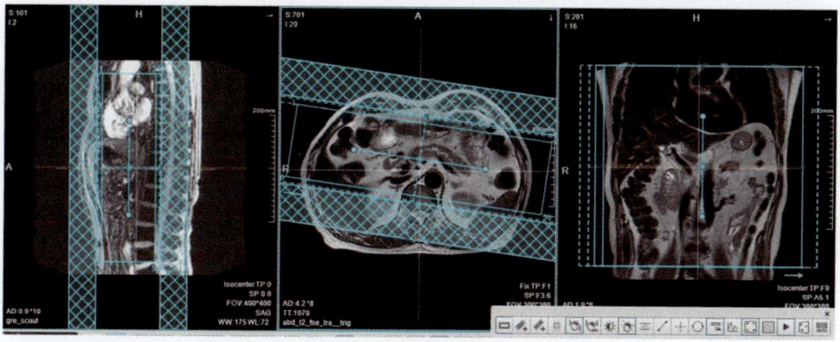

图 3-2-7-6 MRCP 扫描定位

（5）动态增强扫描方案：一般使用 T1-quick-3d+C 序列进行动态增强扫描，T1-quick-3d+C 为四期动态扫描，分动脉早期、动脉晚期和门静脉期以及平衡期四期。抑脂方法选择 FS。预设的增强序列如下：平扫蒙片→扫描暂停→（可选：监测触发技术：Bolus-Tracker-cor）→动态增强→冠状位延时→轴位延时期扫描。通常只需定位平扫蒙片，后续轴位增强序列复制蒙片的位置。先扫描蒙片，明确扫描范围后行增强扫描（图 3-2-7-7）。静脉注射对比剂 Gd-DTPA（0.1mmol/kg），注射速率为 2.5mL/s。整个动态扫描过程分两次屏气完成四期扫描。注射药物后 15～20s 进行第一次屏气扫描动脉早、晚期，随后正常呼吸两次，再行屏气扫描门静脉期和平衡期（实质期）；嘱受检者正常呼吸。注射药物 120s 后，依次进行屏气的冠状位和横轴位延时期扫描。如有特殊需要，可在所需延迟时间后再进行一次延时期的扫描。

（6）序列编辑：可双击打开需要调整的序列，调整序列参数，如层厚、层距、FOV、分辨率、相位编码方向、带宽等。根据需要，还可设置屏气、生理触发、流动补偿、FAST 采集等。

（7）执行扫描：点击检查列表上方的“确认”，启动扫描；序列按照检查列表中顺序依次扫描并重建图像；可设置自动工作流，协议自动启动扫描；手动工作流，协议运行中会暂

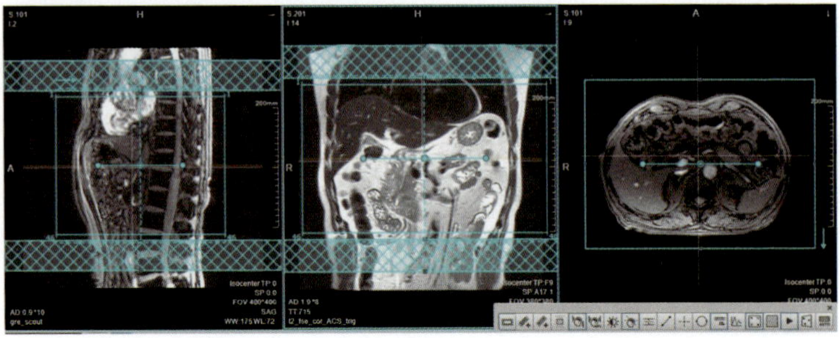

图 3-2-7-7 肝脏增强 T1-quick-3d+C 定位

停，以便用户注射对比剂，进行定时扫描等；屏气工作流，每节协议前后，协议会暂停，向受检者发出屏气指令后，可继续启动扫描。检查人员可通过扫描监视窗实时查看扫描图像，点击检查列表中协议的重建图标，按住鼠标左键，将图像加载到图形化定位窗内进行查看，也可以点击导航栏中“图像浏览”，切换到图像浏览界面，查看图像（图 3-2-7-8、图 3-2-7-9）。

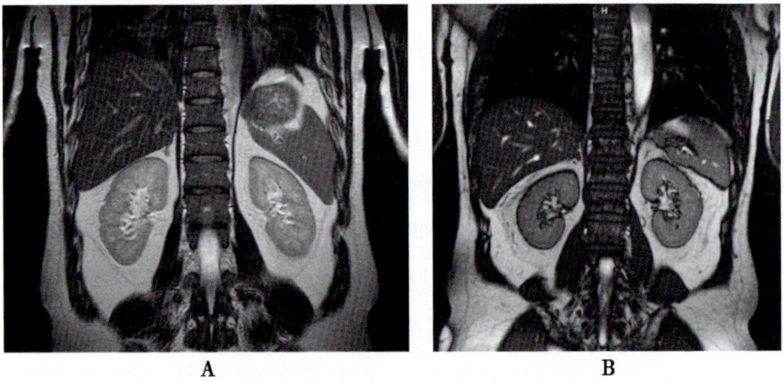

图 3-2-7-8 腹部冠状位扫描图像

A. 腹部 T2_fse 冠状面；B. 腹部 T1_gre_bssfp 冠状面

所有序列扫描完毕后，将检查床移出磁体，解除受检者呼吸门控、线圈、听力保护装置等医疗设施，嘱受检者穿戴好衣物鞋帽并将其安全送出磁体间，检查结束。

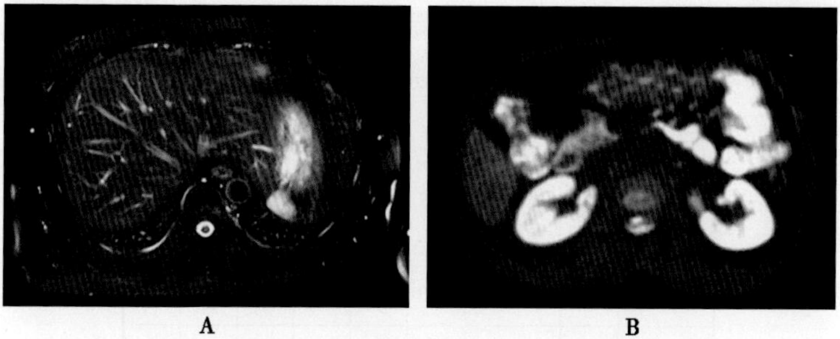

图 3-2-7-9 腹部横断位扫描图像

A. 腹部 T2_fse 横断面加脂肪抑制；B. 腹部 DWI_epi 横断面

（姚晨阳 周妮娜）

# 第八节 一体化 uPMR790 PET/MR 盆腔扫描

## 一、一体化 uPMR 790 PET/MR 盆腔扫描受检者摆位

1. 盆腔扫描前需佩带耳塞，以降低检查噪声。

2. 受检者仰卧，头先进或足先进均可，身体左右居中，双手合抱置于前胸。

3. 使用体线圈，线圈中心对准耻骨联合，定位中心位于线圈中心。

4. 检查前受检者手握报警球，并告知其在检查过程中如有不适，手捏报警球通知扫描人员。

5. 女性受检者盆腔内若有金属节育环，检查前应酌情取出。

6. 如需增强，提前开通静脉通路并连接高压注射器。

## 二、一体化 uPMR 790 PET/MR 盆腔扫描序列

PET/MR 盆腔扫描时间约为 20min，因女性与男性盆腔结构不同，其扫描参数稍有差异，具体扫描序列及其参数见表 3-2-8-1 和表 3-2-8-2。

表 3-2-8-1 一体化 uPMR 790 PET/MR 女性盆腔扫描序列

| PET 时间 / min | MR 序列 | TE/ms | TR/ms | 层厚 / mm | 层间距 / mm | FOV/mm | 矩阵 | 注释 |
|---|---|---|---|---|---|---|---|---|
| 20 | Gre-scout | 3.1 | 6.6 | 6 | 1.5 | 400×400 | 256×204.8 | 三平面定位像 |
| | t1_wifi3d_bh | 1.3/2.24 | 4.82 | 4 | 0 | 360×280 | 288×244.8 | 用于衰减校正的水质分离 T1 序列（屏气） |
| | T2-fse-sag | 140 | 3 529 | 4 | 0.4 | 240×240 | 304×304 | 矢状位 T2WI |
| | T2-fse-cor | 111 | 3 591 | 4 | 0.4 | 260×260 | 288×288 | 冠状位 T2WI |
| | T2-fse-tra | 123 | 3 622 | 4 | 0.4 | 240×240 | 256×256 | 横轴位 T2WI |
| | T2-fse-tra-spair | 150 | 5 965 | 4 | 0.4 | 240×240 | 256×230.4 | 横轴位 T2 脂肪抑制成像 |
| | T1-fse-tra | 10 | 664 | 4 | 0.4 | 240×240 | 288×259.2 | 横轴位 T1 成像 |
| | Epi-dwi-tra | 70 | 4 618 | 4 | 0.4 | 260×220 | 128×128 | 横轴位扩散加权成像 |

注：tra：横轴位；cor：冠状位；sag：矢状位

表 3-2-8-2　一体化 uPMR 790 PET/MR 男性盆腔扫描序列

| PET 时间 / min | MR 序列 | TE/ms | TR/ms | 层厚 / mm | 层间距 / mm | FOV/mm | 矩阵 | 注释 |
|---|---|---|---|---|---|---|---|---|
| 20 | Gre-scout | 143 | 1 300 | 6 | 4.2 | 400×400 | 256×256 | 三平面定位像 |
| | t1_wifi3d_bh | 1.3/2.24 | 4.82 | 4 | 0 | 360×280 | 288×244.8 | 用于衰减校正的水质分离 T1 序列（屏气） |
| | T2-fse-sag | 152 | 3 529 | 3 | 0.3 | 220×220 | 352×299.2 | 矢状位 T2WI |
| | T2-fse-cor | 155 | 3 591 | 3 | 0.3 | 220×220 | 352×299.2 | 冠状位 T2WI |
| | T2-fse-tra | 152 | 3 622 | 3 | 0.3 | 220×220 | 320×272 | 横轴位 T2WI |
| | T2-fse-tra-spair | 148 | 5 965 | 3 | 0.3 | 220×220 | 320×256 | 横轴位 T2 脂肪抑制成像 |
| | T1-fse-tra | 10 | 644 | 3 | 0.3 | 220×220 | 320×240 | 横轴位 T1 成像 |
| | Epi-dwi-tra B=50，800，1 500 | 79 | 2 160 | 3 | 0.3 | 200×160 | 112×112 | 横轴位扩散加权成像 |

注：tra：横轴位；cor：冠状位；sag：矢状位

## 三、一体化 uPMR 790 PET/MR 盆腔扫描流程

1. 受检者信息录入　同第三篇第二章第一节“一体化 uPMR790 PET/MR 全身扫描”。

2. 三维平面定位像扫描　在受检者注册界面，单击检查协议区人体图中的“Pelvis”，在右边列表中进一步选择对应协议。根据需要选择扫描序列，点击屏幕右下角“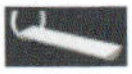”图标，选择受检者体位。单击“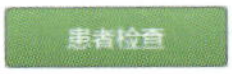

”进入扫描界面，自动运行定位像协议。扫描完成后，定位像自动加载，用于后续片层定位。

（1）女性盆腔三维平面定位像扫描（gre_scout）：建议 FOV 适当增大，在横轴位、冠状位、矢状位均要显示出全子宫以及附件的解剖结构（图 3-2-8-1）。

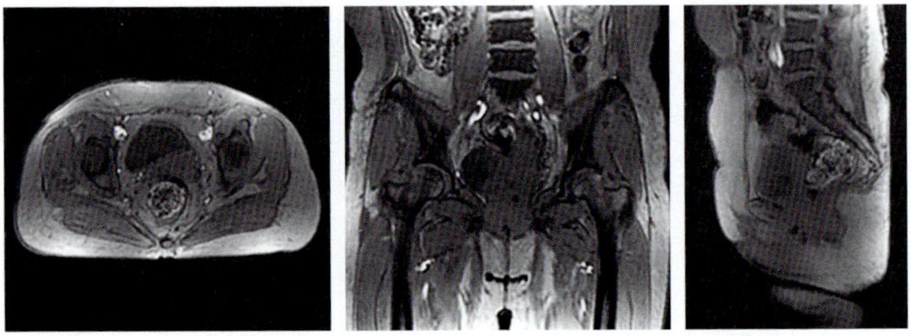

图 3-2-8-1　女性盆腔三维平面定位像扫描

注：tra：横轴位；cor：冠状位；sag：矢状位

（2）男性盆腔三维平面定位像扫描（ssfse_scout）：在横轴位、冠状位、矢状位均要显示全前列腺，精囊腺解剖结构（图 3-2-8-2）。

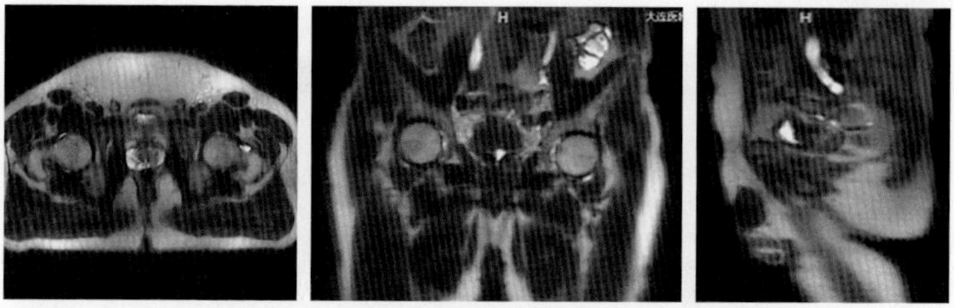


图 3-2-8-2　男性盆腔三维平面定位像扫描

注：tra：横轴位；cor：冠状位；sag：矢状位

3．PET 成像

（1）PET 扫描参数：单击“参数卡”按钮，进入 PET 扫描参数界面，设置子宫、前列腺扫描参数。包括：扫描方向选择“头到脚”，床位数为 1，床位重叠为“0%”，视野为“600”，分辨率为“192×192”，时间 / 床为“20 分钟”，PET 采集时间可以根据盆腔的 MR 扫描时间适当调整（图 3-2-8-3）。

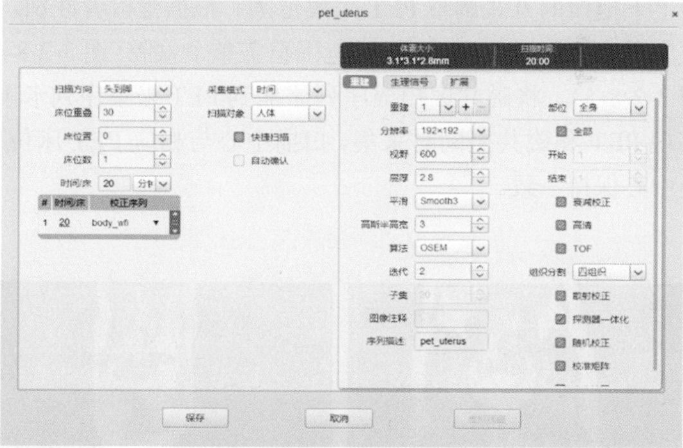


A

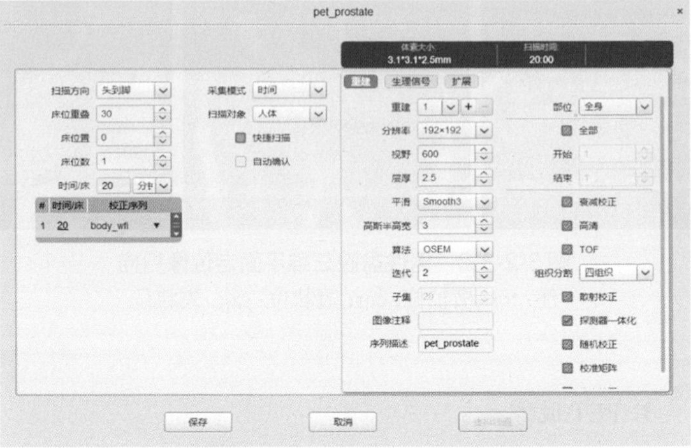


B

图 3-2-8-3 PET 扫描参数

A. 女性盆腔参数；B. 男性盆腔参数

（2）PET 扫描定位：PET 盆腔扫描为 1 个床位，用 MR 三维平面定位像的冠状位和矢状位定位 PET 图像，可以利用鼠标上下拖拽的方式调整 PET 采集范围。根据受检者性别，定位中心为子宫或前列腺，扫描范围覆盖整个盆腔（图 3-2-8-4、图 3-2-8-5）。将磁共振扫描序列添加到 PET 采集序列卡下，实现 PET 和磁共振同时采集，扫描中心与相应 PET 床位检查中心保持一致。

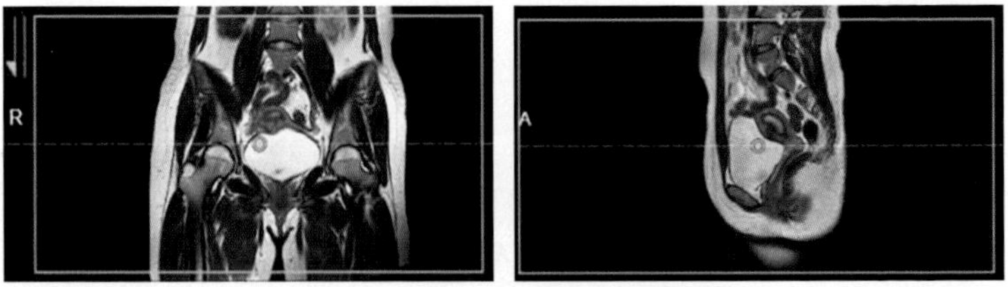


图 3-2-8-4 女性盆腔 PET 扫描定位

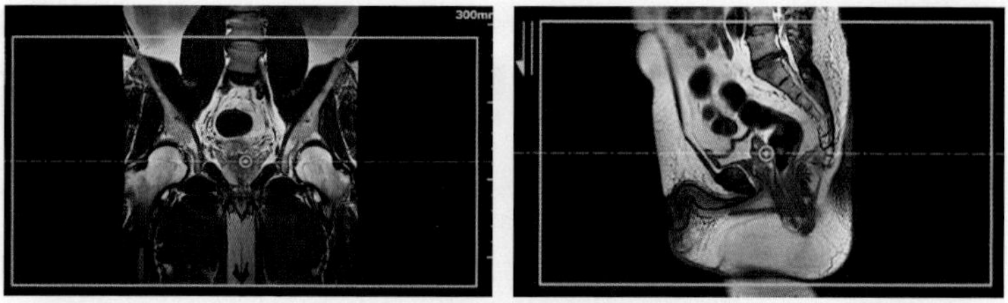

图 3-2-8-5 男性盆腔 PET 扫描定位

（3）PET 重建类型（图 3-2-8-6）：利用 TOF 法进行 PET 重建，平滑选择“smooth3”，高斯半高宽为“3”，算法选择“osem”，迭代为“2”，子集为“20”。

4．MR 扫描 MR 扫描定位中心和 PET 扫描定位中心同步，若该扫描定位中心对于 MR 扫描定位不理想，则需要重新调整 PET 扫描定位中心。MR 盆腔扫描以横轴位、矢状位、冠状位为主，序列包括横轴位 T1WI、T2WI、DWI 和矢状位 T2WI、冠状位 T2WI，以及施加脂肪抑制技术的 T2WI，必要时增加饱和带。为减少呼吸运动伪影，横轴位和冠状位的相位编码方向设置为左右，矢状位的相位编码方向设置为上下，同时施加相位过采样技术，以防止图像出现卷褶伪影。

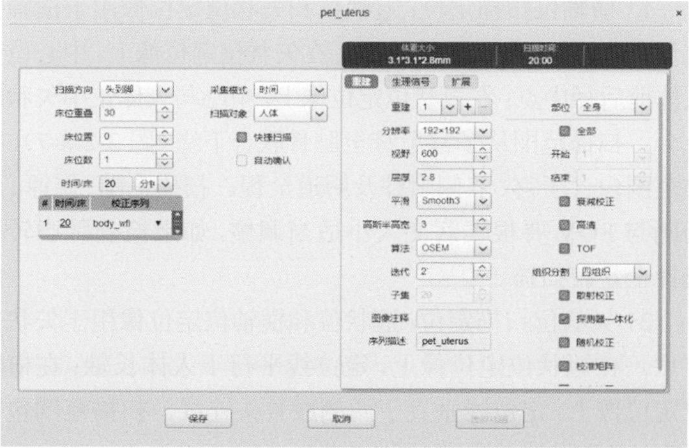


A

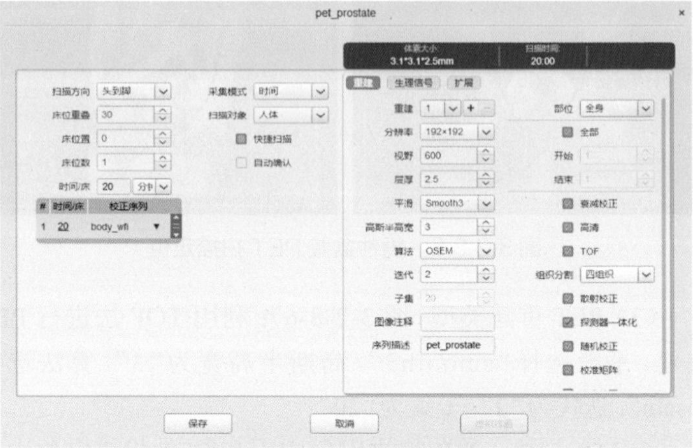


B

图 3-2-8-6 PET 扫描参数

A. 女性盆腔参数；B. 男性盆腔参数

（1）MRAC 扫描：扫描用于 PET 图像衰减校正的 MR 图像，t1_wfi3d_bh 序列参数固定，由相应的 PET 床位决定扫描位置和范围。

（2）女性盆腔 MR 扫描

1）横轴位扫描定位：冠状位和矢状位定位像用于横轴位定位，定位线垂直于人体长轴。在矢状位定位像上，中心位于人体前后径中点；在冠状位定位像上，中心与人体正中矢状线重合。扫描范围从子宫上缘至耻骨联合下缘（图 3-2-8-7），扫描范围包含子宫、双侧附件及阴道全程。扫描范围、层厚、层间隔与 FOV 要根据病变大小适当调整，如果检查肿瘤转移选择全盆腔扫描。

2）矢状位扫描定位：冠状位和横轴位定位像用于矢状位定位。在冠状位定位像上，定位线平行于人体长轴；在横轴位定位像上，定位线垂直于两侧股骨头连线。扫描范围包含子宫、双侧附件及阴道（图 3-2-8-8）。

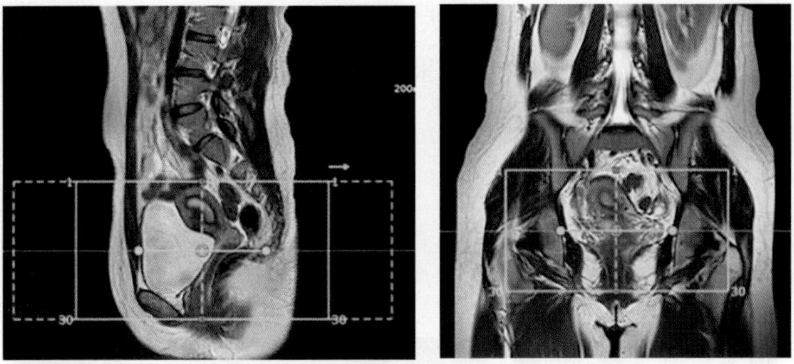

A　　　　　　　　B

图 3-2-8-7　女性盆腔 MR 横轴位定位（轮廓模式）

A. 矢状位上进行定位；B. 冠状位上进行定位

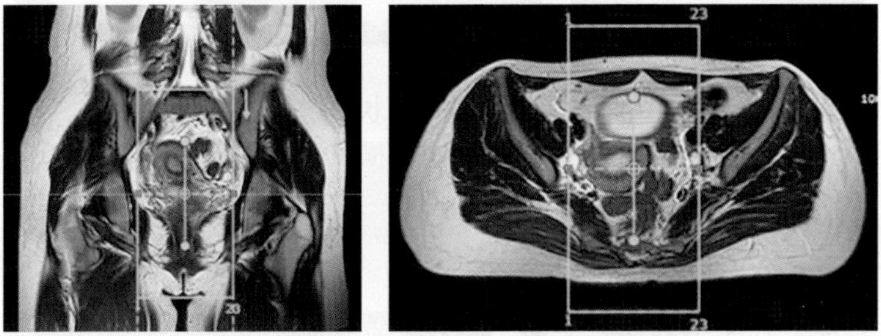

A　　　　　　　　B

图 3-2-8-8　女性盆腔 MR 矢状位定位（轮廓模式）

A. 冠状位上进行定位；B. 横轴位上进行定位

3）冠状位扫描定位：矢状位和横轴位定位像用于冠状位定位。在横轴位上调整扫描范围，要包含子宫及双侧附件区域（图 3-2-8-9）。

（3）男性盆腔 MR 扫描

1）横轴位扫描定位：冠状位和矢状位定位像用于横轴位定位，定位线垂直于人体长轴。在冠状位定位像上，中心与人体正中矢状线重合，在矢状位定位像上，图像位于定位框中央；扫描范围包含精囊腺和前列腺（图 3-2-8-10）。扫描范围、层厚、层间隔与 FOV 要根据病变大小适当调整。只观察前列腺可以选择小 FOV 高分辨扫描，如果检查肿瘤转移选择全盆腔扫描。

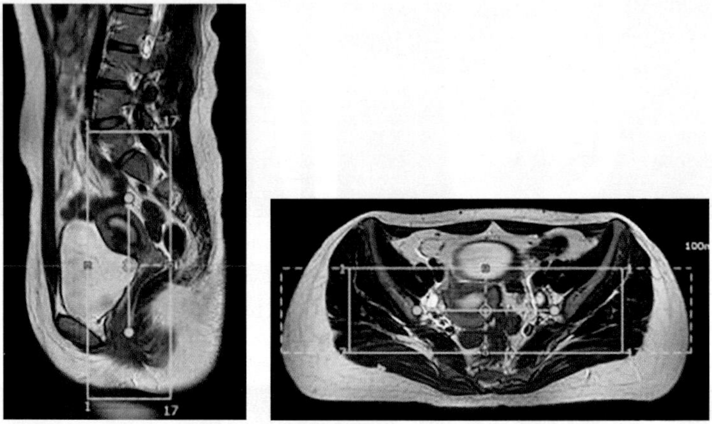

A B

图 3-2-8-9 女性盆腔 MR 冠状位定位（轮廓模式）

A. 矢状位上进行定位；B. 横轴位上进行定位

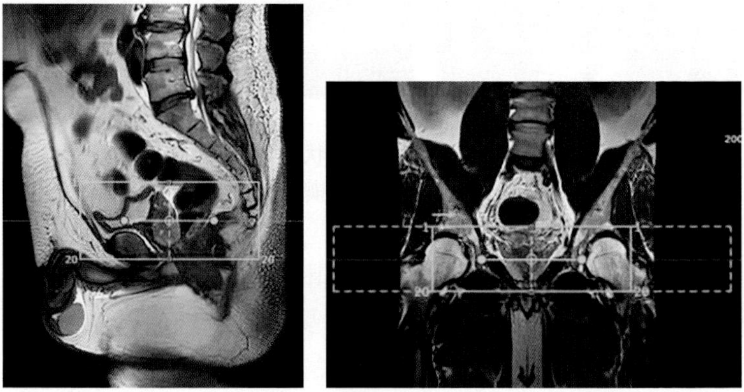

A B

图 3-2-8-10 男性盆腔 MR 横轴位定位（轮廓模式）

A. 矢状位上进行定位；B. 冠状位上进行定位

2）矢状位扫描定位：冠状位和横轴位定位像用于矢状位定位。扫描范围包含前列腺和精囊腺（图 3-2-8-11）。可采用高分辨薄层扫描观察前列腺细节，增加饱和带以减少伪影。

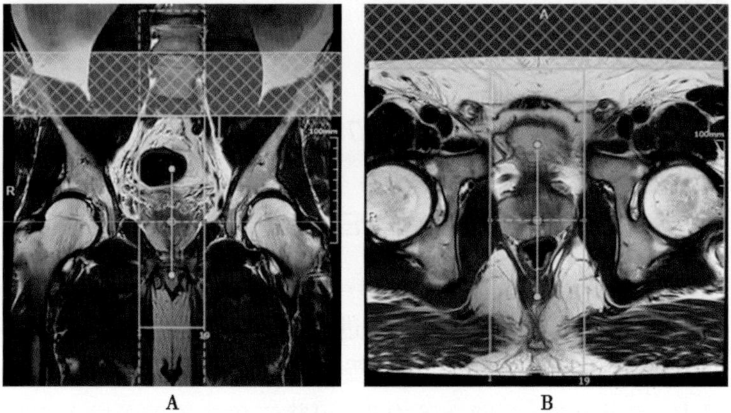


图 3-2-8-11　男性盆腔 MR 矢状位定位(轮廓模式)
A. 冠状位上进行定位；B. 横轴位上进行定位

3）冠状位扫描定位：矢状位和横轴位定位像用于冠状位定位。在矢状位定位像上，定位线平行于人体长轴，扫描范围包含前列腺和精囊腺；在横轴位定位像上，中心位于前列腺中央，并使左右对称（图 3-2-8-12）。

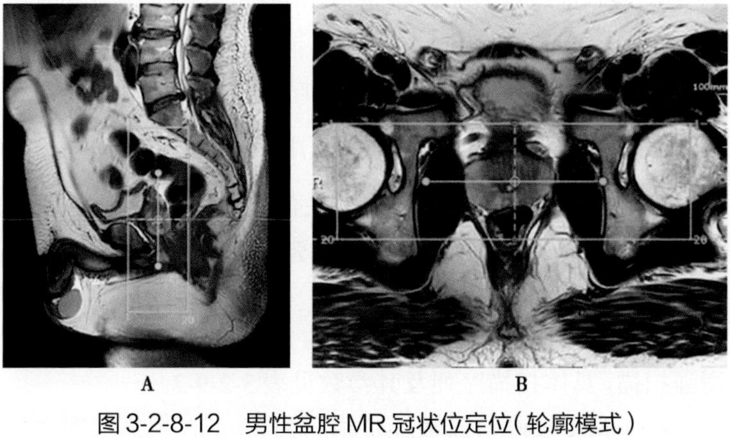


图 3-2-8-12　男性盆腔 MR 冠状位定位(轮廓模式)
A. 矢状位上进行定位；B. 横轴位上进行定位

上述定位完成后保存定位像，点击“确认”开始 PET 和 MR 同步采集。

（李笑然 杜雪梅）

## 第九节 一体化 uPMR790 PET/MR 脊柱扫描

### 一、一体化 uPMR790 PET/MR 脊柱扫描受检者摆位

1. 脊柱扫描前需佩带耳塞，降低检查噪声。

2. 颈椎受检者仰卧，头先进，头部左右居中，下颌内收，同时用三角垫固定头部。胸椎受检者仰卧，头先进，身体左右居中，双手上举，两臂交叉抱头；可将三角垫置于受检者腘窝下呈屈髋屈膝位，使胸椎更贴近线圈表面。腰椎受检者仰卧，头先进，身体左右居中，双手上举，两臂交叉抱头；可将三角垫置于受检者腘窝下呈屈髋屈膝位，使腰椎更贴近线圈表面。

3. 脊柱扫描使用脊柱线圈，颈椎以甲状软骨为定位中心，胸椎以两乳头连线中点为定位中心，腰椎以脐上两指为定位中心，进床至扫描位。使用定位灯定位时嘱受检者闭眼。

4. 检查前受检者手握报警球，检查过程中受检者如有不适手捏报警球通知扫描人员。

5. 如需增强，提前开通静脉通路并连接高压注射器。

### 二、一体化 uPMR790 PET/MR 脊柱扫描序列

PET/MR 颈椎扫描使用头颈联合线圈和脊柱线圈，常规时间约为 20min，根据情况可见增强扫描，具体扫描序列及其参数见表 3-2-9-1。

PET/MR 胸椎扫描常规时间约为 20min，根据情况选择增强扫描，具体扫描序列及其参数见表 3-2-9-2。

PET/MR 腰椎扫描常规时间约为 20min，根据情况选择增强扫描，具体扫描序列及其参数见表 3-2-9-3。

表 3-2-9-1　一体化 uPMR790 PET/MR 颈椎扫描序列

| PET 时间 /min | MR 序列 | TE/ms | TR/ms | 层厚 /mm | 层间距 /mm | FOV/mm | 矩阵 | 注释 |
|---|---|---|---|---|---|---|---|---|
| | gre_scout | 3.53 | 8 | 6 | 6 | 300×300 | 256×204.8 | 三维平面定位 |
| 20 | wfi3d | 2.24 | 4.92 | 4 | 0 | 350×500 | 256×230.4 | 基于 MR 图像的衰减校准 |
| | T2_fse_sag | 118.58 | 1 800 | 3 | 0.3 | 200×240 | 304×304 | 矢状位 T2WI |
| | T1_fse_sag | 12 | 546 | 3 | 0.3 | 200×240 | 304×304 | 矢状位 T1WI |
| | T2_fse_sag-fs | 118.58 | 1 800 | 3 | 0.3 | 200×240 | 304×304 | 矢状位脂肪抑制 T2WI |
| | T2_fse_cor-fs | 118.58 | 1 800 | 3 | 0.3 | 200×240 | 304×304 | 冠状位脂肪抑制 T2WI |
| | T1_fse_tra | 11.02 | 1 101 | 3 | 0.3 | 200×150 | 240×204 | 横轴位 T1WI |
| | T2_fse_tra-fs | 113.94 | 4 690 | 3 | 0.3 | 220×160 | 320×240 | 横轴位脂肪抑制 T2WI |
| | epi_dwi_microV_sag | 70 | 2 200 | 3 | 0.3 | 300×80 | 128×128 | 矢状位扩散加权成像 |

注：tra：横轴位；cor：冠状位；sag：矢状位

表 3-2-9-2 一体化 uPMR790 PET/MR 胸椎扫描序列

| PET 时间 /min | MR 序列 | TE/ms | TR/ms | 层厚 / mm | 层间距 / mm | FOV/mm | 矩阵 | 注释 |
|---|---|---|---|---|---|---|---|---|
| | gre_scout | 3.56 | 8 | 6 | 1.2 | 460×450 | 256×204.8 | 三维平面定位 |
| | scout-sag | 120.48 | 2 686 | 4 | 0.4 | 480×240 | 304×304 | 矢状面定位 |
| | gre_scout-2 | 3.56 | 8 | 6 | 1.2 | 460×450 | 256×204.8 | 三维平面定位 |
| 20 | wfi3d | 2.24 | 4.92 | 4 | 0 | 350×500 | 256×230.4 | 基于 MR 图像的衰减校准 |
| | T2_fse_sag | 122.16 | 2 686 | 3 | 0.3 | 320×240 | 304×304 | 矢状位 T2WI |
| | T1_fse_sag | 12 | 546 | 3 | 0.3 | 320×240 | 304×304 | 矢状位 T1WI |
| | T2_fse_sag-fs | 122.16 | 1 800 | 3 | 0.3 | 320×240 | 304×304 | 矢状位脂肪抑制 T2WI |
| | T2_fse_cor-fs | 114.84 | 1 898 | 2 | 0.2 | 350×240 | 304×304 | 冠状位脂肪抑制 T2WI |
| | T1_fse_tra | 11.02 | 918 | 3 | 0.3 | 200×150 | 240×204 | 横轴位 T1WI |
| | T2_fse_tra-fs | 113.94 | 4 082 | 3 | 0.3 | 220×160 | 320×240 | 横轴位脂肪抑制 T2WI |
| | epi_dwi_microV_sag | 70 | 2 200 | 3 | 0.3 | 300×80 | 128×128 | 矢状位扩散加权成像 |

注：tra：横轴位；cor：冠状位；sag：矢状位

表 3-2-9-3 一体化 uPMR790 PET/MR 腰椎扫描序列

| PET 时间 /min | MR 序列 | TE/ms | TR/ms | 层厚 / mm | 层间距 / mm | FOV/mm | 矩阵 | 注释 |
|---|---|---|---|---|---|---|---|---|
| 20 | gre_scout | 3.56 | 8 | 6 | 1.2 | 460×450 | 256×204.8 | 三维平面定位 |
| | wfi3d | 2.24 | 4.92 | 4 | 0 | 350×500 | 256×230.4 | 基于 MR 图像的衰减校准 |
| | T2_fse_sag | 122.16 | 2 686 | 3 | 0.3 | 320×240 | 304×304 | 矢状位 T2WI |
| | T1_fse_sag | 12 | 546 | 3 | 0.3 | 320×240 | 304×304 | 矢状位 T1WI |
| | T2_fse_sag-fs | 122.16 | 1 800 | 3 | 0.3 | 320×240 | 304×304 | 矢状位脂肪抑制 T2WI |
| | T2_fse_cor-fs | 114.84 | 1 898 | 2 | 0.2 | 350×240 | 304×304 | 冠状位脂肪抑制 T2WI |
| | T1_fse_tra | 11.02 | 918 | 3 | 0.3 | 200×150 | 240×204 | 横轴位 T1WI |
| | T2_fse_tra-fs | 113.94 | 4 082 | 3 | 0.3 | 220×160 | 320×240 | 横轴位脂肪抑制 T2WI |
| | epi_dwi_microV_sag | 70 | 2 200 | 3 | 0.3 | 300×80 | 128×128 | 矢状位扩散加权成像 |

注：tra：横轴位；cor：冠状位；sag：矢状位

## 三、一体化 uPMR790 PET/MR 脊柱扫描流程

1. 受检者信息录入　同第三篇第二章第一节“一体化 uPMR790 PET/MR 全身扫描”。

2. 三维平面定位像扫描　在受检者登记界面选择检查协议，单击“受检者检查”后进入扫描界面，定位像扫描自动开始。

3. PET 成像

（1）PET 扫描参数：双击 PET 扫描序列，在左侧的 PET 扫描参数区界面（图 3-2-9-1）设置颈椎扫描参数，包括：扫描方向选择“头到脚”，床位数为“1”，时间 / 床为“20 分钟”，床位置“0mm”，采集模式为“时间”，扫描对象为“人体”，校正序列选择“body_wfi”。PET 采集时间可以根据颈椎的 MR 扫描时间适当调整。

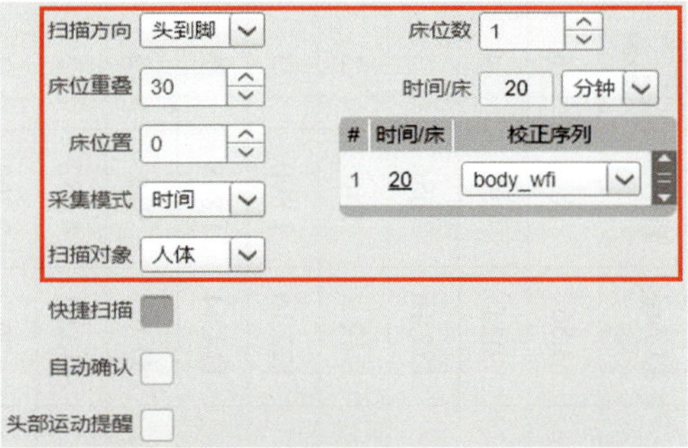


图 3-2-9-1　颈椎 PET 扫描参数

在左侧的 PET 扫描参数区界面（图 3-2-9-2）设置胸椎扫描参数。包括：扫描方向选择“头到脚”，床位数为“1”，时间 / 床为“20 分钟”床位置“−23mm”，采集模式为“时间”，扫描对象为“人体”，校正序列选择“body_wfi”。PET 采集时间可以根据胸椎的 MR 扫描时间适当调整。

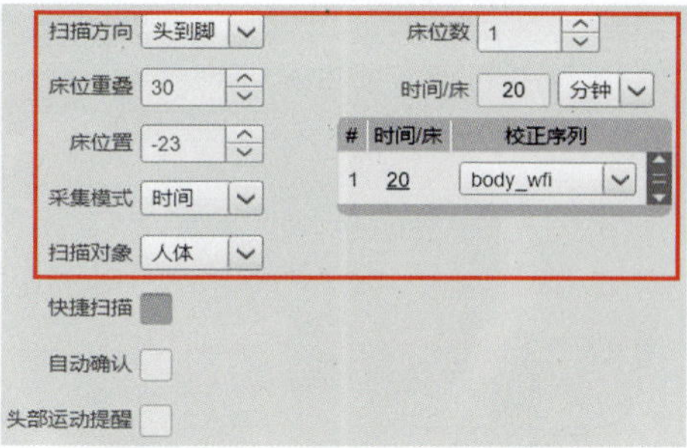


图 3-2-9-2 胸椎 PET 扫描参数

在左侧的 PET 扫描参数区界面（图 3-2-9-3）设置腰椎扫描参数。包括：扫描方向选择“头到脚”，床位数为“1”，时间/床为“20 分钟”，床位置“0mm”，采集模式为“时间”，扫描对象为“人体”，校正序列选择“body_wfi”。PET 采集时间可以根据腰椎的 MR 扫描时间适当调整。

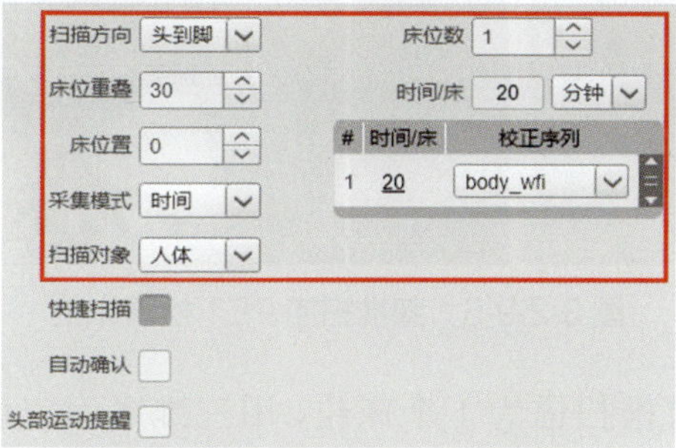


图 3-2-9-3 腰椎 PET 扫描参数

（2）PET 扫描定位：PET 颈椎扫描为 1 个床位。用三维平面定位像的冠状位和矢状位定位 PET 图像，定位中心为颈 4 椎体水平，覆盖颈椎（图 3-2-9-4）。

PET 胸椎扫描为 1 个床位，用三维平面定位像的冠状位和矢状位定位 PET 图像，定位中心为胸椎中心位置，覆盖胸椎（图 3-2-9-5）。

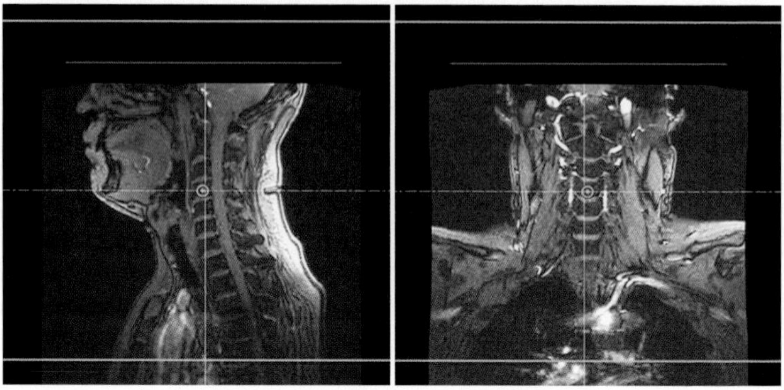

图 3-2-9-4 颈椎扫描 PET 检查床位

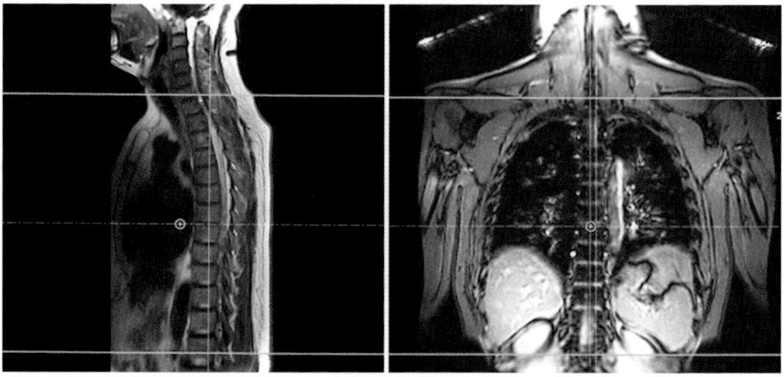

图 3-2-9-5 胸椎扫描 PET 检查床位

PET 腰椎扫描为 1 个床位，用三维平面定位像的冠状位和矢状位定位 PET 图像，定位中心为腰椎中心，覆盖腰椎（图 3-2-9-6）。

（3）选择 PET 重建参数：双击 PET 扫描序列，在右侧的 PET 重建选项卡中，选择重建分辨率为“192×192”，视野“600mm”，层厚“2.8mm”，平滑选择“Smooth 3”，高斯半高宽“3mm”，算法“OSEM”，迭代“2”，子集“20，”部位选择“全身”，组织分割为“四组织”，高清、TOF、衰减校正、散射校正、随机校正、校准矩阵及衰变校正均勾选（图 3-2-9-7～图 3-2-9-9）。

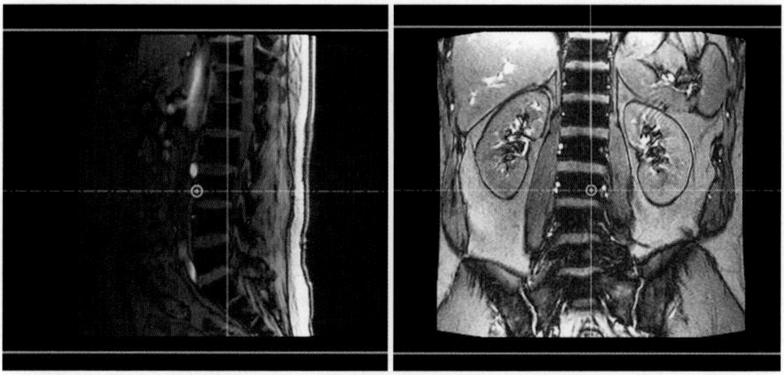

图 3-2-9-6　腰椎扫描 PET 检查床位

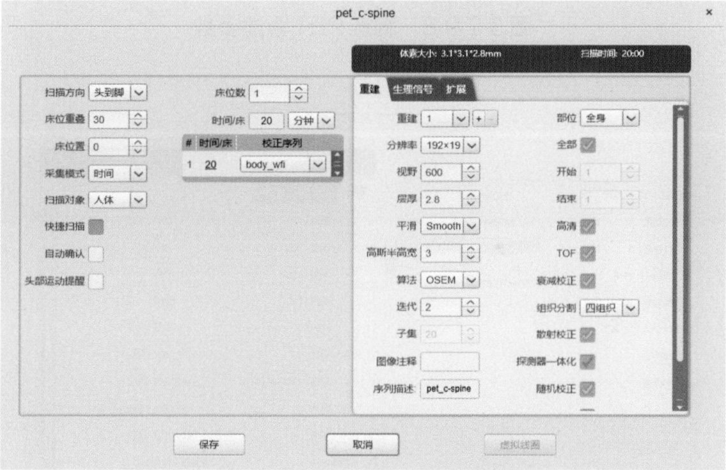


图 3-2-9-7　颈椎 PET 重建参数

4．MR 扫描　PET 扫描中心确定后，MR 扫描中心可以在 PET 扫描视野内进行上下、左右和前后移动。若 MR 扫描中心定位不理想，则需要重新调整 PET 扫描中心。MR 颈椎扫描以矢状位、横轴位和冠状位为主，扫描序列包括矢状位 T1WI、T2WI、脂肪抑制 T2WI、DWI，冠状位脂肪抑制 T2WI

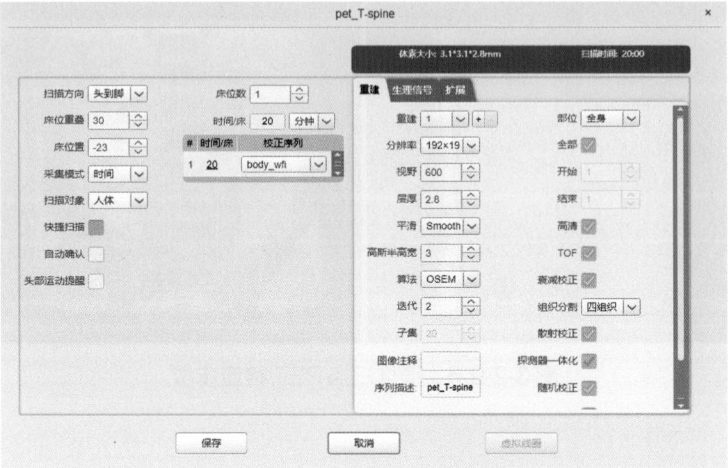


图 3-2-9-8 胸椎 PET 重建参数

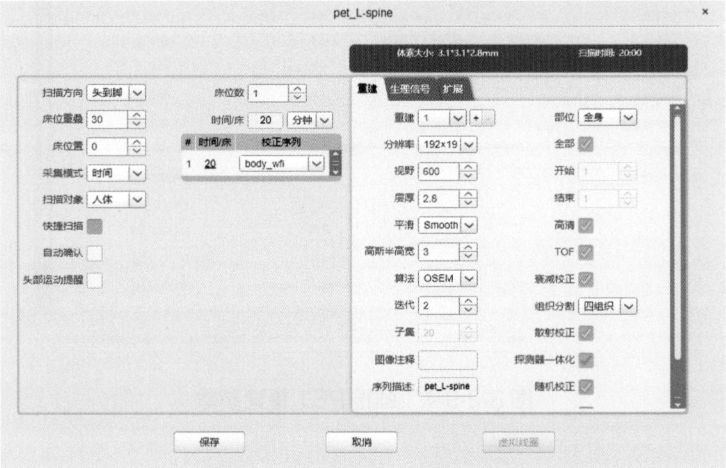


图 3-2-9-9 腰椎 PET 重建参数

和横轴位 T1WI、脂肪抑制 T2WI（表 3-2-9-1）；MR 胸椎扫描以矢状位、横轴位和冠状位为主，扫描序列包括矢状位 T1WI、T2WI、脂肪抑制 T2WI、DWI，冠状位脂肪抑制 T2WI

和横轴位 T1WI、脂肪抑制 T2WI（表 3-2-9-2）；MR 腰椎扫描以矢状位、横轴位和冠状位为主，扫描序列包括矢状位 T1WI、T2WI、脂肪抑制 T2WI、DWI，冠状位脂肪抑制 T2WI 和横轴位 T2WI、DWI 序列（表 3-2-9-3）。

（1）wfi3D 扫描：扫描用于 PET 图像衰减校正的 MR 图像，wfi3D 序列参数固定，由相应的 PET 床位决定扫描位置和范围。

（2）矢状位扫描定位：颈椎在冠状位定位像进行矢状位的定位。冠状位定位线平行于颈椎长轴，覆盖颈椎与颈髓。在矢状位定位像中调整平面内位置与角度，使颈椎位于扫描范围中央（图 3-2-9-10）。

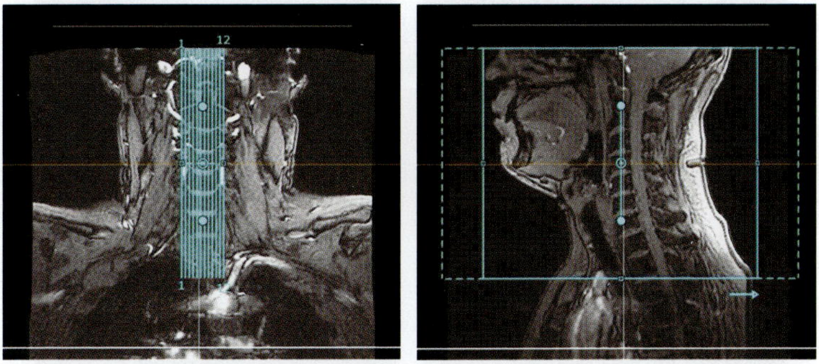

A　　B

图 3-2-9-10　颈椎 MR 矢状位定位

A. 冠状位上进行定位；B. 矢状位上进行定位

胸椎在横轴位和冠状位定位像进行矢状位的定位，覆盖胸椎与胸髓（图 3-2-9-11）。冠状位定位线平行于胸椎长轴，横轴位调整角度垂直椎体。

腰椎在横轴位和矢状位定位像进行冠状位的定位，覆盖腰椎与腰髓（图 3-2-9-12）。矢状位定位线平行于腰椎走行方向。

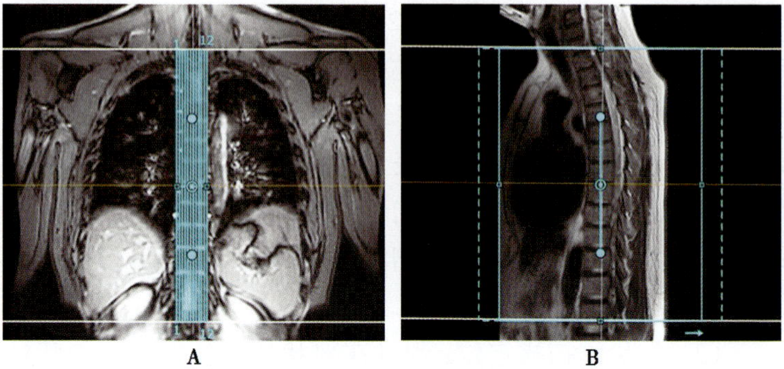

图 3-2-9-11 胸椎 MR 矢状位定位
A. 冠状位上进行定位；B. 矢状位上进行定位

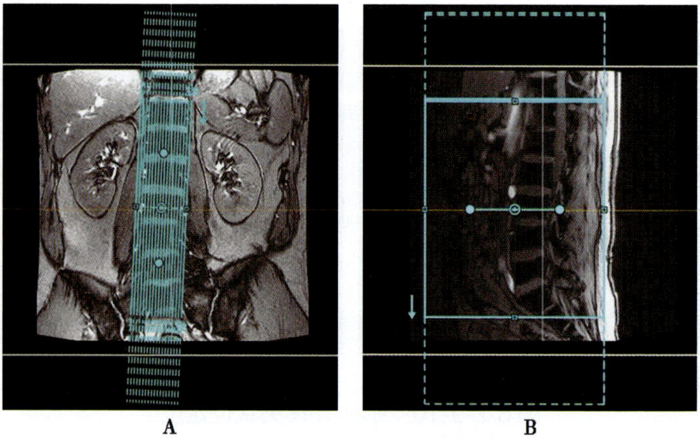

图 3-2-9-12 腰椎 MR 矢状位定位
A. 冠状位上进行定位；B. 矢状位上进行定位

（3）冠状位扫描定位：颈椎在矢状位定位像进行冠状位的定位。矢状位定位线平行于颈椎走行方向，覆盖颈椎与颈髓。在冠状位定位像中调整平面内位置与角度，使颈椎位于扫描范围中央（图 3-2-9-13）。

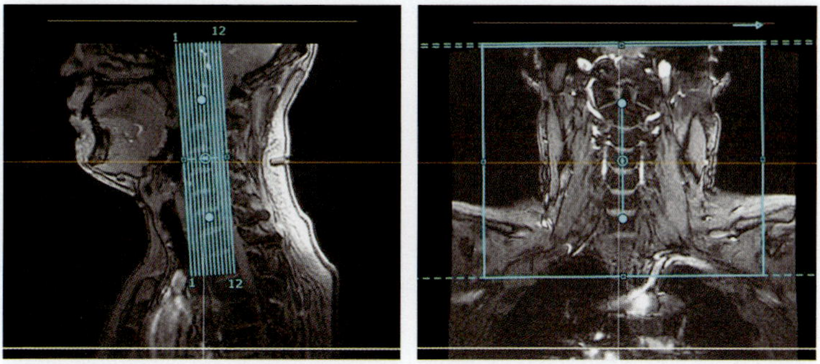

A　　B

图 3-2-9-13　颈椎 MR 冠状位定位

A. 矢状位上进行定位；B. 冠状位上进行定位

胸椎横轴位和矢状位定位像进行冠状位的定位，覆盖胸椎与胸髓（图 3-2-9-14）。矢状位定位线平行于胸椎走行方向。

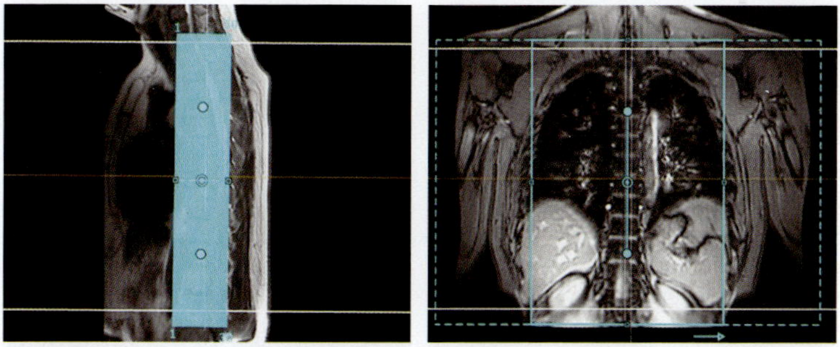

A　　B

图 3-2-9-14　胸椎 MR 冠状位定位

A. 矢状位上进行定位；B. 冠状位上进行定位

腰椎在横轴位和矢状位定位像进行冠状位的定位，覆盖腰椎与腰髓（图 3-2-9-15）。矢状位定位线平行于腰椎走行方向。

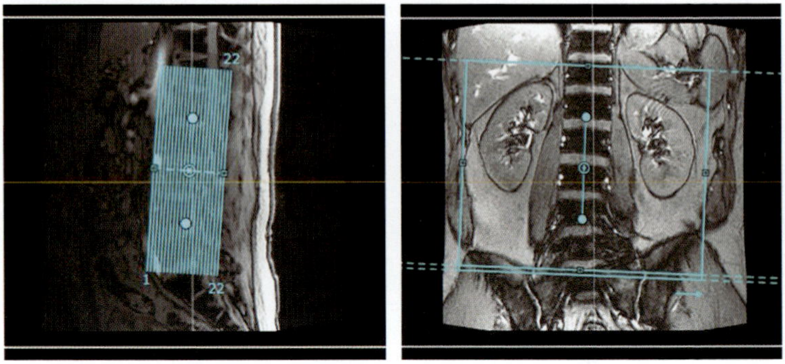


A B

图 3-2-9-15 腰椎 MR 冠状位定位

A. 矢状位上进行定位；B. 冠状位上进行定位

（4）横轴位扫描定位：颈椎在冠状位和矢状位定位像进行横轴位的定位。矢状位与冠状位定位线以病变位置为中心并垂直于颈髓，扫描范围覆盖颈椎病变位置（图 3-2-9-16）。

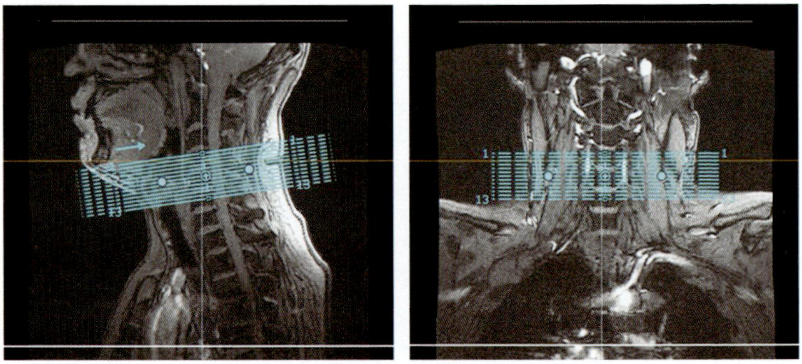


A B

图 3-2-9-16 颈椎 MR 横轴位定位

A. 矢状位上进行定位；B. 冠状位上进行定位

胸椎在冠状位和矢状位定位像进行横轴位的定位，扫描范围覆盖全部病变（图 3-2-9-17）。矢状位定位线以病变位置为中心，垂直于胸髓。

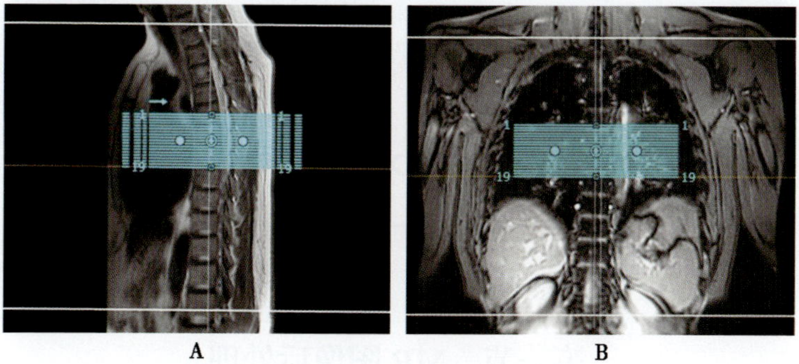

图 3-2-9-17　胸椎 MR 横轴位定位

A. 矢状位上进行定位；B. 冠状位上进行定位

腰椎在冠状位和矢状位定位像进行横轴位的定位，扫描范围覆盖全部病变（图 3-2-9-18）。矢状位定位线以病变位置为中心。

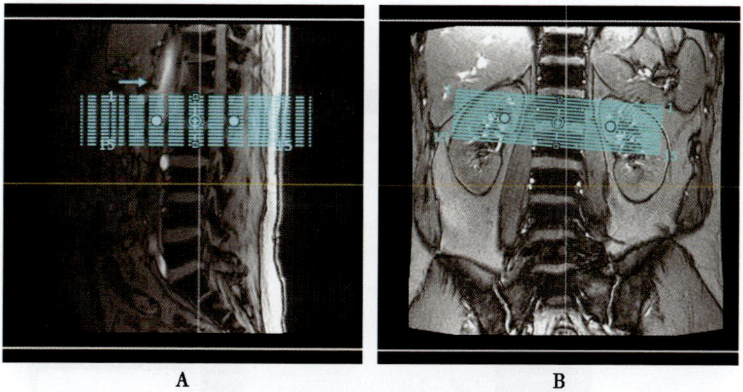

图 3-2-9-18　腰椎 MR 横轴位定位

A. 矢状位上进行定位；B. 冠状位上进行定位

（苏雪松　黄　靖）

# 第三章

# 一体化 uPMR790 PET/MR 图像后处理

## 第一节　MR 图像后处理

本章简要介绍一体化 uPMR790 PET/MR 检查，MR 特殊序列和 PET 数据处理的一些基本操作。

### 一、心脏后处理

1. 从受检者浏览器中选择相应受检者，选择 MRI 原始数据，点击“高级分析”→选择“心脏分析”进入（图 3-3-1-1）。

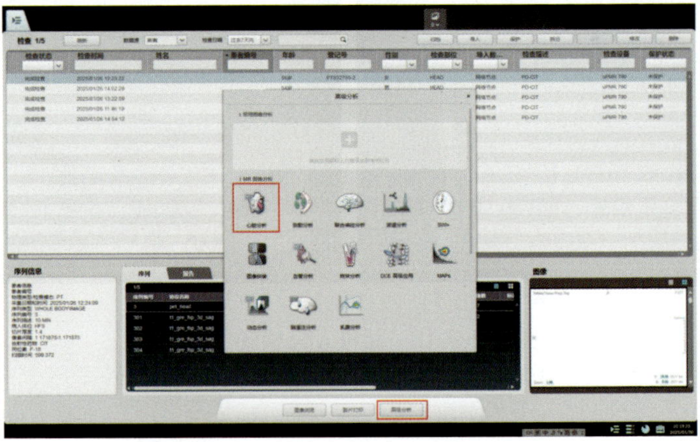

图 3-3-1-1　“心脏分析”后处理打开路径

2. MR 心功能分析　是一键式打开进行心功能分析，图像均是自动载入，通过选择相应序列区浏览或处理（图 3-3-1-2）。

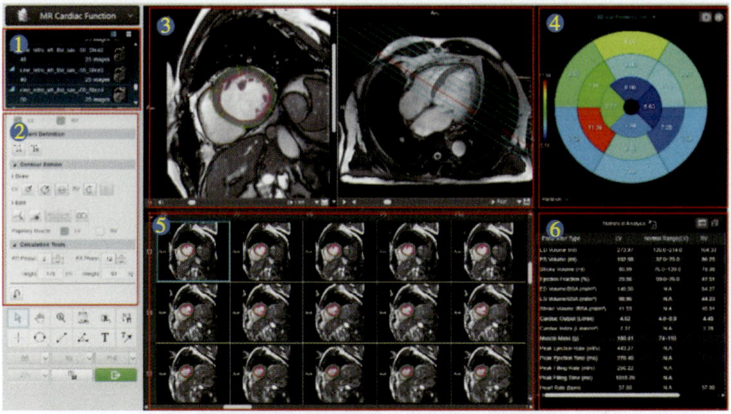


图 3-3-1-2　心脏后处理

1. 序列列表；2. 控制面板；3. 自动心室分割（短轴图像、长轴图像）；4. 牛眼图；5. 矩阵导航；6. 心功能定量计算参数

## 二、DTI 后处理

1. 从受检者浏览器中选择相应受检者，选择 DTI 原始数据，点击“高级分析”→选择“联合神经分析”进入（图 3-3-1-3）。

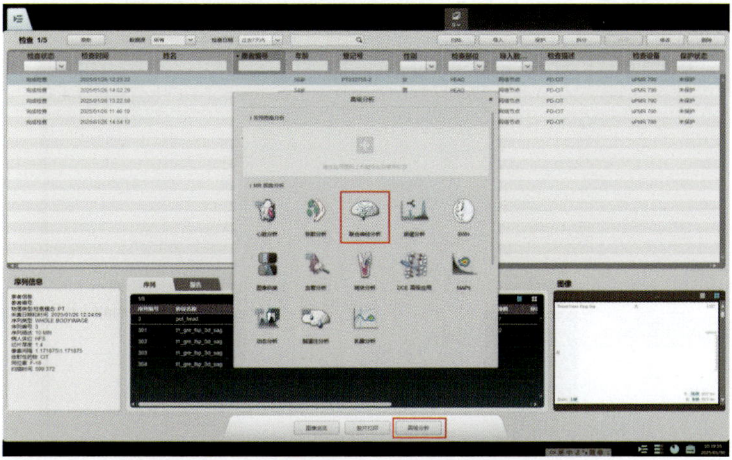

图 3-3-1-3　“联合神经分析”后处理打开路径

2. 从工作流中点击“运动校正 Motion Correction”，运行完以后点击“计算 Calculation”以2D模式显示种子点示踪的纤维束（图3-3-1-4）。

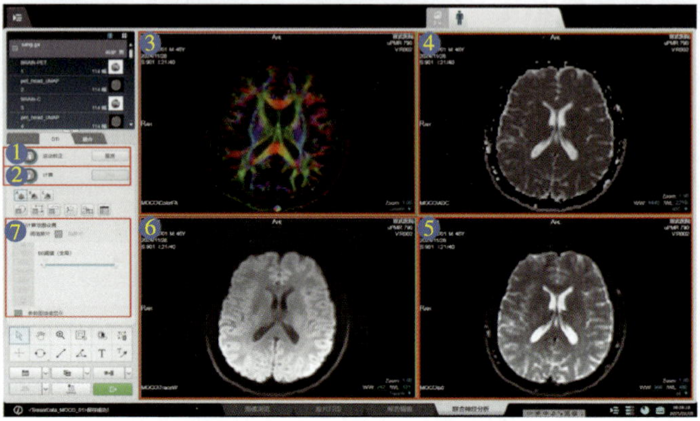


图3-3-1-4　纤维束示踪成像图

1.“运动校正”按钮；2.“计算”按钮；3. 部分各项异性（FA）图；4. 表观弥散参数图（ADC）；5. 解剖图；6. T2-weighted trace 图；7. 统计参数

## 三、MRS 后处理

1. 从受检者浏览器中选择相应受检者，选择MRS原始数据，点击“高级分析”→选择“波谱分析”进入（图3-3-1-5）。

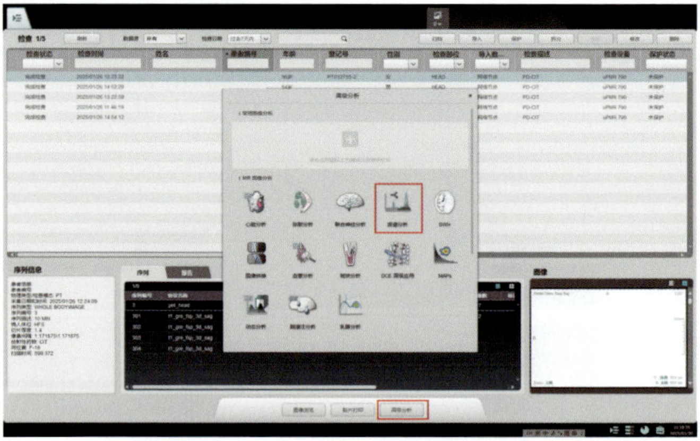

图3-3-1-5　MRS 后处理打开路径

2. 加载数据至波谱工作流，所有的波谱序列都会在波谱列表中显示，通过选择相应序列区浏览或处理（图 3-3-1-6）。

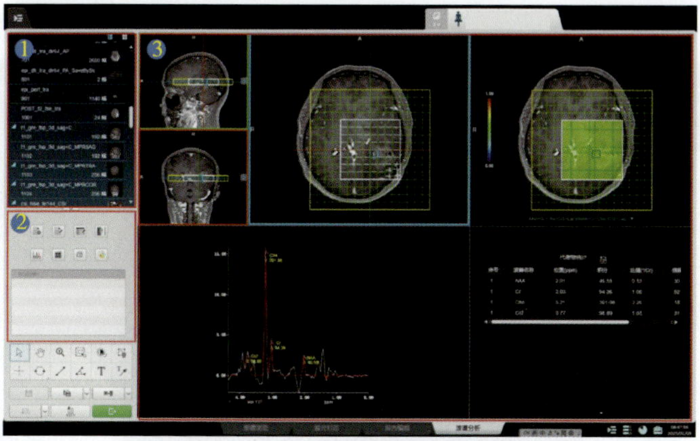


图 3-3-1-6　MRS 后处理

1. 序列列表；2. 控制面板；3. 波谱参数图

## 四、脑灌注分析

1. 从受检者浏览器中选择相应受检者，选择原始数据，点击“高级分析”→选择“脑灌注分析”进入（图 3-3-1-7）。

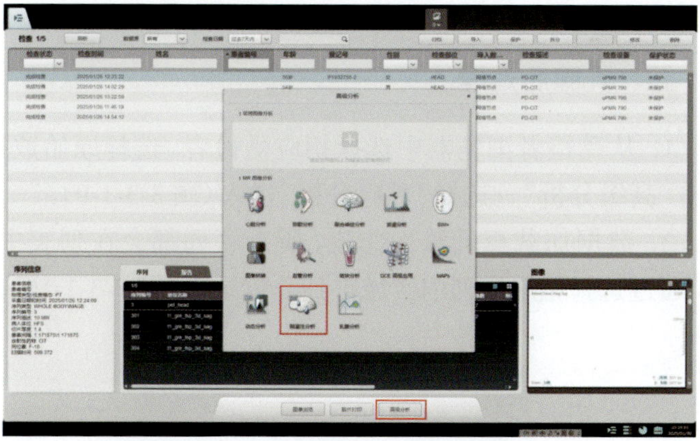

图 3-3-1-7　“脑灌注分析”后处理打开路径

2. 数据加载至脑灌注工作流，所有序列都会在列表中显示，点击计算得到分析结果（图 3-3-1-8）。

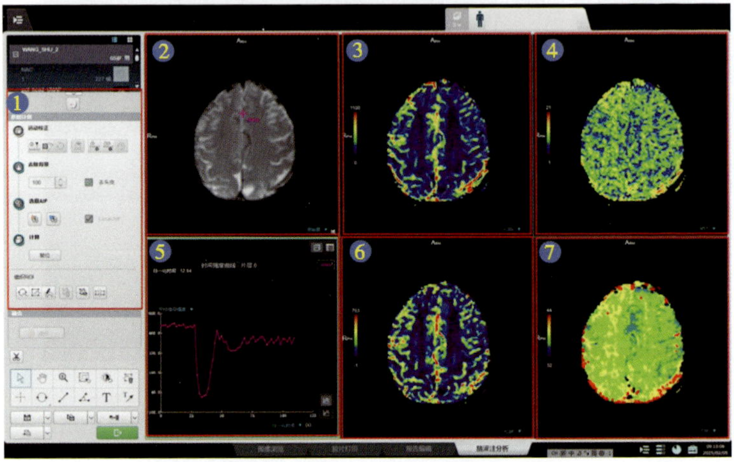


图 3-3-1-8　脑灌注分析

1. 控制面板；2. 原始图像；3. 相对脑血容量（rCBV）；4. 平均通过时间（MTT）；5. 归一化时间；6. 相对脑血流量（rCBF）；7. 达峰时间（TTP）

## 五、乳腺后处理

1. 从受检者浏览器中选择相应受检者，选择原始数据，点击“高级分析”→选择“乳腺分析”进入（图 3-3-1-9）。

2. 数据加载至乳腺工作流，所有序列都会在列表中显示，通过选择相应序列内区域得到分析结果（图 3-3-1-10）。

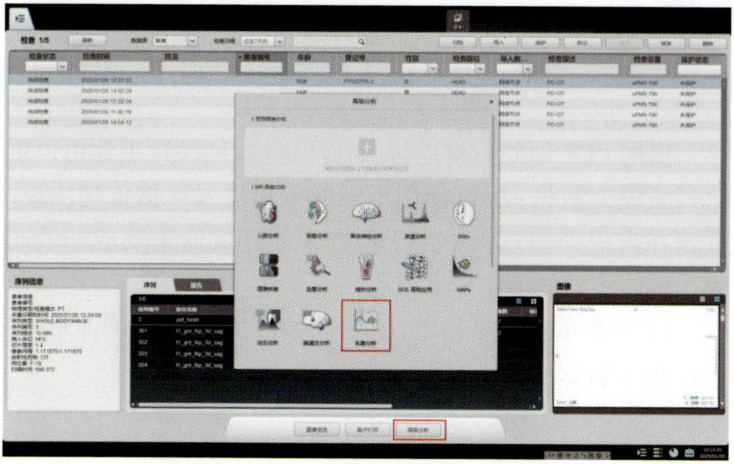

图 3-3-1-9　“乳腺分析”后处理打开路径

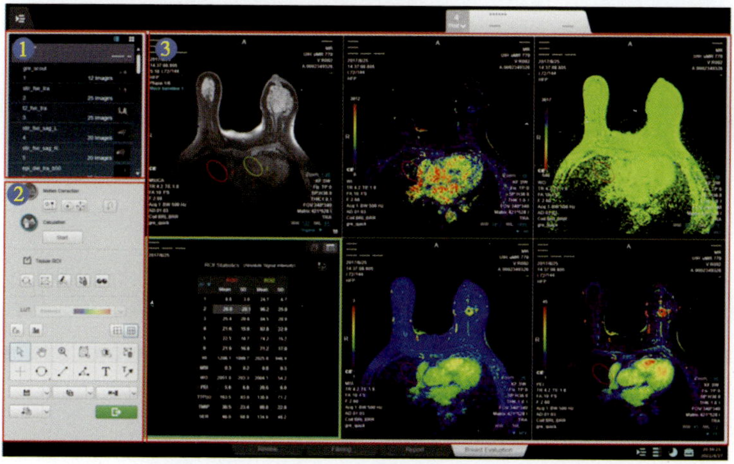

图 3-3-1-10　MR 乳腺分析

1. 序列列表；2. 控制面板；3. 图像显示和分析结果图

（崔碧霄　张　苗）

## 第二节 PET 图像后处理

根据 PET 原始数据进行回顾性重建，回顾性重建可以重放列表模式数据；尝试使用不同的重建设置评估重建协议；重建在内嵌处理过程中由于检查未能完成而未获成功的图像。具体步骤如下：

1. 主菜单选择受检者，查看原始数据，点击“图像重建”进行 PET 数据后处理（图 3-3-2-1）。

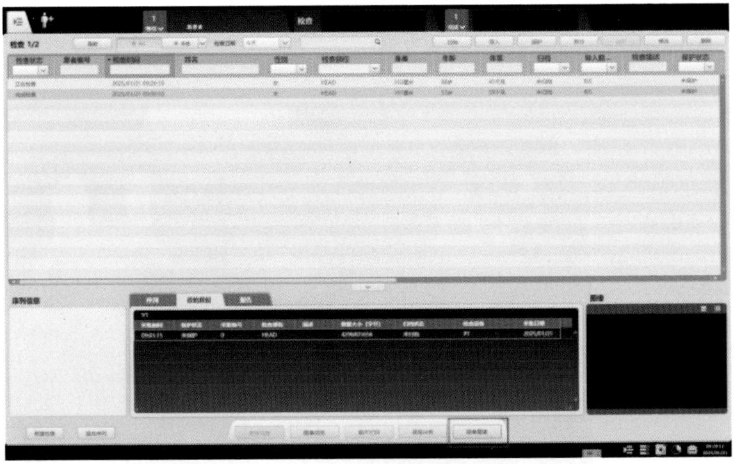

图 3-3-2-1　图像重建选项

2. 打开重建界面，双击将 PET 进入重建参数界面（图 3-3-2-2）。

3. 根据需要更改参数卡内容进行重建（图 3-3-2-3～图 3-3-2-5）。

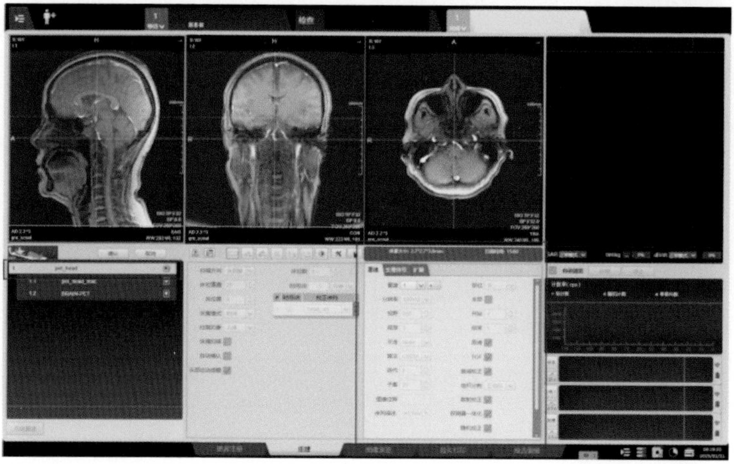

图 3-3-2-2　重建参数界面

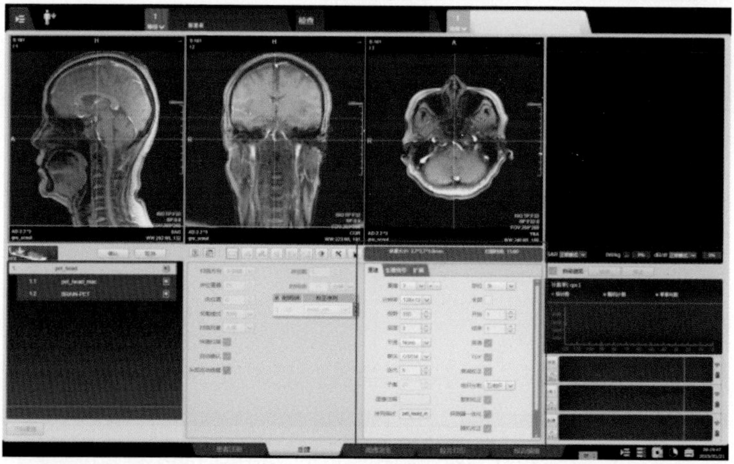

图 3-3-2-3　受检者参数卡

上下依次为：重建条目；分辨率；视野；层厚；平滑；算法；迭代；子集；图像注释；序列描述

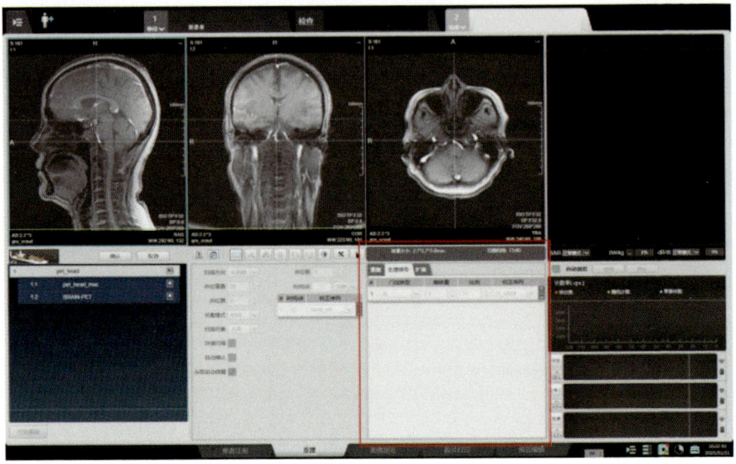

图 3-3-2-4 门控参数卡选中时进行相关触发模式(心脏或呼吸门控)的参数设置

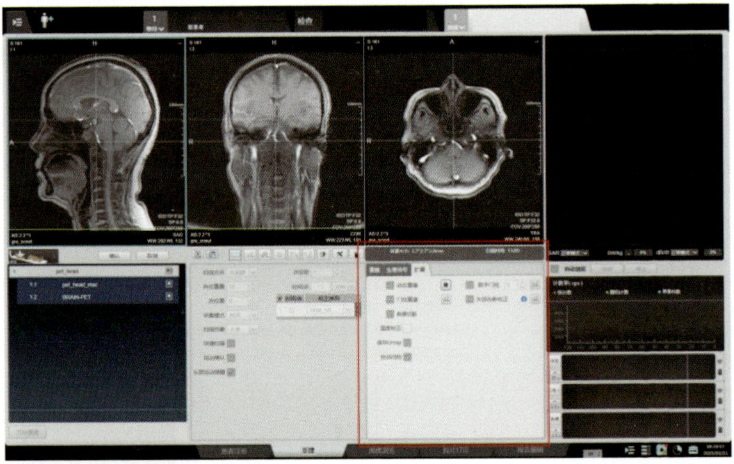

图 3-3-2-5 动态参数卡所有帧和延迟的总持续时间不得超过实际扫描时间

确认所有参数选项后，点击“确认”，之后点击“开始重建”，图像进行重建。

（崔碧霄 张 春）

# 第三节　一体化 uPMR790 PET/MR 图像融合

## 一、点击图像浏览标签，进入融合界面

支持同一检查不同数据或同一受检者不同检查（最多两个）下的数据融合。融合界面如下图所示（图 3-3-3-1 和表 3-3-3-1）。

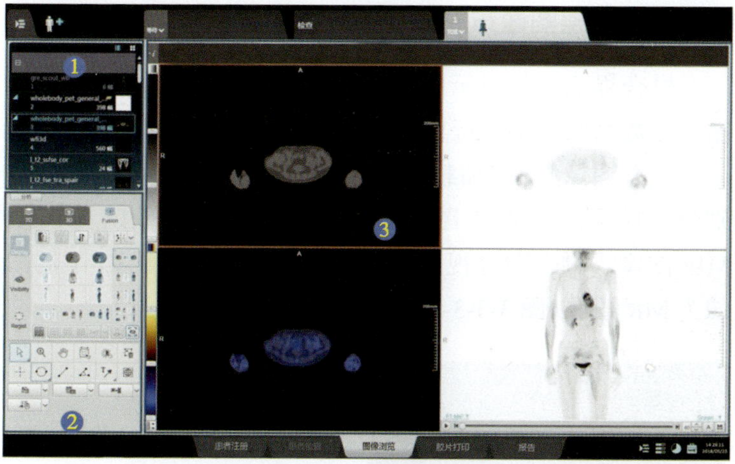


图 3-3-3-1　图像融合界面

表 3-3-3-1　图像融合界面各区域说明

| 序号 | 区域 | 说明 |
|---|---|---|
| 1 | 序列列表区，显示已加载图像序列 | 列表模式和图像模式切换 |
| 2 | 控制面板区，提供基本操作和高级操作功能。高级功能包括 Display，Visibility 和 Regist 三个标签页 | 调整图像布局；<br>调整显示方式；<br>测量、分析、标注等 |
| 3 | 图像显示区，显示已加载图像 | （1）查看图像序列<br>（2）查看四角信息 |

## 二、加载图像

可以对存储在本地系统数据库的数据作配准和融合处理，然后在系统中进行融合图像浏览和分析处理。

有三种方式可以进入融合浏览界面：

1. 从受检者管理界面加载图像。
2. 从二维 / 三维浏览界面加载图像。
3. 从 Mini PA 界面加载图像。

## 三、调整图像布局

融合界面图像显示区用于显示加载完成的数据，可以根据加载数据的类型进行显示模式和布局的调整。

融合图像配准、加载完成后，默认的视窗布局为 2×2，分别显示横断面的 PET 图像、MR 图像与融合图像以及 PET-MIP 图像。融合图像视窗中，上层图像为 PET 图像，下层图像为 MR 图像（图 3-3-3-2）。

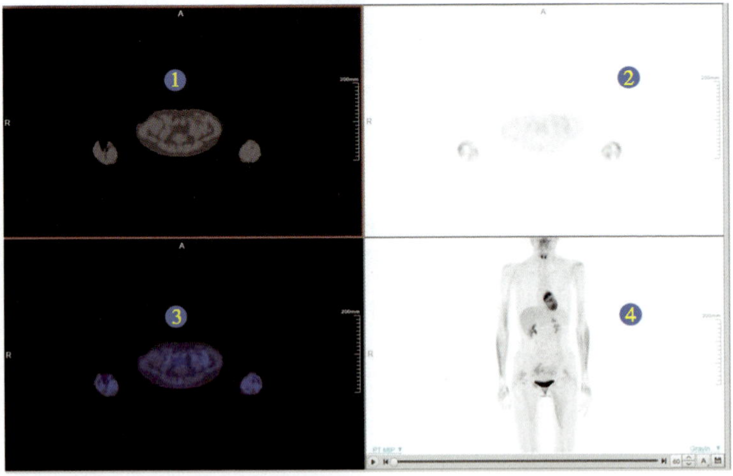


图 3-3-3-2 图像显示区默认布局（加载融合图像）

## 四、配准图像

加载一组 MR 和 PET 图像进入融合显示界面，并将其调整至合适的显示布局后，可进一步查看和确认当前的配准和融合结果。如果对当前的配准和融合效果不满意，可以进行配准和调整。共有三种配准模式，分别为手动配准、融合配准和自动配准。如果认为当前效果满足需求，即可进行后续的图像浏览和分析处理。在控制面板区单击 Regist 图标，可将控制面板切换至配准模式（图 3-3-3-3）。

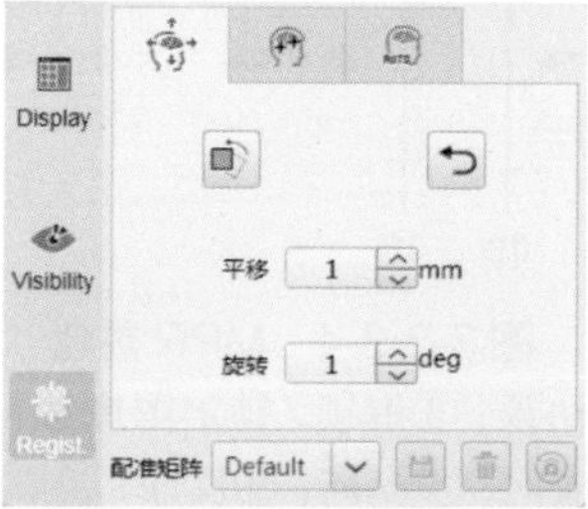


图 3-3-3-3　配准模式面板

## 五、编辑和处理图像

完成图像配准，并调整至常用显示布局后，可以对图像进行编辑和处理，包括图像显示效果、图像方位和大小、图像裁剪、隐藏四角信息、MPR 批处理等操作（图 3-3-3-4）。

## 六、测量和分析图像

图像测量工具包括像素透镜测量、长度测量、角度测量、感兴趣区域测量。常用于临床上识别、测量、评估病灶的大小和发展情况。完成测量和评估后，可以在图像上标注相关信息并使用箭头指向感兴趣区域，以增强临床报告的可读性和明确性。

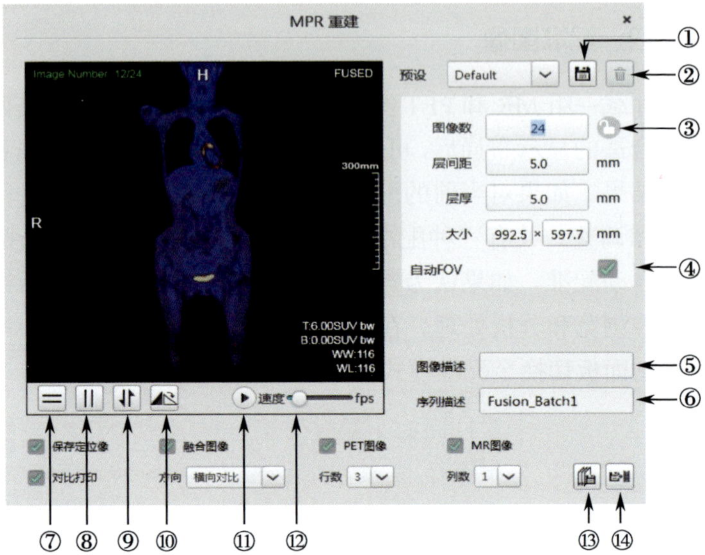


图 3-3-3-4 MPR 重建

①保存协议；②删除协议；③解锁 / 锁定图像数目；④自动修正 FOV；⑤注释；⑥描述；⑦横向；⑧纵向；⑨反序；⑩顺时针旋转；⑪速度调节；⑫预览 / 暂停；⑬保存图像；⑭保存并发送到胶片

## 七、保存和退出

保存：融合图像提供了多种保存方式，方便用户快捷的保存处理好的图像，保存图像类型有 DICOM 和 JPEG 两种。保存配准序列：单击图像（图 3-3-3-5）保存下拉框，在弹出的下拉菜单中，单击保存配准序列图标。同时，在完成编辑、标记和保存等处理后，可将图像序列发送至胶片打印界面和报告界面，用于打印胶片和编辑诊断报告。

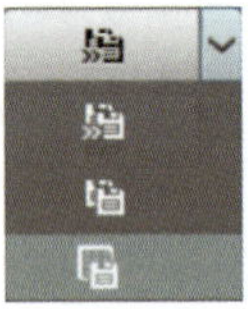

图 3-3-3-5 保存配准序列对话框

退出：单击扫描完成检查状态选项卡的下拉菜单（图 3-3-3-6）。选择要关闭的检查，单击“×”，关闭应用。

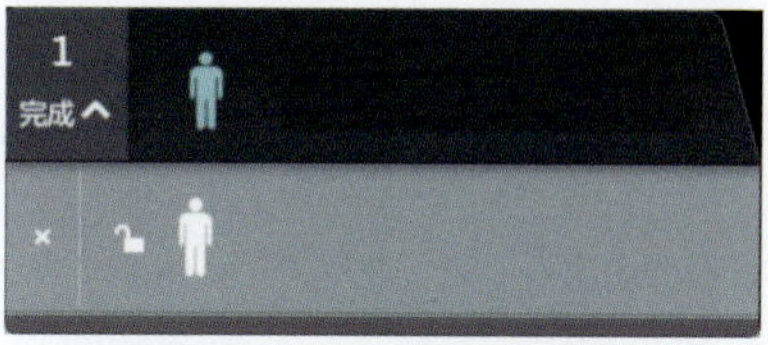


图 3-3-3-6　退出对话框

（董　硕　吴　航）